新手父母

步驟圖解

感覺統合生活訓練技巧

提升幼兒精細動作能力遊戲

発達が気になる子へのスモールステップではじめる生活動作の教え方

專業職能治療師 **鴨下賢一** ◎著　**林慧雯**◎譯

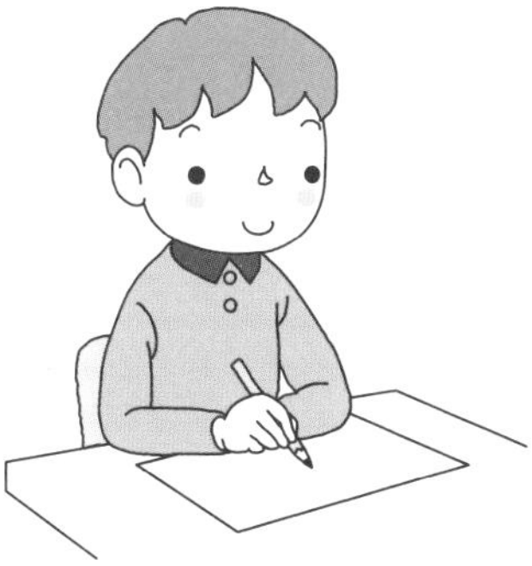

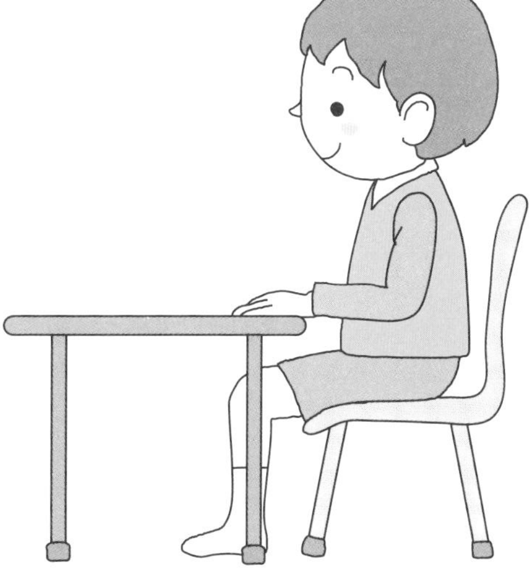

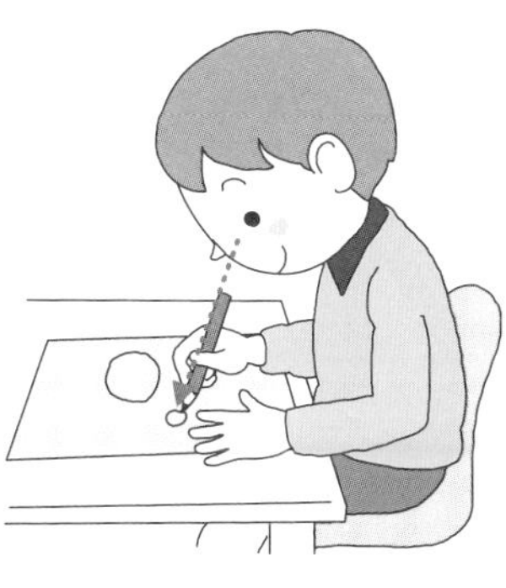

推薦序

「小小技巧讓孩子『做得到』。孩子每天都在探索環境、習得技巧，有時遇到挫折而有情緒，家長如何在這過程中提供適當的協助以及陪伴，讓孩子了解自己『做得到』呢？書中作者分析日常生活中很常見的操作技巧，家長可以很清楚的了解孩子目前所在的發展階段，提供適合的引導技巧更將訓練融合在生活當中，讓孩子在學習的過程中提升動機以及成就感。」

柯冠伶職能治療師／OFun遊戲教育

「孩子成長發展，包含吃、喝、玩、樂等各種日常生活。爸媽的輔助也是非常重要，要讓孩子有動機、願意去執行，且又能將有難度的操作活動藉由小技巧的引導變簡單，讓孩子更有效率、成就感的去執行。本書作者，將日常生活中常發生事情／動作發展非常仔細的分析，並引導讀者去思考孩子做不好的原因。書中有非常大量清楚的圖示，讀者可以很直觀了解動作發展順序及引導輔助方式！是一本對於在兒童發展領域工作的我會推薦家長閱讀的工具書！」

陳怡潔職能治療師／OFun遊戲教育

「靈巧的雙手是探索世界的重要媒介，孩子透過手部豐富的感知能力來建立對物品的認知，並藉由雙手與其他感官的整合以順利完成指令或與他人互動。在這本書中，作者以兒童發展與職能治療專業為基礎，舉出日常生活中孩子最容易碰到的困難，以圖解步驟詳細說明問題的成因與對應的解決策略，是一本家長與老師不可錯過的好書！」

陳姿羽職能治療師／OFun遊戲教育

「家是孩子成長與學習的環境，透過遊戲增進發展之外，生活自理也是一個很好的活動。家長在陪伴練習的過程，能夠培養孩子的獨立、成就感、問題解決能力、手指操作等，進入學校的團體生活也能順利適應。透過圖解、發展階段不同的小撇步，對家長與新手治療師來說是一本很棒的工具書。」

曾威舜職能治療師／臺北榮總

〔序言〕

在我前一本姊妹作《苦手が「できる」にかわる！発達が気になる子への生活動作の教え方》（暫譯：《把做不到變成「做得到」！針對發展稍嫌緩慢的孩子所設計的日常動作指導法》）當中，把日常動作細分成七十七個項目，並將孩子做不到的原因分成五大類，針對每一類原因都揭示了具體的對應方式。不過，在上述的這本書中我尚未明確介紹，究竟該如何讓孩子開始練習日常動作。

在本書中，我以日常生活中最頻繁發生、需求最高的動作為主，以分成小步驟的方式詳細解說從初期開始的練習方法。從用餐、換衣服、上廁所等基本的日常生活動作，以及操作鉛筆與剪刀等日常工具，還有能讓身體自由活動的運動等都鉅細靡遺。而且，本書並不只有針對孩子的練習方法而已，身為輔助者該如何幫助孩子練習，像是「從孩子的哪個方位」、「用哪一隻手幫助孩子」等細節，也都有具體的解說。當孩子正在進行不拿手的動作時，必須有人在旁邊給予適當的指導。要是指導得不適當，反而還有可能會妨礙孩子的動作。

此外，本書也針對進行日常動作所必須的手部動作發展以及促進發展方法，解說得非常詳盡。舉例來說，為了讓孩子能夠妥善運用筷子，家長有必要培養孩子手部機能的發展。從嬰兒時期開始、直到孩子能夠好好使用筷子的這段期間，該如何培養孩子的小肌肉力量與動作、感覺等等，幫助孩子發展的要訣與具體的練習方法都一應俱全。

為了幫助孩子適當發展，家長必須了解孩子目前正處於哪一個階段、接下來的發展階段又該呈現什麼樣的狀態，為了幫助孩子順利到達下一個發展階段，又該擁有哪些知識、應如何幫助孩子，這點非常重要。日常生活中的動作並不單單只是為了應付某個生活需求而已，更能培養孩子在學習上的基礎能力。希望大家能透過本書，更有趣地幫助孩子學會對未來很有幫助的日常動作發展。（註：本書標題提到的感覺統合，並不是由美國職能治療師A.Jean Ayres提出的感覺統合治療，而是廣泛發揮人們感受與能力的指導方式。）

鴨下賢一

目次

第1章　思考孩子做不到的原因

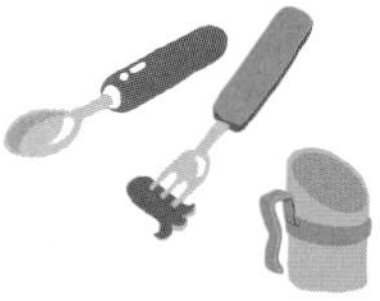

第2章　日常動作的基本訓練

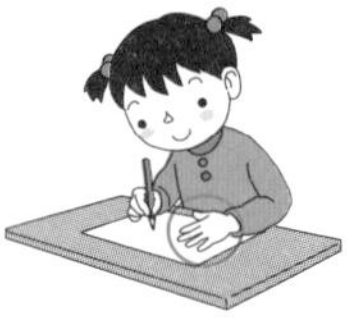

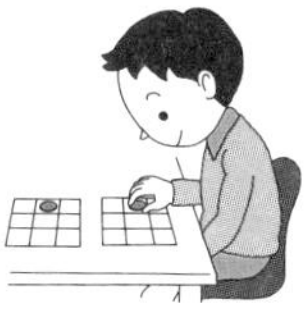

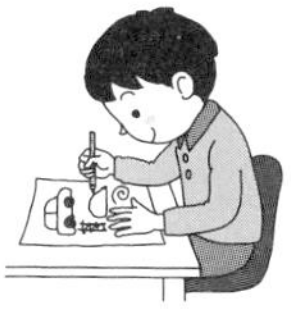

2 孩子「抓握」的發展階段

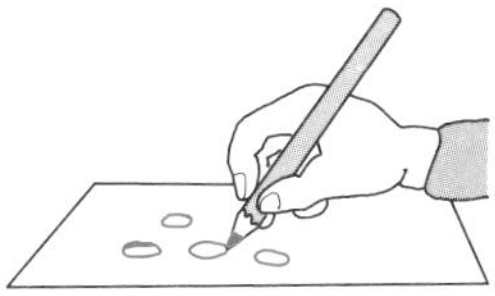

3 各發展階段的練習方法

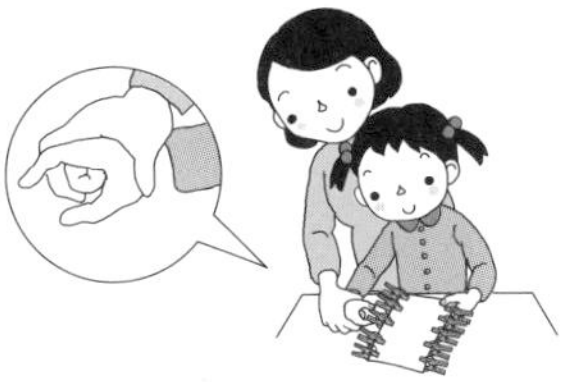

4 「抓握」的評斷方式

第3章 從小步驟開始引導日常動作

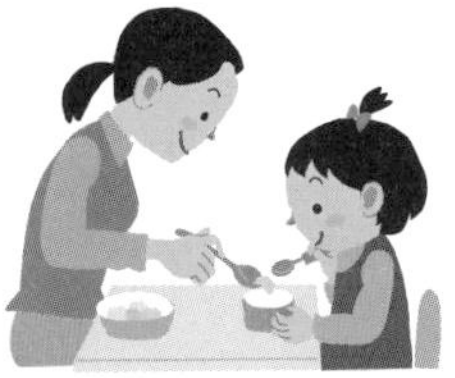

1 用餐動作

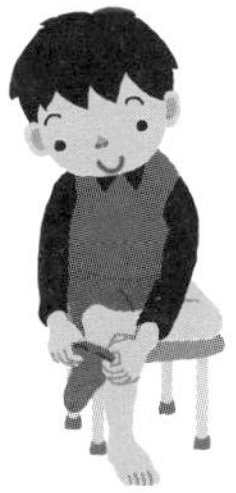

2 更衣動作

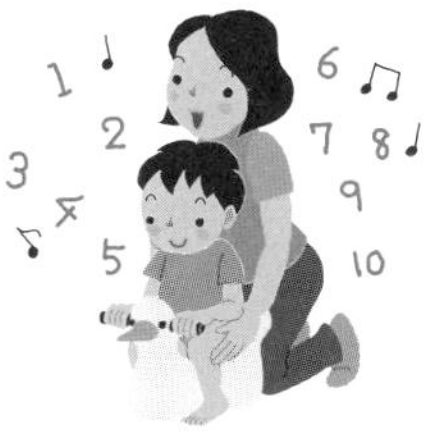

3 如廁動作

4 使用物品的動作

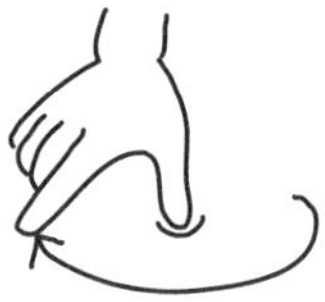

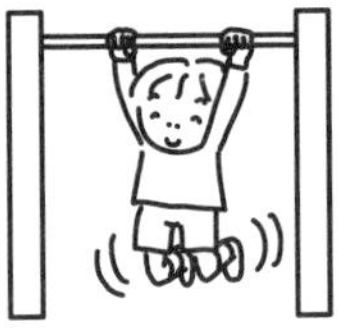

5 運動

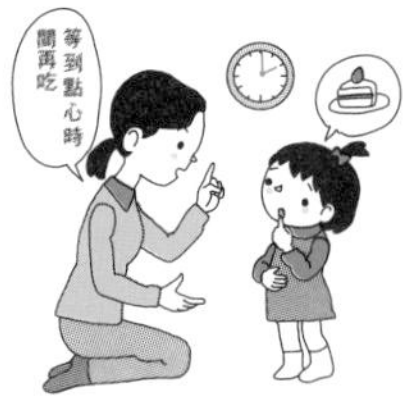

第1章

思考孩子做不到的原因

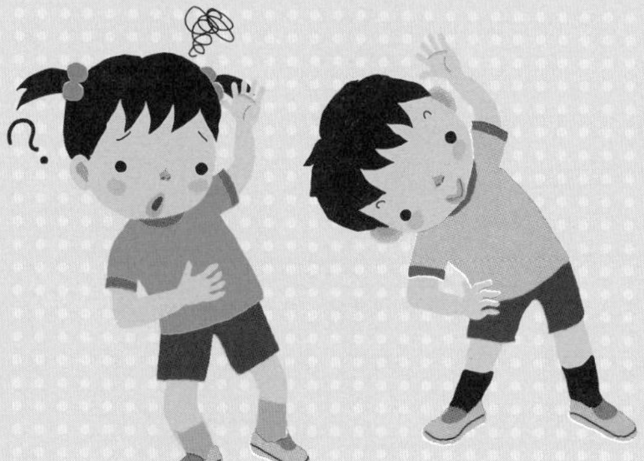

為何孩子會做不到？

也有可能是大人造成了孩子做不到的原因

經常會有家長告訴我，孩子在用餐時無法好好拿著湯匙、叉子與筷子，沒辦法好好舀起飯菜、或是吃得到處都是。但是，這些都是站在父母與輔助者的立場看到的情況，對孩子本身而言，其實並不見得真的覺得自己做不到、或是對於某動作感到有困難。當孩子沒辦法妥善運用湯匙時，本來就會改用雙手直接抓來吃。

要讓孩子妥善使用器具，不只需要手部或指頭靈巧的動作而已，也需要對語言的理解能力。這些過程當然都有其對應的發展階段，使用的器具也必須配合孩子的發展階段來選擇才行。要是沒有選擇適合孩子發展階段的器具，反而是大人造成了孩子的困難。

掌握孩子生活的整個過程

舉例來說，想要讓孩子學會好好操作湯匙，如果只是著眼於湯匙的操作與用餐環境的話，並不能達到適當的輔助。首先，應該要確認孩子一整天生活的整個過程。孩子在幾點起床，午睡大概幾點睡、睡多久，就寢時間是幾點，三餐與點心的時間點，吃飯要花多少時間等，必須先深入了解孩子平時的生活狀況才行。

另外，在用餐環境中也必須要注意，用餐使用的是什麼樣的桌椅，孩子是否能在椅子上乖乖坐好，用餐時是跟誰一起吃飯，電視是否關掉了，玩具是否有收好等等。

另一方面，當然也必須清楚掌握孩子本身的狀況。例如孩子有沒有食慾，孩子喜歡與討厭的食物是什麼，是否有食物過敏的情況，孩子喝什麼來補充水分，點心的內容與分量，是否能夠每天排便，平時口水多寡，是否有鼻塞等情況。

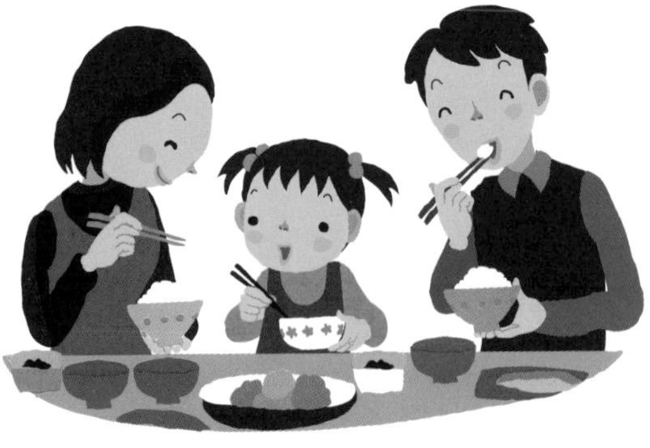

關於孩子的飲食方式

至於孩子的飲食方式，也需要觀察孩子是否有習慣的飲食型態，使用的湯匙與餐具是否適合，孩子是否能妥善運用雙手，吃飯時嘴巴有沒有閉起來，是否囫圇吞棗沒有好好咀嚼等，這些都非常重要。

另一方面，也必須清楚掌握孩子喜歡和討厭的活動是什麼。舉例來說，孩子是不是很喜歡到處跑來跑去、跳彈跳床等運動，但是卻不喜歡被觸碰到臉部或嘴巴周圍，不擅長用雙手拿取漿糊或畫具呢？諸如此類的活動喜好也必須盡可能了解才行。

即使只是一個小小的用餐動作，也必須全面掌握孩子的各種狀況，才能找到幫助孩子改善的方法。

追本溯源找出孩子做不到的原因

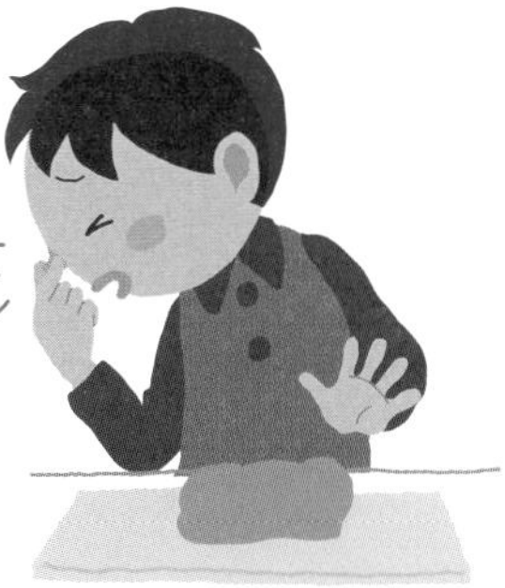

在環境、器具與飲食內容方面，只要有一個環節不符合孩子的需求，就會造成孩子無法好好吃飯。可是，明明是這樣的情況，從輔助者的角度來看卻會變成「問題出在孩子身上」。

舉例來說，在用餐時間若是開著電視，孩子就會無法集中精神吃飯，當然會吃得到處都是。孩子自己一個人吃飯時，當然就會只挑自己喜歡的東西品嚐，或是邊玩邊吃。若是用餐的桌椅不適合孩子，由於無法幫助孩子維持良好姿勢，當然也會造成孩子無法好好運用餐具。要是強迫孩子使用筷子，反而容易造成囫圇吞棗的情況，整個餐點沒有好好咀嚼就直接吞下肚。另外，點心分量太多，或是用甜甜的果汁取代白開水，也會使得孩子食慾降低，對正餐沒有興趣。沒有調整好排便習慣，更會造成孩子食慾低落，無法集中精神好好用餐。

如同上述，由於每一個孩子都會有自己的特殊情況，因此必須先清楚掌握孩子的生活情況與發展情形，重新檢視生活環境，並且為孩子選擇適合的餐具，清除各個環節可能會遇到的障礙，是非常重要的關鍵。

造成孩子做不到、不靈敏的5個重要因素

5個重要因素

一般而言，造成孩子做不到的原因通常在於：❶無法妥善使用雙手、❷感覺能力不發達、❸不擅於控制力道、❹注視能力較差、❺無法掌握身體概念等5個方面。

要因❶

無法妥善使用雙手

所謂的「無法妥善使用雙手」，在此舉右撇子的孩子為例，可能在畫畫時沒辦法用左手好好壓住畫紙，用餐時左手沒有好好端住飯碗等。此外，當孩子慣用手的發展還沒完成，或是原本是左撇子的孩子要矯正成使用右手，在這些狀況下就會使得孩子無法妥善使用雙手。

要因❷

感覺能力不發達

在全身與指尖等處的皮膚、關節與肌肉，都具有可以接收感覺的能力。要是這些部位沒有正確發揮功能，就是所謂的「感覺能力不發達」。比如說無法穿上某些特定材質的衣服、非常討厭手上沾到飯菜等觸覺過度敏感情形；或是相對地，由於感覺太過遲鈍，無法向大人表達皮膚的正確感受，身體與手沒辦法正常動作等等。

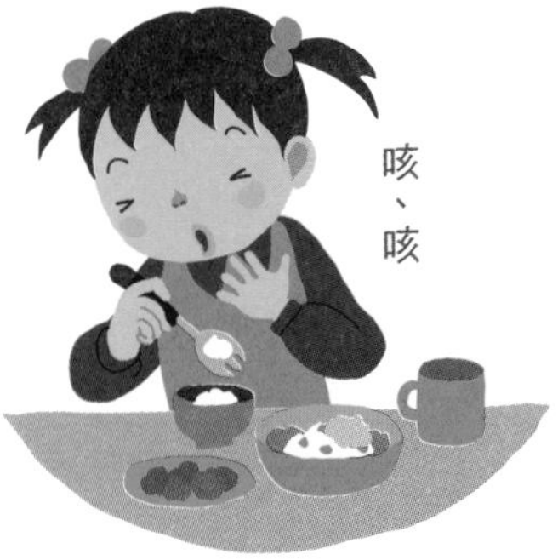

要因❸

不擅於控制力道

所謂的「不擅於控制力道」，指的是坐在座椅上時不易維持姿勢，拿取物品時太過用力導致物品毀壞等，像這樣的孩子有些就是身體與關節的某些部位太過柔軟或過於僵硬。如果是這樣的情況，肌肉與關節的感受就不易傳達到大腦，造成孩子難以調整適合的力道。

要因❹

注視能力較差

所謂的「注視能力較差」，指的是在看書時會有跳著閱讀的情形，或是無法好好描畫出正確的形狀。這不只是視力的問題而已，而是無法靈活移動視線，眼睛無法正確掌握物體形狀，掌握（認知）物體相對位置的能力尚不發達的關係。

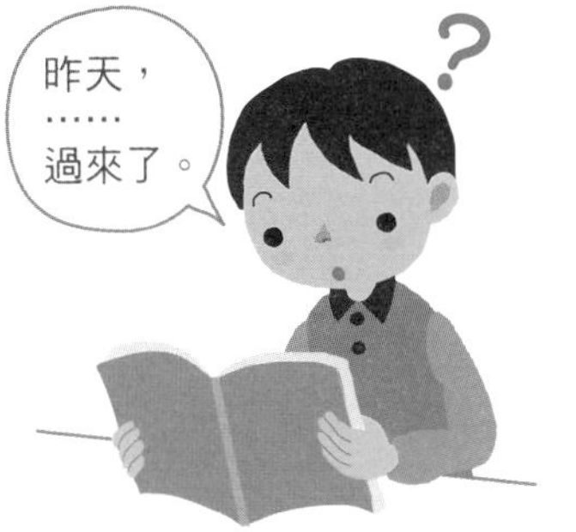

要因❺

無法掌握身體概念

所謂的「無法掌握身體概念」，指的是沒辦法跟上體操或舞蹈的動作，不會好好跳繩等，即本體覺整合不良，若舉開車為例就是是否能拿捏車輛之間的距離。一般而言，每個人通常都能掌握自己的身體範圍，以及身體與周遭物品之間的距離，在無意識的情況下熟練地移動身體操作器具；但要是這部分的感受不發達的話，就無法妥善掌握身體概念。像是第一次騎上腳踏車時，若是無須多加思索就能靈活運用身體騎乘，就是具備身體概念，能掌握自己與腳踏車之間的關係，具有連接身體動作、妥善操控腳踏車的能力。也就是說，不是光用頭腦想像而已，而是需要連接身體動作的能力。

上述的5個重要因素都不可以獨立看待，每一個因素之間都有著強烈的關聯性。因此，不要只是教孩子重複練習不拿手的動作，而是必須掌握造成孩子笨手笨腳的原因，同時提供適當的輔助，才能有效改善問題。

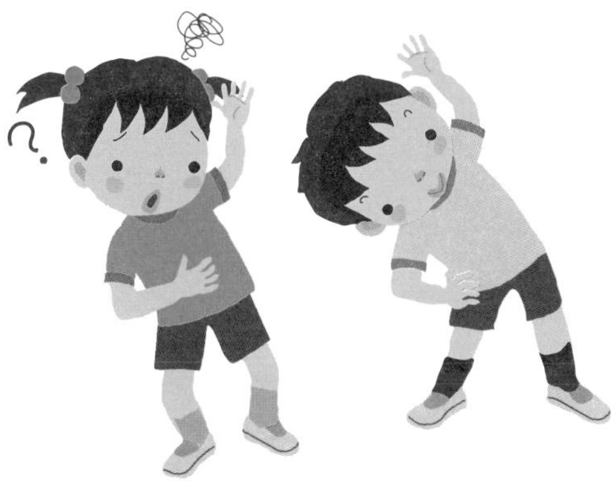

3

沿著孩子發展階段展開指導的重要性

以大人角度來教導孩子沒有意義

所有在日常生活中的動作，都有發展階段可循。若舉小嬰兒的動作發展來看，首先是脖子可以直立、學會翻身，可以靠自己的力量坐好，再來是學會爬行。接著，從可以扶著東西站起來、到扶著東西走路，最後可以自己站、自己走，甚至還能夠跑步，這些都是大家觀察得出來、清晰可見的發展階段。可是，到了飲食的動作、換衣服、上廁所等發展階段，就屬於家長與輔助者比較難以掌握的內容了。

要是大人在沒有掌握孩子發展階段的情況下，就貿然從自己已經很得心應手的角度直接教導孩子，孩子非但學不會，最後還有可能會討厭起該項活動，排斥接觸相關活動。「你已經3歲了，要用筷子來吃飯喔！」這樣的指導棋對還不會使用筷子的孩子而言，不僅會讓他操作筷子的學習變慢，還會對飲食的發展產生不良影響。此外，若是孩子還不會使用一般的筷子，就將2根筷子綁起來、或是套在手指上使用，乍看之下這種所謂的「學習筷」似乎讓孩子很快就能學會使用筷子，但其實反而會讓孩子更慢才學會操作真正的筷子。

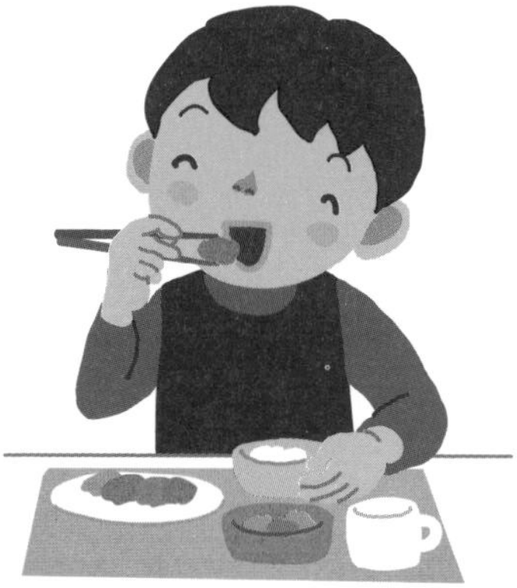

一切都是大人方便而已？

在市面上販售的產品中，許多都沒有考量到孩子的發展階段，只要能用就好、對家人而言方便而已。從水分攝取的發展階段來看，攝取水分的工具是從奶瓶、杯子到使用吸管，這樣的發展過程跟口部機能發展有很重要的關聯，市面上也販售了非常多從奶瓶、學習杯到吸管杯的相關產品。當孩子剛開始練習使用杯子喝水時，當然會喝得到處都是。不過，希望大家

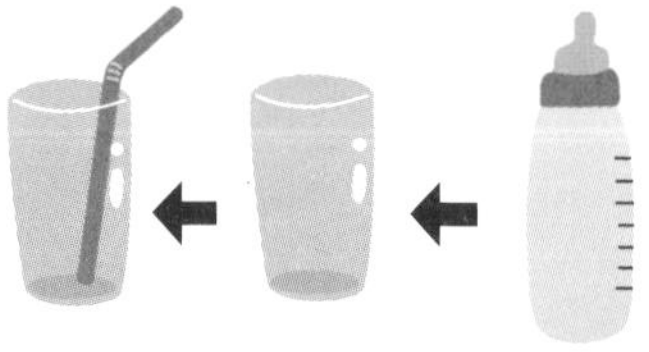

能先了解，這些都是配合大人不希望孩子打翻弄髒的心理而設計出的產品，並非真正適合孩子使用。

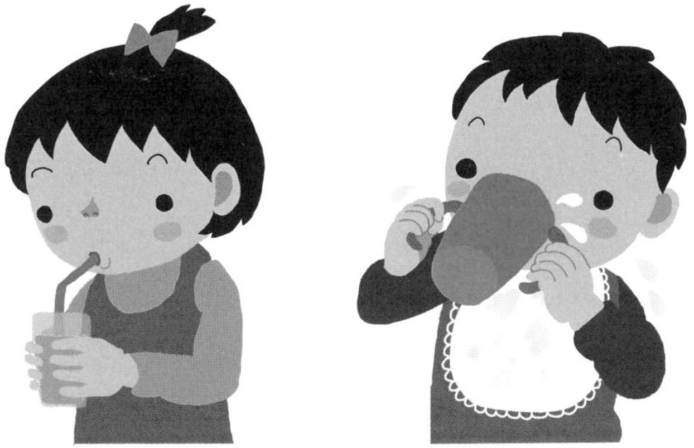

請為了孩子選擇適合的產品

若是家長能透過閱讀育兒書籍，掌握孩子的身體與手部等動作發展階段、以雙眼辨識形狀的認知發展階段，以及對語言理解程度的發展階段，再配合孩子的發展階段來選擇適合的輔助工具，便能讓孩子對自己更有信心，變得想要嘗試該活動內容。

接著，孩子就會因為希望可以自己做到而積極挑戰，大幅增加自己自然而然就學會的機會。不僅如此，使用符合孩子發展階段的工具，還可以適當地促進孩子的發展，讓孩子更容易進展到下一個階段。

而且，只要選用適合的工具，對於孩子的發展而言最重要的自尊心發展，也可以因此獲得提升。儘管如此，家人要清楚掌握孩子的各種發展階段，其實是很不容易的一件事。如果只是一般的發展內容，不妨請教公衛護理師或幼教老師等專業人士；但若是日常生活動作方面，則建議請教這方面的專家——兒童職能治療師為佳。

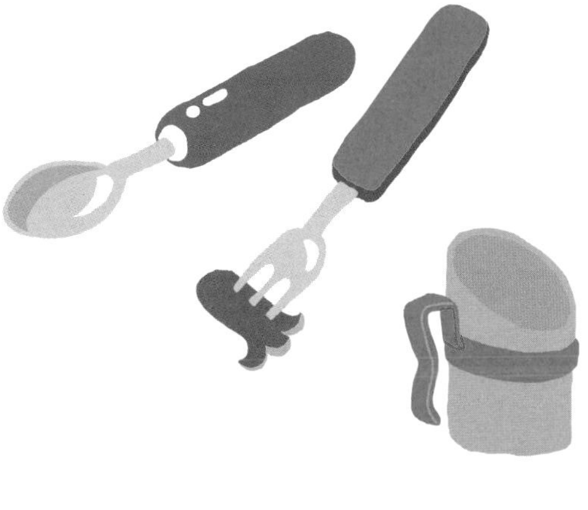

專欄 1

調整好生活節奏

從第2章開始，將會針對幫助孩子學會各個動作，詳細講解各式各樣的練習方法。只不過，讓孩子多多練習本來就會容易感到疲倦想睡，而無法集中精神，導致遲遲無法學會。請大家在敦促孩子練習的同時，也要注意下列幾點提醒。在這些情形都有留意的情況下，若是孩子還有出現其他問題，例如晚上睡不著的話，就必須前往小兒科或向專門的醫師請教。原因可能在於孩子在感覺方面尚未成熟，也就是「感覺過度反應」，只要有一點點聲音或光線，就會讓孩子無法熟睡。如果是這種情況的話，可以使用幫助睡眠的藥物，調整孩子的睡眠節奏。

為了順利學習日常生活中的動作，白天的活動不能安排得太緊繃，讓孩子擁有從容的餘裕也是很重要的一點。

確定孩子是否處於清醒狀態

要順利度過一整天的活動，就必須讓孩子保持在清醒的狀態。因此，要先決定好就寢時間與起床時間，確保孩子擁有適當的睡眠時間，才能調整每天的生活節奏。

睡眠可分為快速動眼睡眠（身體睡著但大腦醒著）與非快速動眼睡眠（身體與大腦都獲得完全休息）這2種。孩子到了3歲左右，就會與大人一樣以90分鐘為周期反覆這2種睡眠模式。

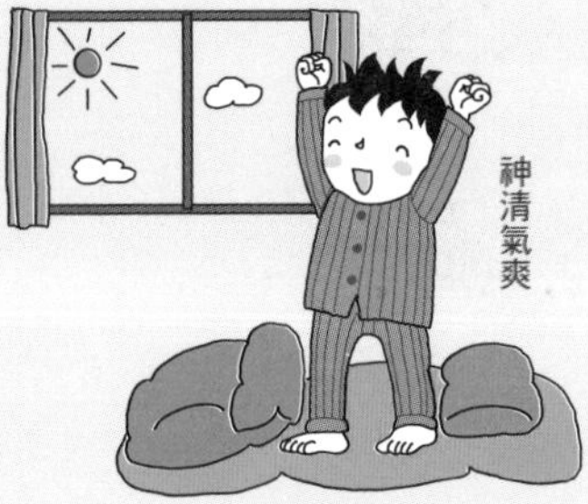

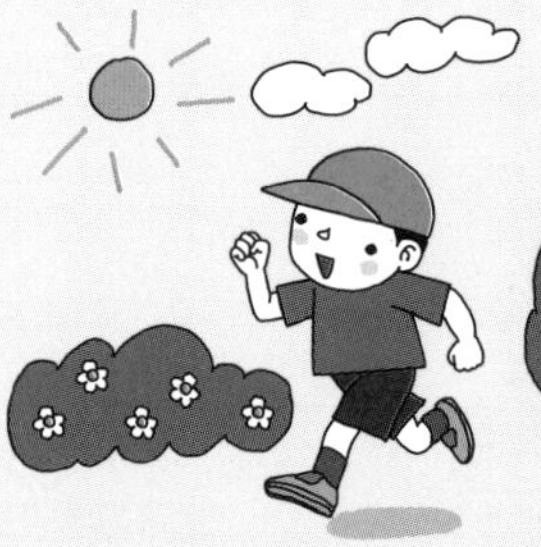

到了5歲以後，由於孩子的體力已經跟得上生活步調，不需要再午睡，只要在夜晚一次睡飽就可以獲得充足的睡眠。在夜晚確實睡飽，能讓身體分泌成長荷爾蒙，對大腦與身體的發展都能帶來良好的影響。到了白天讓身體沐浴在陽光下，據說可重啟體內生理時鐘。白天好好曬太陽也能促進身體分泌血清素，幫助順利入眠。

就算晚睡也必須在固定的時間起床

若是晚睡的話，就必須重新檢視一整天的生活流程。前一天太晚睡，早上就會起得太晚，不僅沒辦法好好吃早餐，也無法從容準備出門。此外，晚上沒有獲得充足的睡眠，白天就會容易想睡，或是反而過度覺醒，無法處於鎮靜狀態。

到了就寢前1小時，就不要再讓孩子看電視、電腦或電動。在這段時間可以把玩具收拾整齊，準備鋪棉被等，把房間燈光調暗，準備將環境調整成適合睡眠的環境。

而最重要的關鍵就在於，無論前一天有多晚睡，隔天都不可以因此而晚起。只要早上乖乖起床，就可以讓就寢時間提早。若是午覺睡得太久，最多也要控制在2小時左右就必須叫醒孩子，才不會影響到晚上的睡眠。

第2章

日常動作的基本訓練

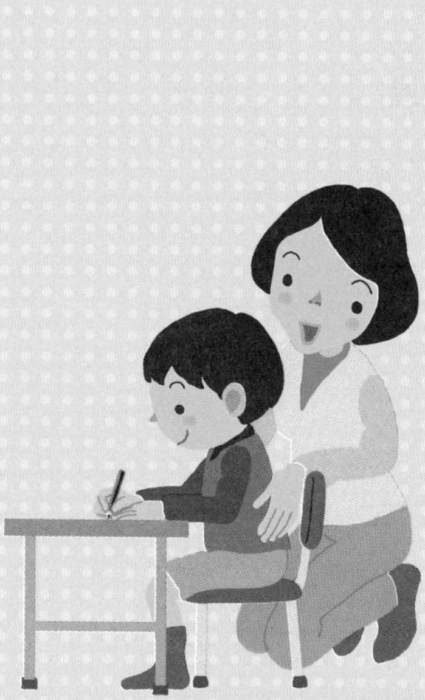

1
改善5個重要因素的方法

無法妥善使用雙手

必須確認的重點

- □ 孩子是否能夠維持良好姿勢坐著與站立？
- □ 出現慣用手了嗎？
- □ 可以好好丟球嗎？
- □ 能夠解開釦子、扣上釦子嗎？
- □ 用餐時可以拿著飯碗嗎？

關於雙手動作的發展過程，一開始是左右手同時只能做同樣的動作，接著左右手可以做出不同的動作，接下來才會出現慣用手。出現慣用手的階段中，最重要的並非慣用手是哪一隻手，而是孩子是否能協調地同時使用兩隻手。不是比較靈活的手就是慣用手；此時必須觀察孩子是否能用右手拿鉛筆、左手壓住紙張，協調分配左右手的工作，妥善同時運用雙手。如果慣用手是右手的話，慣用眼也會是右眼，慣用的會是同一側。像這樣一連串的發展，會讓孩子更容易進行各式各樣的活動。

因此，並不需要特別矯正慣用手，若硬是矯正慣用手，反而會讓孩子無法協調分配左右手的工作，也會導致孩子較晚才形成左右的概念，所以不僅是運動而已，就連語言智能的發展也會受到影響。

在身體方面，以正面來看從鼻子到肚臍可以連成一條線，也就是所謂的正中線。一旦孩子出現慣用側，身體的左右兩邊的動作變得協調之後，左右手就可以做到越過正中線的動作，這正是能夠調整雙手動作的基礎。

此外，為了妥善運用雙手，全身的支撐性與平衡感、左右兩邊協調的動作勢必會越來越發達。還有，維持穩定的姿勢也非常重要。

應對方式・活用小遊戲

以穩定的姿勢進行雙手的活動（運用雙手的動作）

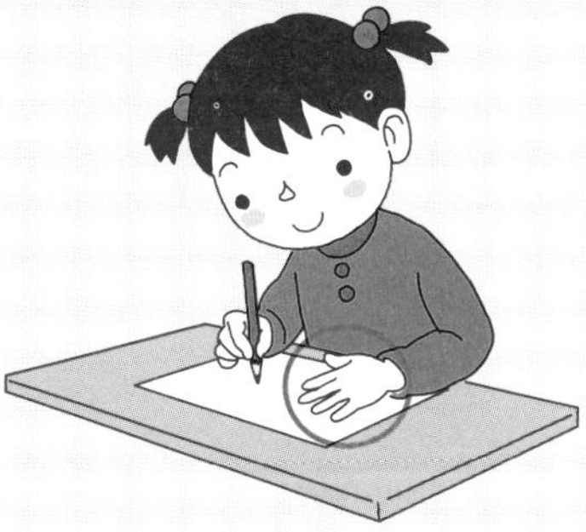

此時要做的並非矯正慣用手，而是讓慣用手與非慣用手各自分擔的工作變得更明確。像是在寫字的時候另一隻手要壓住紙張，用餐時另一隻手則要扶好飯碗等。要是固定紙張很困難的話，不妨使用Q桌墊（參考P157）或學生桌墊等類似的防滑墊，就能有效固定紙張。

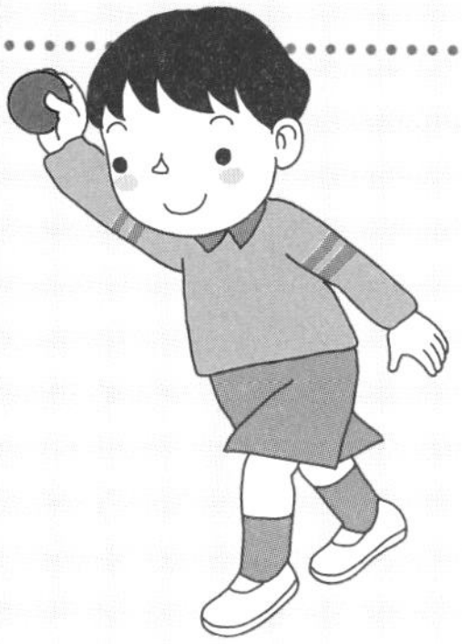

以穩定的姿勢進行雙手的活動（運用全身的動作）

可以進行翻身的動作，玩棒球也會很有幫助，像是以球棒擊出棒球或是投球等動作。舉例來說，當孩子用右手投球時，可以提醒孩子的左腳稍微往前踏出一點再投，這麼一來，當身體左右兩邊可以協調動作，便讓雙手的動作更流暢。

讓孩子保持良好姿勢坐好

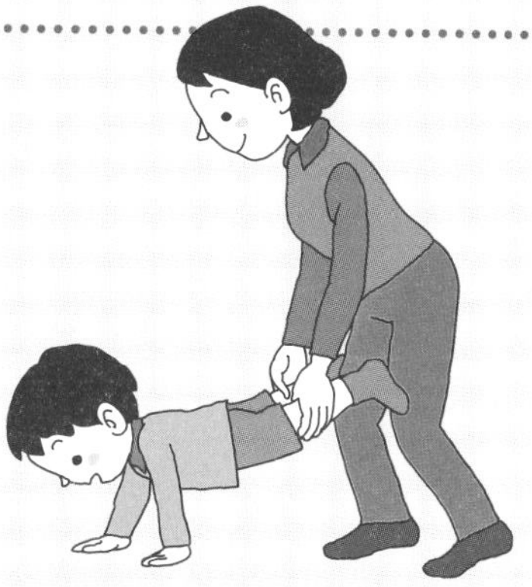

要保持良好姿勢坐好，必須擁有可長時間出力的肌力以及平衡感的發展。若是孩子很難保持良好姿勢的話，可以試著玩人體推車的遊戲，讓孩子雙手著地而家長在背後抬起孩子的雙腳，看看孩子能不能以雙手前進。這個動作可以提升軀幹與肩膀周圍、骨盆周圍的支撐性與活動性，孩子必須擁有以這個姿勢繞行房間一圈還游刃有餘的體力，建議大家每天都可以試著練習看看。

若是抓起兩隻腳的腳踝，孩子很難以雙手行走前進的話，可以幫忙扶住孩子的兩邊膝蓋，減輕孩子的負擔，就會變得比較容易，之後再漸漸把支撐的位置往腳踝移動。同時，也要確認孩子的腰部是否有向下凹，要是腰部往下凹的話，就是沒有好好運用腹肌力量的證據。

藉由養成肌力，可以幫助靜態平衡的發展，坐姿也可以變得更正確。另外，將桌椅調整成適合孩子的高度也很重要，請參考第48頁。

感覺能力不發達

必須確認的重點

- □ 孩子偏食嚴重嗎？
- □ 孩子是否非常討厭躺著讓父母幫忙刷牙？
- □ 可以觸摸漿糊、黏土或沙粒嗎？
- □ 當衣服沾濕或弄髒時，會想要立刻換掉嗎？
- □ 打針、受傷時，孩子不會痛嗎？
- □ 可以光腳在沙灘或草地上走路嗎？
- □ 是否無法接受特定的聲音？
- □ 會想要嗅聞任何味道嗎？
- □ 喜歡玩盪鞦韆或彈跳床嗎？

我們人類擁有能看見東西的「視覺」、能聽見聲音的「聽覺」、能感受搖晃的「前庭覺」、品嚐味道的「味覺」、聞到臭味的「嗅覺」、能感覺到觸摸．被觸摸．壓迫．疼痛．搔癢等感受的「觸覺」、能感受關節的位置與震動的「本體覺」、感受到空腹與口渴的「內臟感覺」等諸多感覺。

面對如此諸多的感覺，每個孩子接收到的程度都不一樣。若是孩子很難對於某項感覺作出反應便是「低感覺登錄」，特別喜歡某種感覺而一直尋求稱為「感覺尋求」，對於某項感覺過度敏感則是「感覺敏感」，若有迴避某種感覺的傾向就是「感覺趨避」。由此可知，即便身體都是接收到同樣的感覺，每個孩子對於該種感覺的處理方式都不相同。

舉例來說，即使孩子在聽力方面並沒有問題，但聽見有人呼喚卻不會轉過頭來的話，就是「聽覺處於低感覺登錄狀態」；一直不斷地跳彈跳床或是長時間持續玩盪鞦韆，就是「前庭覺處於感覺尋求狀態」；孩子特別不喜歡手上沾到米飯、漿糊、黏土等，則是「皮膚感覺（觸覺）處於感覺敏感狀態」；對於煙火、吸塵器、嬰兒哭聲等大聲的聲音感到特別不快而直接離開現場，則是「聽覺處於感覺趨避狀態」。

當孩子的感覺處理方式有所偏差時，該如何應對呢？基本方針就是必須取得孩子的信任、適當地調整環境、不勉強孩子，這三點缺一不可。只要忽視其中一個環節，就會加強孩子在感覺上的偏差，反而導致孩子不適當的行為增加，不可不慎。

應對方式 · 活用小遊戲

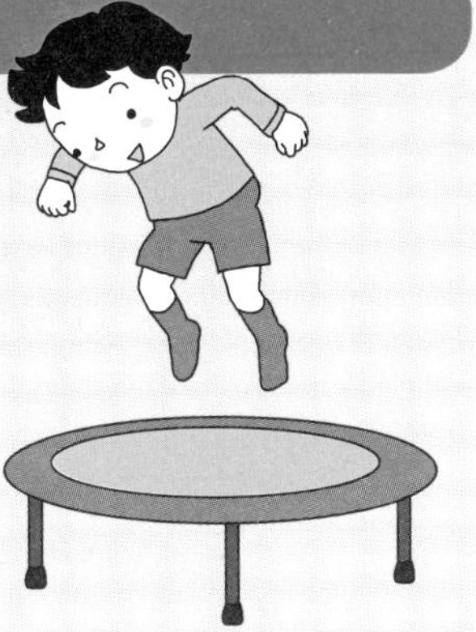

緩和孩子的感覺尋求

若是當孩子坐著時身體也經常動來動去甚至離席四處走動的話，就是處於前庭覺感覺尋求較強的狀態，像這樣的孩子平時可能最喜歡玩彈跳床與盪鞦韆等遊戲。當家長要開始訓練孩子沉靜下來之前，應該先讓孩子玩彈跳床玩個夠，滿足前庭覺的需求之後，才能讓孩子在後續的活動中沉靜下來。

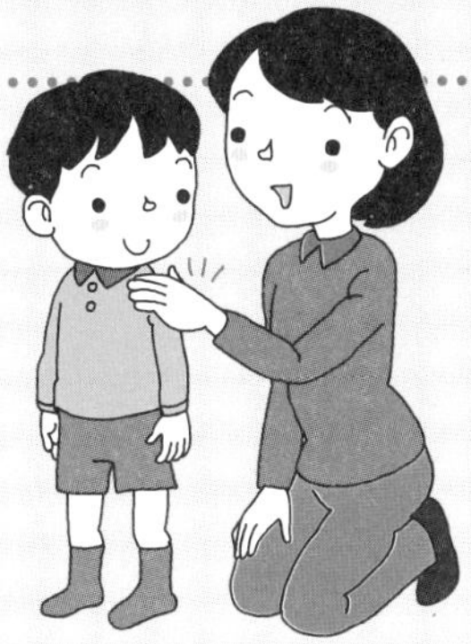

改善低感覺登錄問題

若是孩子有低感覺登錄的傾向，就必須試著以更強烈、更容易感覺到的方式刺激孩子。舉例來說，若是呼喚了孩子也不回頭的話，可試試看在狹小的房間裡用較大的音量呼喚孩子。若光是呼喚而已，孩子並沒有察覺到時，則可以試著在孩子看得見的地方呼喚他，或是一邊輕拍孩子的肩膀一邊呼喚他，這麼一來就能比較容易察覺。

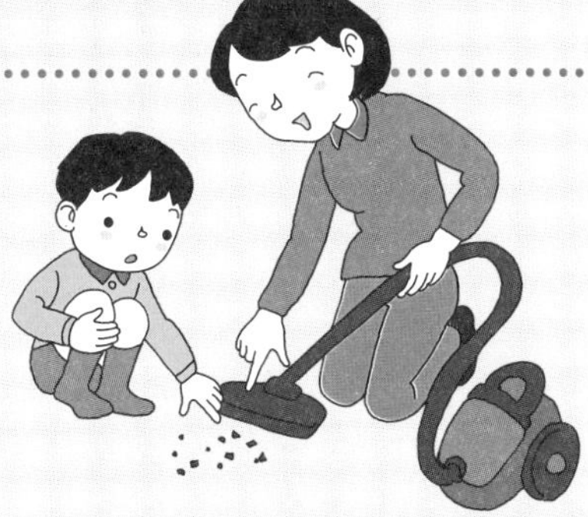

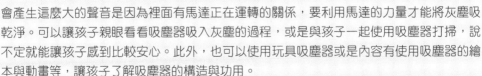

降低感覺趨避的問題

首先，應該先整理環境，減少引起孩子不快感受的機會。接著，再告訴孩子為什麼會產生這種感覺上的刺激。若是孩子害怕吸塵器的聲音而逃走時，就是聽覺處於感覺趨避的狀態，此時可以告訴孩子，使用吸塵器是為了讓房間變得更乾淨，吸塵器會產生這麼大的聲音是因為裡面有馬達正在運轉的關係，要利用馬達的力量才能將灰塵吸乾淨。可以讓孩子親眼看看吸塵器吸入灰塵的過程，或是與孩子一起使用吸塵器打掃，說不定就能讓孩子感到比較安心。此外，也可以使用玩具吸塵器或是內容有使用吸塵器的繪本與動畫等，讓孩子了解吸塵器的構造與功用。

千萬不可以勉強孩子，而是應該要讓孩子與打從內心信賴的人一起，在孩子同意的情況下進行引導。若是孩子還是很害怕噪音，使用能緩和音量的隔音耳罩也是不錯的方式。

應對方式 · 活用小遊戲

降低孩子的感覺敏感問題

要降低孩子的感覺過敏問題，首先要注意的是不能勉強給予孩子會超過其負擔的刺激，而是要先由孩子信任的對象在可接受的範圍內給予刺激，再漸漸加強刺激。

以偏食為例，其實很多孩子都不喜歡吃蔬菜，可能是因為孩子對於咀嚼纖維的口感或蔬菜的草腥味感覺特別敏感的緣故。若是孩子還小，可以將蔬菜切得很細混入漢堡排當中或是以火炒的方式料理，也許就能順利讓孩子將蔬菜吃下肚。此外，也有些孩子對於醋或水果等有酸味的食材特別敏感，要是強迫孩子吃下，孩子可能會嘔吐出來，反而越來越討厭該種食物，因此應該默默等待孩子願意主動嘗試的那天。

若是孩子偏食的情形很嚴重，只願意吃幾種數得出來的食材，就需要向專門醫師或職能治療師諮詢。用零食或果汁取代正餐與水是錯誤的作法，必須在限定的時間內讓孩子吃下一定的分量才行。

嘗試間接觸摸討厭的物品

若孩子不肯接觸黏土與漿糊，可能是因為當身體接觸到黏黏的東西時，會令孩子產生不悅的感受。首先，可以讓孩子試著使用手套或其它工具，在不直接接觸到討厭物品的狀況下嘗試觸摸。當孩子開始覺得好玩後，就會漸漸覺得其實碰到也沒關係了。另外，觸摸到黏土後不要立刻去洗手，等到整個挑戰結束後再敦促孩子洗手，也是很重要的一環。

整理環境降低噪音

另一方面，有些孩子會很排斥煙火、工地、嬰兒哭聲、交通工具噪音、洗手間裡的烘手機、吸塵器、運動會中的鳴槍聲等較大聲的聲響。如果有這樣的情況，整理周遭環境就成了當務之急。還可以使用隔音耳罩或是具有抗噪功能的耳機，將鳴槍的聲音換成笛聲等等。當孩子理解語言的能力越來越好之後，就可以了解到為什麼會出現這些聲音，漸漸地就能忍耐了。

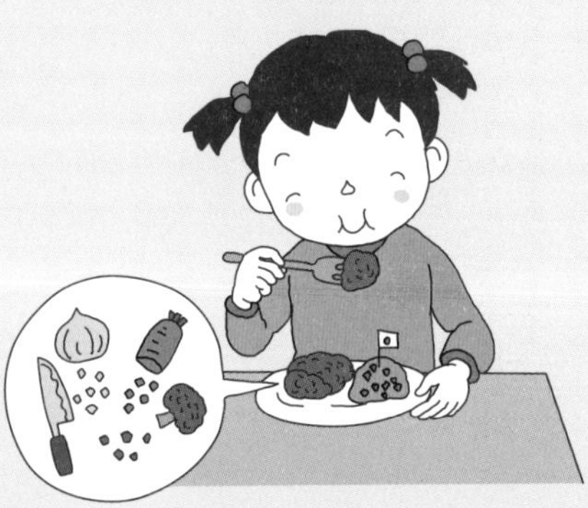

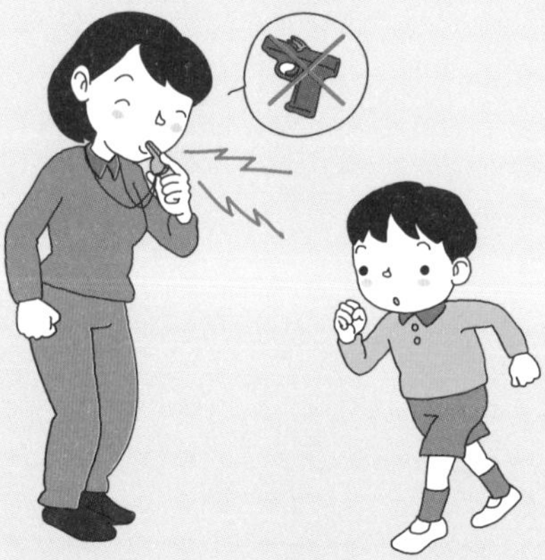

專欄 2 整理生活環境

該如何增加孩子好的行為

要增加孩子好的行為，就必須創造一個容易產生好的行為的環境。舉例來說，要孩子收拾東西時，必須將物品控制在孩子可以收拾的數量，並且準備容易收納的櫃子或收納箱。當孩子主動開始收拾東西、或是想要開始收拾東西時，必須立刻注意到孩子的行為並予以讚美。不只是在孩子做得很好的時候而已，就算沒有成功，也要在孩子做出好的行為時具體地稱讚孩子：「你會自己收拾書本，真的很棒喔！」

還有，當孩子正在努力嘗試時，千萬不要急著幫忙，而是要在一旁觀察。若是急於出手幫忙，就會演變為過度保護．過度干涉的狀態，無法培養出孩子的自尊心。當孩子發現自己就能做得到，便能生出自信心，培養出自己動手解決問題的能力。

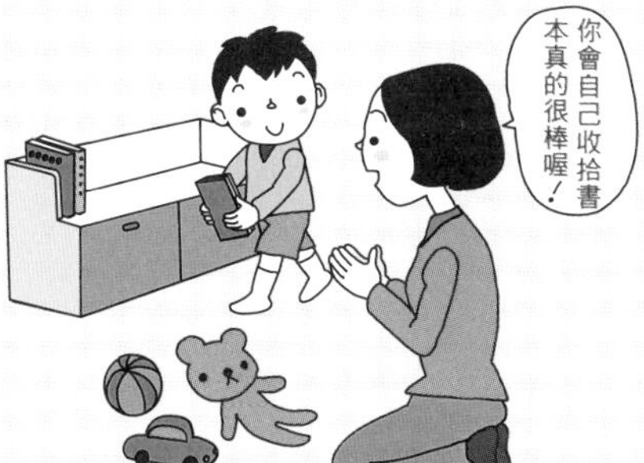

當孩子做出不好的行為時要以不動如山的態度面對

當孩子做出不好的行為時，在確認孩子安全無虞的狀態下，基本上要以沉默來

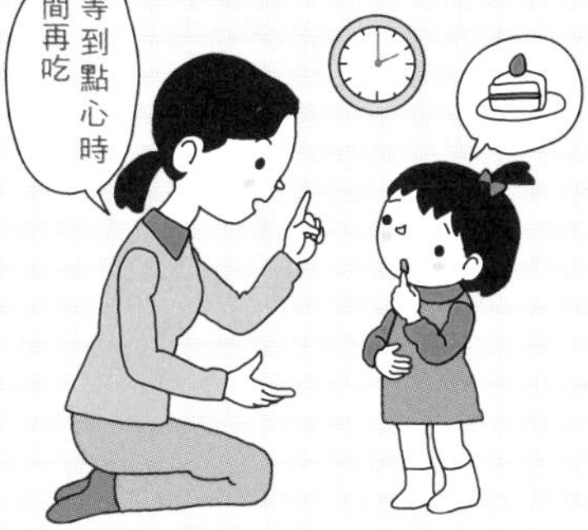

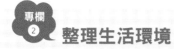

回應。比如孩子若是在不對的時間要求想吃點心，就要回應：「等到點心時間再吃吧！」孩子可能會因為想吃點心而哭鬧或耍賴提出各種方式來要求，不過，此時家長必須以不動如山的態度堅持下去，只能反覆告訴孩子：「等到點心時間再吃。」

要是每次孩子提出要求時都一一回應，孩子只會哭鬧得更厲害而已。當孩子大聲啼哭時，必須等待孩子自己冷靜下來；就算孩子哭鬧得拳打腳踢，也必須保持無動於衷，就算是告誡孩子：「不可以打人」也是一種反應，應盡量避免，無論如何都不能做出任何反應。要是大人實在忍不住的話，不如直接離開現場就好。

若孩子在外面哭鬧

當孩子在外面哭鬧而讓人尷尬不已時，可以直接離開現場，若沒辦法直接離開的話，最後一招是可以在包包裡準備好能讓孩子能立刻平復心情、孩子最喜歡的東西，在關鍵時刻拿出來吸引孩子的注意力。其實，孩子哭鬧也是一個成長的機會，在一次次的哭鬧之中，平復心情需要的時間會變得越來越短，這就能證明孩子已經培養出控制自己的能力了。

不擅於控制力道

必須確認的重點

- ☐ 是否能以適當的筆壓畫圖、寫字？
- ☐ 能夠用手拿好握壽司，不讓握壽司變形嗎？
- ☐ 玩具會很快就玩壞嗎？
- ☐ 能夠保持良好姿勢好好坐著嗎？
- ☐ 平常會墊腳走路嗎？
- ☐ 是否喜歡必須用力的遊戲？

像是當孩子使用鉛筆畫圖或寫字時，可看出筆壓非常強或非常弱；玩玩具時玩具一下子就被玩壞；孩子明明以為自己只是輕拍對方，對方卻感到非常痛，無法維持固定姿勢等，若是孩子出現上述這些情況，就能判定孩子比較不擅於控制力道。不擅長控制力道的孩子，不只是在操作物品時會遇到困難，也可能會對其人際關係造成影響。

一個人是否能控制力道，跟感受關節位置與震動的「本體覺」有關。若是沒有辦法在無意識下掌握肌肉應該要施多少力量、關節該彎曲到何種程度，就很容易太過用力或是用力太弱。

像這樣不擅於控制力道的孩子，經常會因為看似粗暴使用物品而給人「粗暴的孩子」的印象，或是坐姿亂七八糟而被批評為「散漫的孩子」。可是，孩子絕對不是故意這樣的。

此外，也有些孩子特別喜歡玩吊單槓、摔角或相撲等需要用力的遊戲。這樣的孩子就是處於「感覺能力不發達」（請參考20頁）的「感覺尋求」狀態，想要尋求深部感覺的刺激。

對於這種不擅於控制力道的孩子，就算在口頭上提醒他：「輕輕的」、「更用力一點」、「慢慢來」、「姿勢坐正」等，也很難改善孩子的表現。因此，應該要讓孩子運用全身部位，親身體驗身體動作及力道、與話語相對應的感受，才是更重要的一環。

應對方式 · 活用小遊戲

該如何讓孩子以適當的筆壓書寫

建議可讓孩子試著以毛筆的筆尖來畫畫、寫字。由於可以直接感受到毛筆書寫的感覺，能讓孩子體驗何謂輕輕寫字。反之，若是孩子的筆壓太弱，絕對不可以要求孩子用力書寫，而是應該要準備即使輕寫也能確實著色的文具才對，像毛筆。

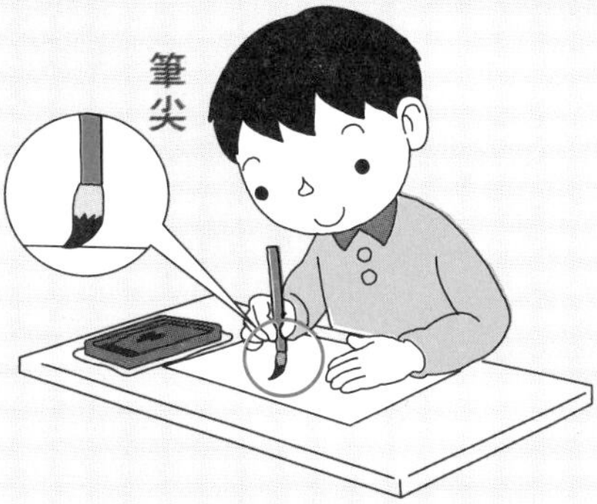

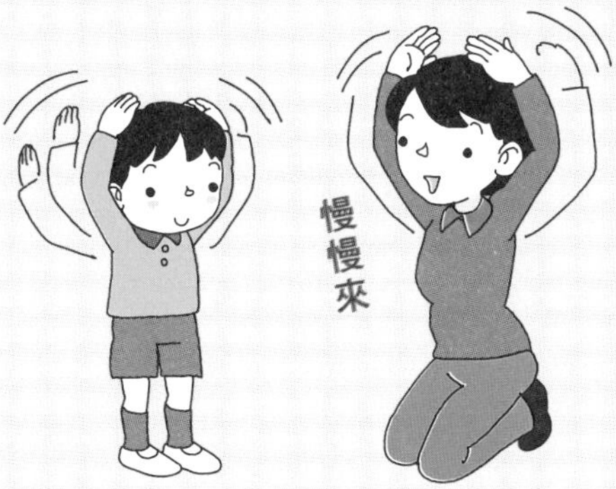

該如何讓孩子玩遊戲時不把玩具玩壞

要是太用力晃動玩具，玩具很快就會壞掉了。有這種傾向的孩子，可能是因為平時很少有讓身體慢慢動作的經驗。不妨嘗試看看慢動作的遊戲，或是兩個人面對面站立，從張開雙手的狀態慢慢彎曲手肘，或是在中途停止動作，玩模仿對方動作的遊戲，也是不錯的方法。

若是孩子喜歡玩需要用力的遊戲

在恰當的場所中，可以讓孩子以不危險的方式玩摔角、相撲、拔河或吊單槓等遊戲，像是攀岩等需要出力的遊戲也不錯。先讓孩子盡情用力遊玩後，就能讓孩子平靜下來，嘗試更多其它的練習。

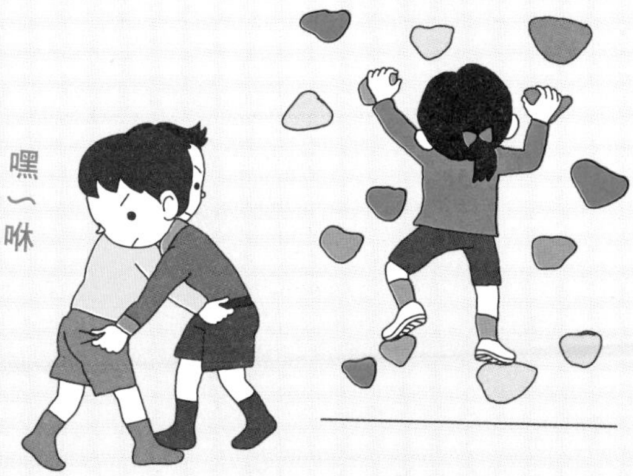

注視能力較差

必須確認的重點

- □ 孩子是否視力不佳或有斜視？
- □ 可以接得到沙灘球或氣球嗎？
- □ 看書時可以一字不漏看完嗎？
- □ 可以寫出符合年齡程度的文字嗎？
- □ 摺紙能摺得很好嗎？
- □ 可以將物品收拾整齊嗎？
- □ 容易迷路嗎？

一般而言，注視能力較差的孩子可能無法準確接住朝自己飛過來的球，不擅長抄寫黑板上的筆記，看書時經常會漏看文字，或是雖然看得懂文字，卻不擅於書寫、畫畫、摺紙、勞作、整理等，也可能比較容易迷路。

若孩子出現上述情形，請先前往眼科檢查，確認孩子是否有視力不佳或斜視等問題；若孩子的視力沒有問題，就必須考量孩子的視知覺能力是否比較差。

所謂的注視能力可分為兩種，一種是「追視功能」，也就是眼睛是否能隨意轉動、目光緊追著移動的物品，以雙眼凝視逼近自己的東西；另一種則是「視知覺能力」，也就是在眾多物品中是否能專注地注視某個特定物品，掌握物品的形狀、構造與相對位置等。只要協調地運用雙眼，就能看出物品之間的立體感，也能掌握朝自己飛過來的球與自己的距離遠近；雙眼若能順暢轉動，看書時也就不會有所遺漏。

在抄黑板上的筆記時，視線必須要能順暢地從遙遠的黑板轉移到近在眼前的筆記本，再從筆記本轉移到原先的黑板上。要是孩子的注視能力較差，可能會出現儘管看得懂文字，卻無法如實寫出的情形，或是不擅長收拾物品、容易迷路等。這些情形都是因為孩子的視線無法掌握住線與線，或是物品與物品之間相對位置的緣故。

從上述的情況來看，孩子並非刻意怠惰，卻也很有可能發生學習狀況不佳的情形。

應對方式・活用小遊戲

該如何讓孩子持續注視移動的物品

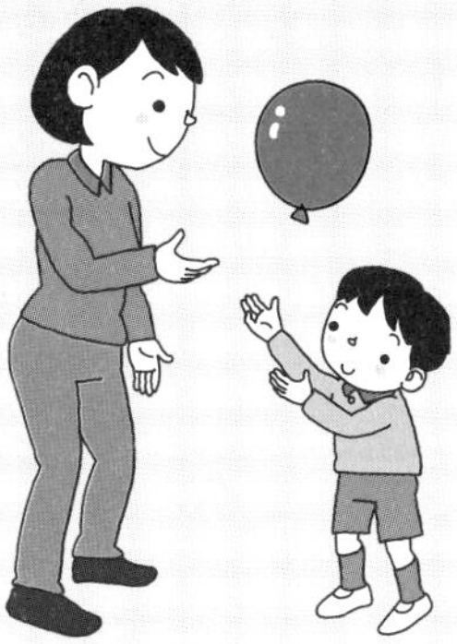

與其注視快速移動的物品，不如訓練孩子明確地注視緩慢移動的物品。因此，可以試著丟給孩子較大的氣球，請孩子接住，或是與孩子一起用氣球當作排球來玩。

此外，也可以讓孩子玩彈跳床，讓孩子跳上跳下地擺動身體，在這個狀態下注視周遭不會移動的物品，也許會比較容易一點；或者是可以趁孩子在玩盪鞦韆時，請孩子數一數輔助者伸出的手指有幾根，對準目標物試著踢出鞋子等，都是不錯的方式。

如何讓孩子一字不漏地閱讀

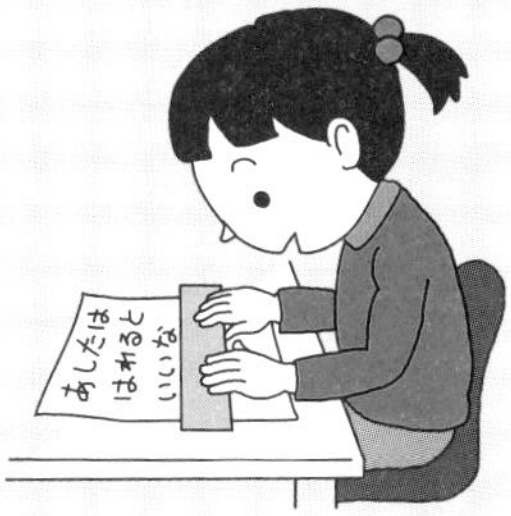

讓孩子從文字較大、文字量較少、文字間隔與行距較寬的書開始讀起。建議可在閱讀的文字下方墊一把尺或厚紙板，讓正在閱讀的文字列變得更明確，或是在閱讀時以食指指出正在看的文字，也能更方便閱讀。此外，也可以試著在書本上鋪上黃色或綠色的玻璃紙，有許多孩子都能因此而看得更清楚。市面上也有販售專門的器具，不妨讓孩子找出自己喜歡的顏色試試看吧！

若孩子看得懂文字但寫不出來的話呢？

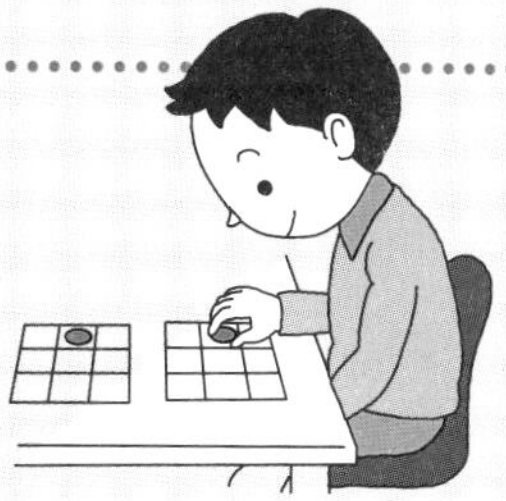

如果孩子看得懂文字但寫不出來，也許是因為很難辨別線與線重疊的位置，或是不知道該從哪裡開始寫起，不擅長掌握相對位置的關係。像是這樣的孩子，也會出現不擅收拾、容易迷路等情況。

針對這樣的情形，可以準備二張九宮格紙與2顆棋子，先在其中一張紙上放好棋子後，再請孩子將另一顆棋子按照同樣的位置放在另一張紙上，這樣的方式會很有效果。當孩子能夠很容易地辦到後，可以再增加格數繼續挑戰。

剛開始時，可以拿一張白紙，請孩子模仿原本的方式將1顆棋子放在同樣的位置，接著可在紙上畫上直線或橫線再做嘗試，接下來再利用直線與橫線交錯構成十字或四邊形。等到孩子都可以確實做到之後，則可在十字中再加入斜線，或是在紙上畫出上下左右四個角，再讓孩子挑戰看看。

無法掌握身體概念（或身體形象）

必須確認的重點

- □ 孩子是否不喜歡被觸摸，或是有不敢觸摸的物品？
- □ 可以好好拿鉛筆或湯匙嗎？
- □ 可以寫出清楚易懂的文字嗎？
- □ 吃飯時會吃得到處都是嗎？
- □ 可以模仿別人跳舞、擺動身體嗎？

有些孩子在跳舞或玩立體格子鐵架時會發生無法任意擺動身體，或不會跳繩、跨上第一次騎乘的腳踏車卻不知道該怎麼騎等情形。此外，可能也無法好好拿著操作鉛筆、湯匙與筷子，或是儘管會寫字，但是字形卻歪七扭八等。

若是孩子出現這些情形，就很有可能是因為孩子無法掌握身體概念。為了讓孩子清晰掌握身體概念，在感受能力不發達章節中介紹過的「皮膚感覺（觸覺）」，以及掌握身體相對位置的「本體覺」，促進這兩種感覺的發展相當重要。此外，要讓孩子了解自己身體的方向與位置的變化，也與「前庭覺」有深厚的關聯。

上述的這些感覺，跟在開車時拿捏車輛之間距離的感覺非常類似。要是無法拿捏車輛之間的距離，就有可能開得歪歪斜斜，或是很難倒車入庫等；若這些感覺不發達，就沒有辦法隨心所欲地運用自己的身體。

而且，若是沒有辦法清楚掌握自己與周遭之間的相對位置，第一次跳舞、接觸物品也會變得相當困難。這樣的孩子在活動身體時，每一個動作都必須用言語解釋清楚才能活動，不僅非常耗時也很沒效率，導致孩子疲倦不已。

要是無法隨心所欲活動身體，對人際關係的發展也會帶來不良影響。尤其是在經常必須使用全身動作玩遊戲的幼兒時期與學童時期（低年級），由於會有很多集體活動都必須活動身體，這方面發展不佳的孩子，自尊心的發展也會受到影響。這種情況下，就必須在活動內容與孩子的參與角色方面多下點功夫，盡量讓孩子參加可以增長自信的活動，才不至於傷害到自尊心的發展。

應對方式 · 生活小遊戲

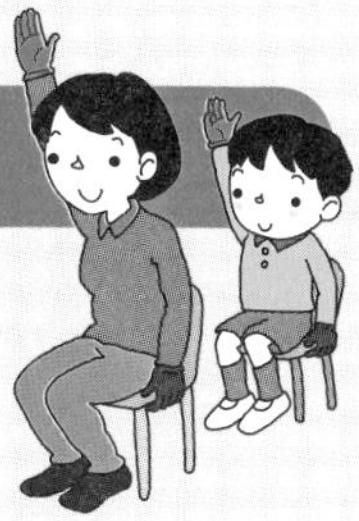

該如何讓孩子寫出清楚易懂的文字

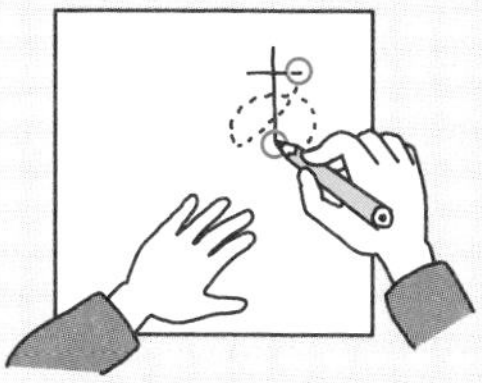

讓孩子流暢地活動身體與雙手非常重要。要指導孩子寫出清楚易懂文字的訣竅就是，當筆畫暫停或彎曲時，要暫時停下來讓孩子看清楚。此時，要有意識地寫出筆畫中沒有鉤或捺的文字。此外，也建議用砂紙取代墊板，放在紙張底下，寫起字來會更容易。

若孩子有上學的話，為了讓孩子能寫出清楚易懂的文字，可以向級任導師說明孩子的情況，建議老師使用適合的電腦字型。

若是孩子排斥觸碰物品或是不喜歡被觸摸

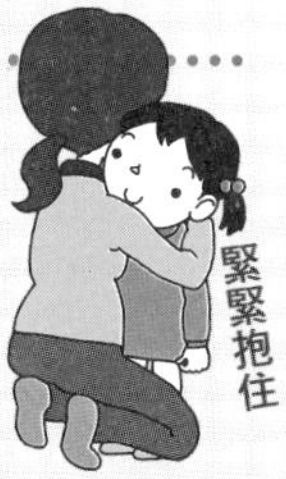

有些不喜歡被觸摸的孩子，並不會排斥由自己主動去觸摸，而且如果是彼此信任的對象，也會比較容易接受對方觸碰自己。另外，可以試著躲進墊子裡的空間，讓全身受到壓迫，也能減輕孩子對於觸摸的排斥感。讓孩子信任的對象緊緊抱住自己，也是不錯的方法。

如果孩子可以接受觸摸的話，不要從孩子感到排斥的臉或手開始，而是要從背後或肩膀等部位開始嘗試。要是孩子不喜歡接觸漿糊、水彩等，可以先戴上手套，或是先使用固體膠棒、水彩筆等嘗試看看。

該如何靈活擺動身體與跳舞

用雙眼觀察別人的身體動作再加以模仿，其實是一件非常困難的事。要是與示範的人面對面跳舞，示範者的動作會變成像是鏡子一樣左右相反，因此模仿者必須採取相反的動作才行。

要是不易理解的話，可以試著讓孩子朝向與示範者同樣的方向，站在後方模仿動作。一開始先不要挑戰全身的動作，可以先坐在椅子上，讓孩子模仿手臂的動作就好。此時可以請示範者的左右手分別戴上不同顏色的手套，再讓孩子同樣戴上不同色手套，就可以幫助孩子辨別，讓孩子更容易模仿動作。

一開始先從緩慢的動作開始做起。由於光用看的通常很難直接模仿，示範者在做每一個動作時都要用口頭說明，引導孩子一起跟著做；但這麼做很容易感到疲倦，因此不需要跳完一整首曲子，將一首曲子分割成幾分鐘，一段一段慢慢跳，也是很重要的一環。

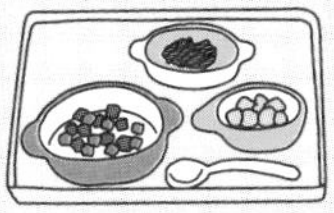

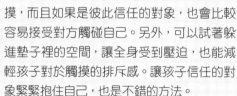

如何解決吃得到處都是的問題

針對吃得到處都是的問題，最重要的就是要選用適合孩子雙手的餐具，並且注意孩子是否正確拿握餐具。請參考下一頁「『抓握』的發展階段」，詳加確認孩子的發展階段。此外，使用容易舀取食物的盤子也會很有效果。

2

孩子「抓握」的發展階段

在本章節中，將以鉛筆的拿法為主來了解孩子「抓握」的發展階段。這與孩子手指功能的發展有很深厚的關聯，不僅是鉛筆，與湯匙、叉子、筷子等餐具的使用發展也是一體兩面。請大家務必要了解，接下來闡述的鉛筆拿法階段，與湯匙筷子的拿法都具有共通性，當孩子可以好好握住鉛筆後，湯匙與筷子的使用也會變得得心應手。

第 1 階段

手掌朝上抓握
手掌朝下抓握

〈抓握方式〉用全部的手指抓握物品。小指側比較靠近筆尖稱作「手掌朝上抓握」，拇指側比較靠近筆尖則稱作「手掌朝下抓握」。湯匙與筷子也是以同樣方式抓握。

〈動作方式〉在這個階段，孩子是以肩膀與手肘的動作來操縱鉛筆，無法畫出較小的圓形與細微的形狀。

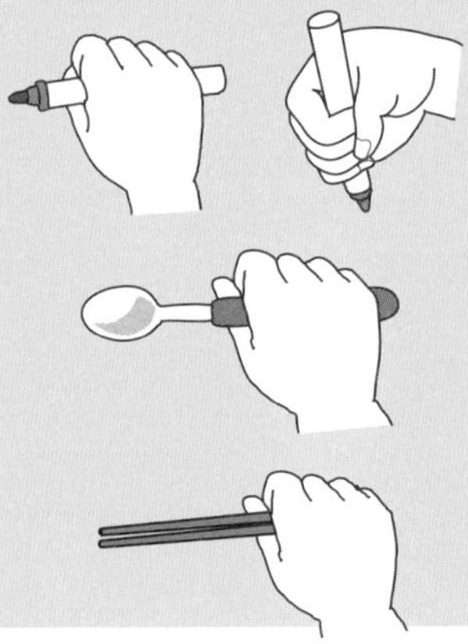

第 2 階段

手指朝內抓握

〈抓握方式〉這種抓握方式的特色是大拇指側比較靠近筆尖、並伸出大拇指與食指。利用小指側的指頭來固定，再以大拇指側的指頭操縱鉛筆，使得大拇指側與小指側的指頭產生了分工。對於抓握的發展而言，手指的分工合作是非常重要的指標。

〈動作方式〉在這個階段，主要是以肩膀與手肘的力量帶動鉛筆，再加上一點點手腕的動作。跟上一個階段相比，已經可以在更小的範圍內畫出線條與形狀，但還是無法畫出細微的形狀。

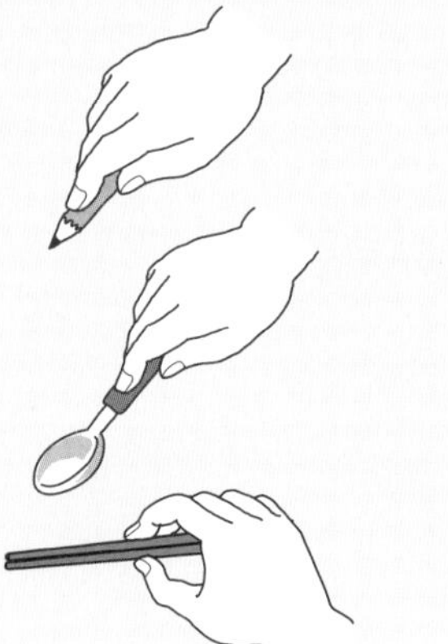

重點

「抓握」可區分為好幾個發展階段，每一個階段都必須累積充足的經驗，才能進行到下一個階段。若是無視發展階段，從一開始就強迫孩子使用跟大人一樣的成熟抓握方式，便會剝奪了孩子在達到成熟階段之前所需要的基礎能力發展機會。由於孩子的手指尚未培養出基礎的能力，只光是模仿大人抓握的外形而已，最後就會導致孩子無法好好抓握物品。

此外，若是因為想讓孩子模仿大人的成熟抓握方式，而讓孩子使用三角鉛筆或其它各種輔助工具，其實並不能促進手部與指頭的發展，反而一點效果也沒有。

若是孩子的筆壓較弱，可以使用顏色較深的鉛筆或麥克筆等文具。在紙張下墊輔助桌墊，就能自然增加筆壓，建議可同時採用。若是強迫孩子加強筆壓，只會讓孩子將注意力放在用力上，反而會讓抓握的發展回到前一個階段。

第3階段

側面抓握

〈抓握方式〉主要以大拇指夾住物品，再以食指前端與中指側面作為支撐。這個階段的特色是大拇指與食指之間沒有多餘的空間（掌蹼空間）。

〈動作方式〉跟上一個階段相比，前手腕更接近自然的抓握位置。基本上關節的動作與圖畫內容都跟前一個階段相似。儘管都是相同的握法，有些人手指較為發達，可以用食指與中指施力畫出較小的圓形，不過也有些人做不到。在這個階段必須促進大拇指的發達。

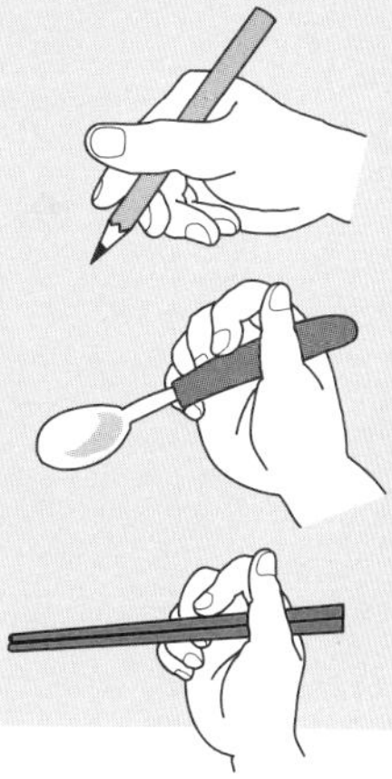

第4階段

靜態三指握法

〈抓握方式〉這個階段在抓握時已經可以用大拇指與食指的指腹，加上中指指尖側面這3根手指，以及大拇指與食指之間的掌蹼空間來支撐物品。大拇指處於與其他指頭對立的位置，可以在手掌側施展動作。最重要的是，不是以抓的方式抓住物品，而是利用大拇指指腹與中指側面，以及大拇指與食指之間的掌蹼空間這3個點來固定物品，維持握住的姿勢。在畫畫時手指像是伸長了似的握住鉛筆，不過還並不算是手指產生伸長或彎曲的動作。

〈動作方式〉除了肩膀與手肘的動作之外，手腕的大動作也越來越多。能夠畫出的線條與形狀範圍變得更小，也能夠畫出更小的圖形，不過還是很難畫出精細的圖案。

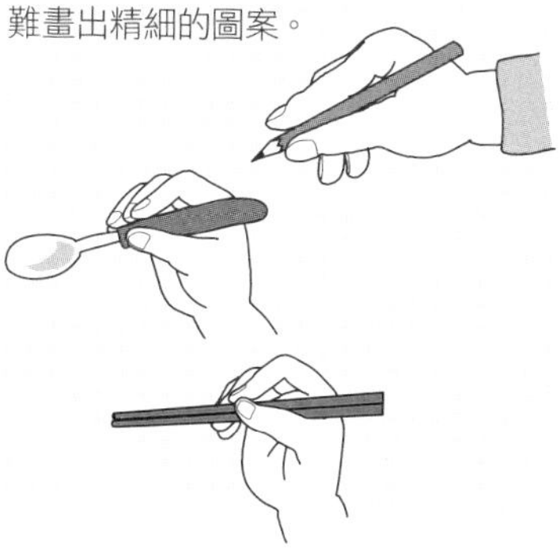

第5階段

動態三指握法

〈抓握方式〉跟上一個階段相比，全部的手指都有稍微彎曲，大拇指處於與其他指頭對立的位置，靠近指甲的關節彎曲，以大拇指與食指之間的掌蹼、大拇指指腹與中指的側面這3點，確實固定住物品。

〈動作方式〉在畫畫時，比起肩膀、手肘與手腕的動作，轉換成以手指的動作為主。因此，到了這個階段便可以畫出細小的線條與圖形。

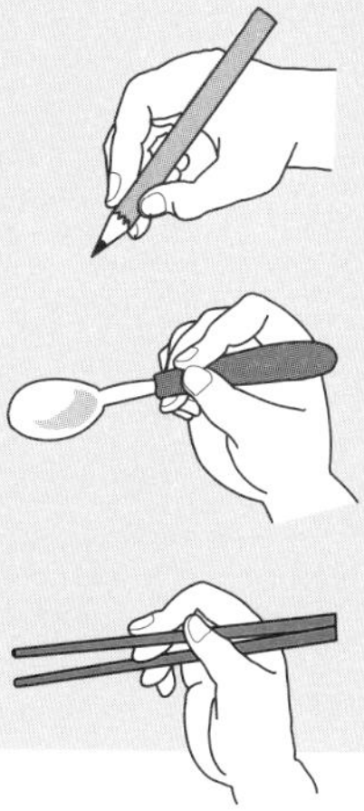

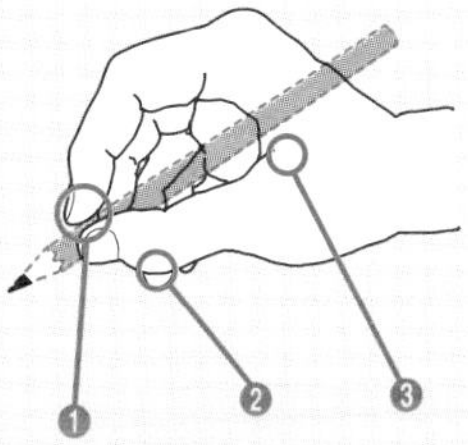

何謂掌蹼空間？

手指與手指之間連接的部分稱為掌蹼，手指與手指之間形成的空間就稱為掌蹼空間。抓握發展到第5階段（以鉛筆為例）的指標，就是❶以大拇指指腹與中指指甲側面支撐物品，❷靠近大拇指指甲的指節彎曲，在大拇指與食指之間形成掌蹼空間，❸利用大拇指與食指之間的掌蹼來支撐物品。

為了促進每個階段手指功能的發展，必須使用配合各階段的輔助工具。此外，為了讓手部更靈活地運用鉛筆等工具，也不能少了穩定的坐姿。只要坐姿調整好，就能比較容易讓手腕自由活動，因此，也一併確認孩子的坐姿（參考P48）是否正確。

3 各發展階段的練習方法

為了讓孩子依照發展的順序，習得各階段的抓握方式．拿法，在此將一一區分各個步驟解說每階段的練習方法。只要隨著手指功能的發展，教導孩子正確的動作，孩子就能記住。但是，用餐的基本還是在於要愉快地享受美味餐點。即使孩子的抓握方式不太正確，也不需要嚴格地糾正。若是對孩子而言正確使用餐具還是稍嫌困難的話，也不妨使用湯匙與叉子，只要讓孩子能夠有禮貌地用餐，對他的未來也會很有幫助。（Q系列輔助工具，參考P157）

第 1 階段　手掌朝上抓握．手掌朝下抓握的練習方法

以手掌朝上抓握．手掌朝下抓握的方式，就能夠開始盡情畫畫了。在第一階段的目標，就是要讓孩子喜歡上畫畫。

鉛筆

步驟1　以手掌朝上抓握．手掌朝下抓握的方式，就能夠開始盡情畫畫，在第1階段的目標，就是要讓孩子喜歡上畫畫。在這個階段，要叮嚀孩子利用沒有抓握鉛筆的那隻手扶住紙張。若是孩子還不太會扶住紙張，也可以利用桌墊幫助固定紙張，畫畫起來會更容易。

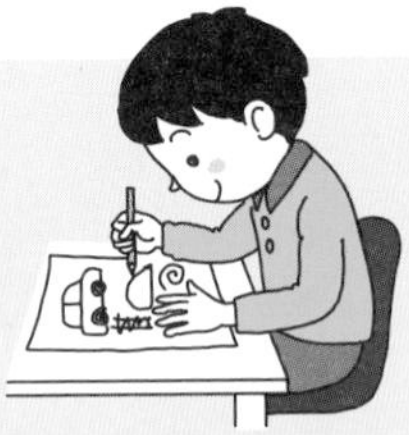

步驟2　讓孩子試著以類似靜態三指握法的方式，握住馬克筆或鉛筆等筆桿較粗的筆。由於這種筆的筆桿較粗，可以讓大拇指與食指之間產生掌蹼空間，讓孩子更容易發展到下一個階段。

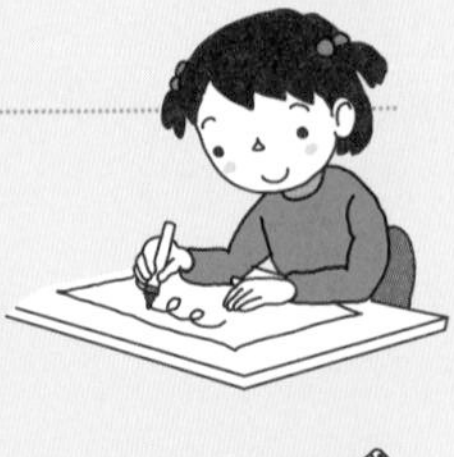

步驟3　讓孩子使用Q支撐器等輔助工具，就可以讓前手腕比較容易處於中間位置。這麼一來能在手掌內營造出空間，還可以減輕抓握所需的力量。

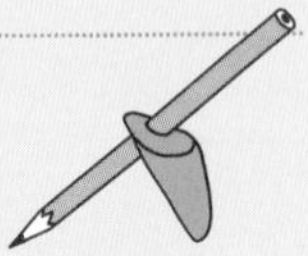

步驟4　當孩子的握力變弱時，就可以讓孩子改採用第2階段的手掌朝下抓握方式。

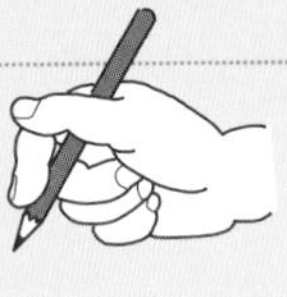

湯匙&叉子

抓握湯匙與叉子，基本上都是與鉛筆同樣的步驟。孩子在做用餐動作時，可叮嚀以手掌朝下抓握的方式拿餐具，會比較容易進食。用餐時，可在地上鋪好報紙等，即使食物潑灑出來也無所謂。餐具則建議使用小碗等具有碗壁的餐碗，可形成一道食物的牆壁，讓孩子更容易舀取食物。如果是材質過薄、內部分割成好幾格的餐盤，對孩子而言會比較難以使用，建議將每一種食物都分別放在容易舀取的餐碗裡會比較恰當。這麼一來，孩子就能學會自己吃東西，使用餐動作越來越熟練，以結果而言，食物潑灑出來的情形也會變得越來越少。在這個階段，孩子還無法只舀取少量的食物，因此要注意別在餐碗中把食物塞得太滿。

筷子

這個階段的孩子還不會使用筷子。只有在孩子主動想要使用筷子時，才可以提供普通的筷子讓孩子隨意嘗試，而非學習筷。由於孩子可能會以刺或拖的方式使用筷子，因此必須在旁邊看好孩子。

第 2 階段　手指朝內抓握的練習方法

這個階段是以小指側來固定物品，再以大拇指側來實際操作。跟第一階段相同，以手指朝內抓握鉛筆也可以盡情畫畫，第一要務是讓孩子喜歡上畫畫。

鉛筆

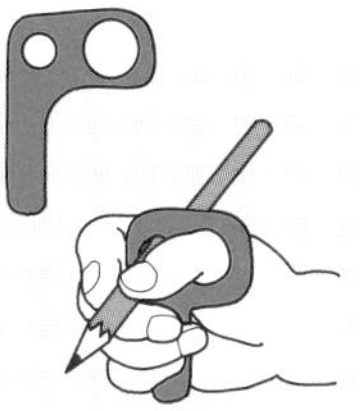

步驟 1

使用Q抓握器能有效讓孩子學會握筆。由於Q抓握器的構造是設計成以小指側的手指握住，可促進手指功能的發展。其特色是，超出手掌的部分可以用剪刀剪掉，配合孩子的手掌大小調整長度。使用時要以大拇指確實伸進抓握器上比較大的圓洞裡。此外，也可以參考下方「準備工具」的欄位，自己做出輔助工具來幫助孩子發展抓握能力。

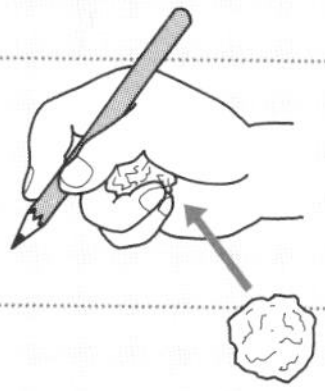

步驟 2

用小指與無名指握住橡皮擦或捏成圓形的衛生紙，以大拇指側的3根手指握住鉛筆。若是橡皮擦或捏成圓形的衛生紙容易掉落、不易使用的話，也可以嘗試使用Q抓握器。

步驟 3

進入這個階段後，可以使用曬衣夾進行捏抓的練習。請參考P42，實際嘗試看看。

湯匙 & 叉子

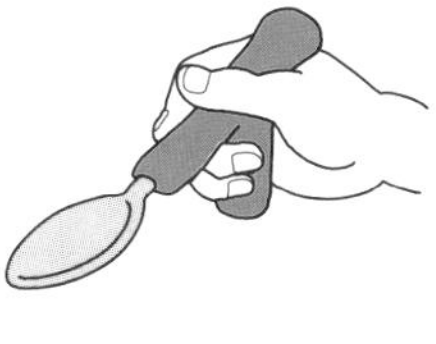

抓握湯匙與叉子，基本上都是與鉛筆同樣的步驟。這個階段孩子在用餐時依然會潑灑出來、弄得到處都是。必須繼續讓孩子使用容易舀取食物的餐具，同時也要注意別讓孩子囫圇吞棗（參考P52～53）。為了讓孩子小指側的手指支撐力量更強，在這個時期使用Q湯匙與Q叉子會特別有效。此外，也可以利用Q支撐器與Q抓握器架在一般的湯匙與叉子上，也會有不錯的效果。使用輔助工具可以讓腋下收緊，並讓孩子產生前腕迴轉的動作，比較容易進展到下一個階段。

筷子

這個階段的孩子還無法靈活使用筷子，當孩子想用筷子時再給孩子就可以了。在握住筷子的狀態下，孩子會想要閉合大拇指側與小拇指側的指頭，對於手指的發展而言，這是一個很有效的動作。雖然已經可以用筷子做出一點點挾或舀的動作，不過還尚未成熟，並不能真正使用筷子。

準備工具

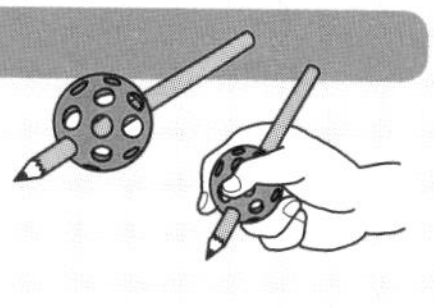

上面有許多孔洞的塑膠球

將鉛筆刺進上面有許多孔洞的塑膠球中（彷彿將鉛筆插進一個球裡的狀態），再將整個塑膠球放在握住鉛筆的位置。在書寫時握住球體部分，就能使手部的握力減少。

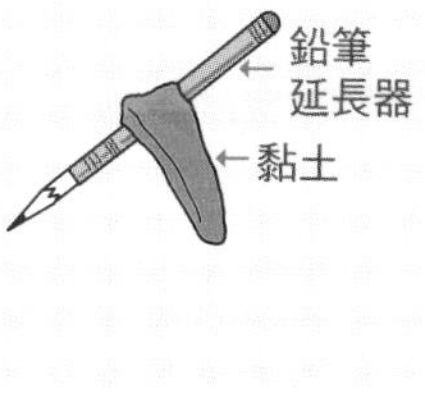

受熱就會變軟的黏土與鉛筆延長器

刻意利用放進熱水就會變軟、放進冰箱就會變硬的黏土特性，在練習握筆時使用黏土輔助。將黏土黏在較長的鉛筆延長器上，讓黏土與鉛筆延長器呈現T字型，就能開始進行握筆寫字的練習。使用黏土就可以依照孩子的手部大小，隨意調整成適合的大小與形狀。若是孩子正在接受兒童職能治療，也可以請職能治療師幫忙製作。

第 3 階段　側面抓握的練習方法

雖然這個階段的孩子已經發展出小指側固定的力量，不過卻還不能靈活地運用大拇指，在此時必須讓孩子在大拇指與食指之間形成掌蹼空間，並且確認孩子在握筆時食指與中指的關節是否有順利產生動作。若孩子的食指與中指關節有產生動作，就可以開始練習大拇指施力，漸漸進展到第五階段；孩子的食指與中指關節若尚未產生動作，則必須先進展到下一頁的第四階段。

鉛筆

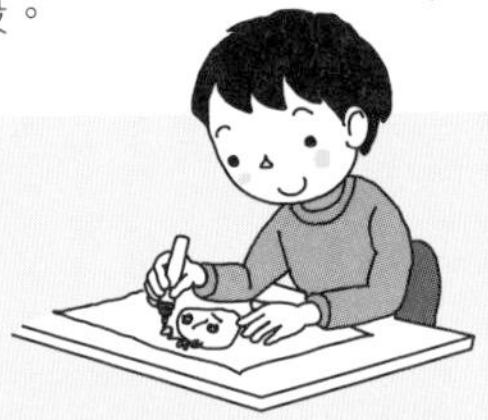

步驟 1　突然要讓大拇指與食指之間產生掌蹼空間並不容易，因此可以先讓孩子試著拿整個筆管都很粗的麥克筆來畫畫。

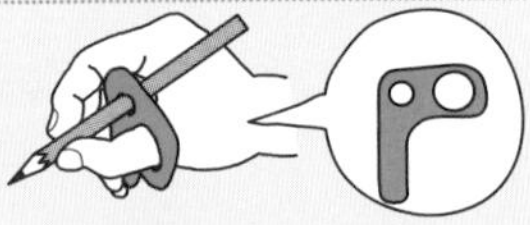

步驟 2　這個階段若能使用Q抓握器，對於多數孩子而言都很有效。使用了抓握器就能使靠近大拇指指甲的指節比較容易彎曲，並且讓大拇指處於與其他指頭對立的位置，營造出掌蹼空間。

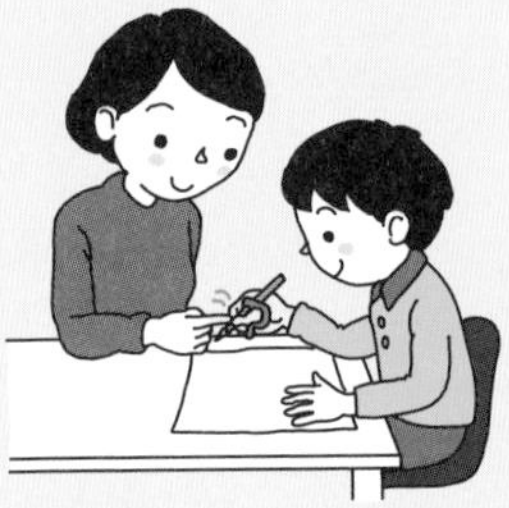

步驟 3　利用Q抓握器幫助固定大拇指與食指之間的掌蹼空間。這麼一來便能固定住掌蹼空間，讓整體抓握方式更接近第四階段的靜態三指握法。

步驟 4　當孩子握筆畫畫時，輔助者要確實摩擦觸碰孩子的大拇指前端。當孩子的指尖受到觸碰時，會讓孩子意識到指尖部位，更容易以大拇指前端握住鉛筆。若是食指前端無法支撐鉛筆，也可以以同樣的方式觸碰孩子的食指前端，給予孩子刺激。

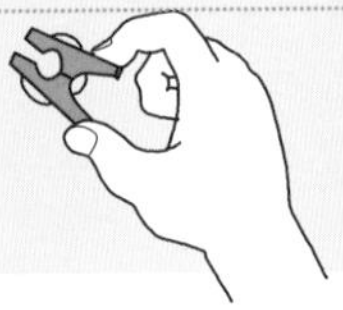

步驟 5　讓大拇指多多練習捏曬衣夾（參考P42），就能培養大拇指對立方向的動作靈活度與支撐力。若練習方式不恰當的話，就無法產生效果，一定要好好練習才行。

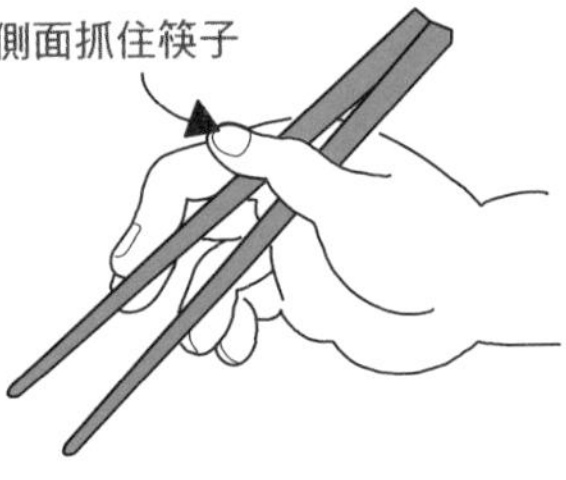

湯匙&叉子　當孩子在舀取食物時，已經可以收緊腋下、讓前腕產生迴轉動作。這個時期食物潑灑出來的情形會大幅減少，但還是偶爾會有。已經不需要使用輔助工具。

筷子　這個時期孩子還無法真正拿好筷子，不過已經可以讓孩子隨意使用孩童專用的筷子與免洗筷了。偶爾會以開闔的方式挾取食物、或拖或刺都有可能。

第 4 階段　靜態三指握法的練習方法

在這個階段中，鉛筆是靠大拇指與食指指腹、中指靠近大拇指方向的前方側面的這3根指頭，以及大拇指與食指之間的掌蹼空間所支撐。由於並非以大拇指與食指捏住鉛筆，而是彷彿伸長了上述3根手指支撐住鉛筆，在畫畫時手指關節並不會有所動作。倘若孩子是將鉛筆主要放在中指上，利用無名指靠近中指的側面來支撐，也就是所謂的四指握法狀態下，也會照著下述的步驟發展抓握能力，而此時鉛筆筆桿則會放在掌蹼空間。隨著孩子的手越來越大，支撐的力量就會從食指指尖轉移到第三指節附近。在這個階段，請讓孩子練習將一般的曬衣夾夾上去再拿下來（參考P42），直到孩子能輕鬆辦到為止。

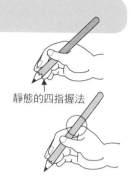

靜態的四指握法

鉛筆

步驟1 只要使用Q筆環，就能讓手部姿勢獲得固定、指尖不易晃動。當孩子以食指與中指捲入鉛筆固定時，筆環就能確實接觸到大拇指、食指指腹與中指指甲側面，並給予適當的刺激，這麼一來會很有幫助。此外，也可以確認孩子是否有以大拇指與中指支撐鉛筆。

步驟2 請確認孩子靠近大拇指指甲的指節處是否彎曲、大拇指與食指之間是否有形成掌蹼空間，孩子是否有以大拇指指腹與中指靠近大拇指的側面、大拇指與食指之間的掌蹼空間這3點支撐並固定鉛筆（參考P31）。若是孩子還不能好好拿住鉛筆，就必須確實觸碰手部會接觸到尖筆的部位給予刺激。就算沒有使用Q筆環，只要孩子可以做到靜態三指握法，輔助者就可以從旁壓住孩子的手腕，幫助孩子試著畫出小小的圓形或漩渦，讓孩子的指尖產生動作。另外，也可以在紙張下方墊著圖案讓孩子照著描，也是不錯的方法。若是孩子的手指不會隨便亂動的話，就不用壓住手腕了。

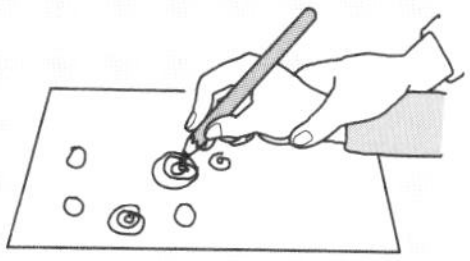

步驟3 在這個階段，當孩子要畫一條長長的直線時，畫到靠近自己身體時，肩膀與手肘很可能無法靈活動作，只能強迫手腕彎曲。此時，可以幫助孩子支撐手肘，移動肩膀與手肘，不要只強行彎曲手腕部位。也可以在桌上墊一條毛巾，讓手肘更容易滑動。

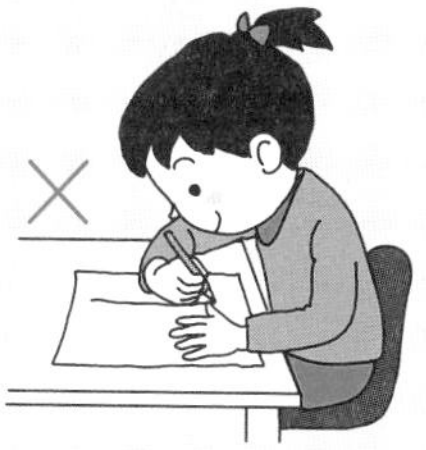

湯匙&叉子

到了這個階段，孩子已經可以用3根手指拿住湯匙與叉子了，只是手指還不會動，只會用手腕、肩膀與手肘的力量來動作。開始學會調整舀取的分量，一次舀取少量的食物，因此比較不會潑灑出來、弄得到處都是。若是此時孩子用餐時還是很容易潑灑出食物的話，請對照「飲食動作」（參考P56）從旁協助孩子。這個時期的孩子使用湯匙與叉子時，已經不需要輔助器具了。

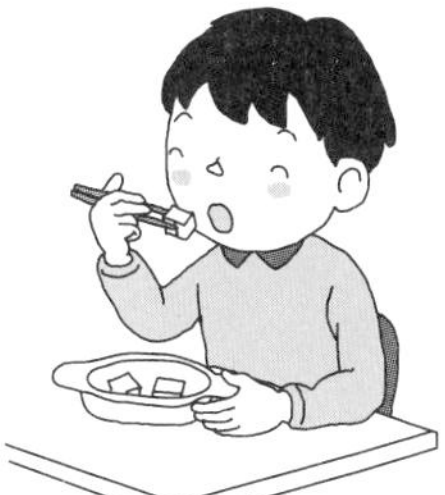

筷子

現在終於可以開始練習正確的筷子拿法。在這個階段之前的拿法若有打下基礎，就能確實做到靜態三指握法，可以順利連接到正確使用筷子。雖然此時的孩子已經可以稍微掌控筷子的開闔，不過還尚未熟練，並不能靈活使用筷子。但是，也必須考量到孩子想要學會使用筷子的心情，不妨讓孩子在用餐時併用湯匙、叉子與筷子，也可以將鬆餅或麵包切成方形，讓孩子練習以筷子挾著吃，也是不錯的方法。

第 5 階段 動態三指握法的練習方法

這個階段的動作與靜態三指握法非常相似，只不過孩子已經可以在不挪動肩膀與手肘的狀態下，只操作指尖控制鉛筆，寫出較小的文字或畫出較小的形狀了。由於此時孩子能確實固定無名指與小指，只靠大拇指到中指操作鉛筆，手指達到了分工合作的狀態。此外，像是操作湯匙等器具時，也能做到較細微的動作，妥善控制湯匙、只舀取少量的食物。到了這個階段，所有的練習都堪稱已經告一段落了。

鉛筆

這個階段當孩子使用鉛筆時，會以伸長或彎曲的方式控制大拇指到中指的動作，並稍微彎曲無名指與小指來固定鉛筆。當孩子在畫小小的圓形時，最容易確認孩子的動作是否正確。即使是在畫較大的圓形時，也可以靈活運用肩膀、手肘與手腕產生動作。

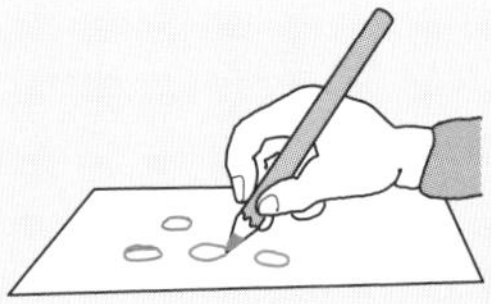

湯匙&叉子

以湯匙少量舀取食物的動作，到了這個階段已經可以做得很好。萬一孩子還是經常將食物潑灑出來，請確認「飲食動作」（參考P56），從旁協助孩子。

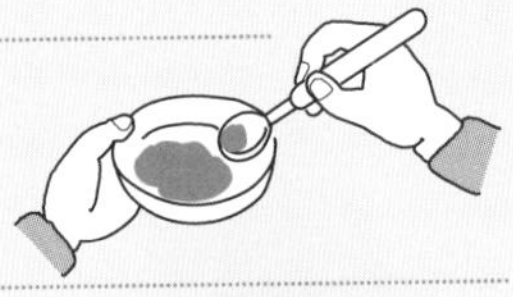

筷子

此時孩子已經可以靈活運用筷子，使用筷子的程度達到實用階段。不僅可以交叉使用筷子，也可以利用大拇指來開闔筷子。要是孩子無法靈活使用筷子，請見「操作筷子的練習法」（參考P47），來確認孩子的動作是否正確。

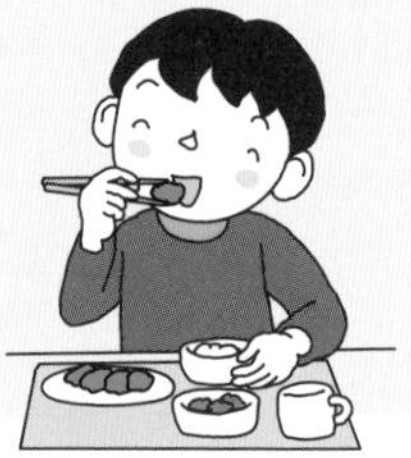

關於孩子交叉使用筷子

由於孩子的手掌較小，大拇指與食指之間的掌蹼空間也相對較小。因此，比較容易拉近上下兩支筷子，使筷子交叉。在孩子發展抓握的階段，請把筷子想成是必須交叉使用的工具。當孩子的手越來越大，操控筷子的能力也有所提升時，就會漸漸不再交叉了。

交叉的部位先是筷子的正中央，接著會移往另一邊的前端。假設孩子是以右手拿筷子，上方筷子會呈現架在下方筷子的狀態，熟練之後才會慢慢改掉。反之，若是呈現下方筷子架在上方筷子的狀態，則必須多加留意。這個階段的孩子經常會將筷子直立起來或是以大拇指開闔筷子，遇到這種情況，必須讓孩子有意識地橫放筷子，或是將大拇指伸長、利用中指來開闔筷子。可參照「操作筷子的練習法」（參考P47），讓孩子多多練習。

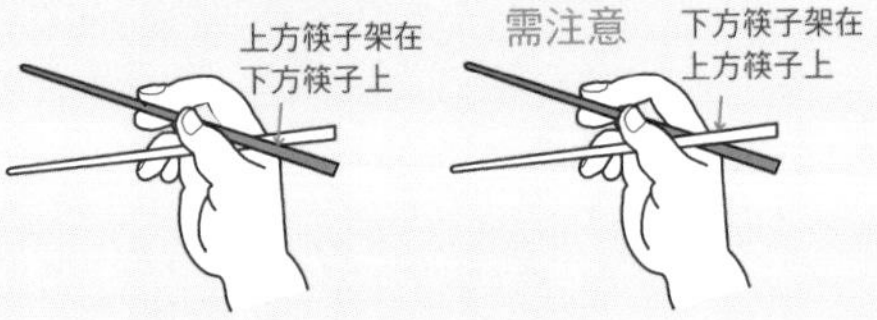

專欄 3 照護的注意事項

照護的基本關鍵在於讓孩子感受到「自己可以做得到」

要幫助孩子學會日常生活動作，最重要的就是讓孩子本人感受到「自己可以做得到」，能從中獲得成就感。「自己做得到」的感覺會化作自信心，讓孩子想要更努力練習。因此，當孩子有任何做不好的動作時，基本上都要採取在孩子背後輔助的方式，一方面幫助孩子獲得正確的經驗，一方面也能讓孩子相信這是靠自己做到的，更能產生自信與衝勁。

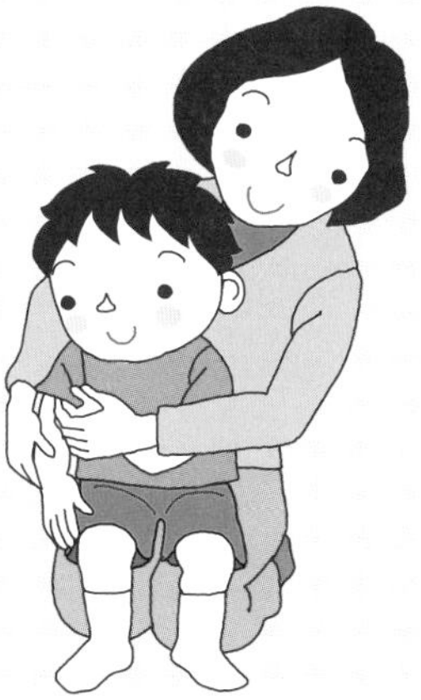

時間不夠時可切割動作

若是時間不夠將所有的動作一氣呵成做完，不妨把動作切割成好幾個部分，再協助孩子完成。舉例來說，「今天只要脫掉上衣就好」，決定好孩子要做到的事項再請孩子配合。

以脫掉上衣為例，從旁提供幫助的輔助者必須待在孩子身後幫忙。若孩子是右撇子，就引導孩子用左手抓住右邊袖子，同時，輔助者要在上方扶住孩子的左手，讓孩子的手持續抓住袖子。輔助者從旁引導孩子以左手拉開袖子，再從後方以右手幫助孩子將右手肘脫掉上衣。當右手腕脫掉袖子後，接著再讓孩子用右手抓住左邊袖子，輔助者一樣要從上方扶住孩子的右手，引導孩子將左手腕脫掉上衣。當兩隻手都脫掉衣服後，再指導孩子用雙手抓住上衣，往上拉讓上衣離開頭部。

當輔助者已經習慣所有步驟後，也可以從前方引導孩子，不過一開始還是要從後方輔助，指導起來會比較容易。像這樣跟孩子一起動作、一一引導孩子，孩子也能比較容易學會這一連串的動作。

不要事事都幫孩子做

當孩子在進行飲食或更衣動作遇到困難或不太會使用各種工具時，父母與輔助者常會直接幫孩子做好。尤其是當時間不夠的時候，直接幫孩子做會比較快。可是，孩子不會的動作若是直接幫他做好，不僅讓孩子喪失了練習的機會，也會演變成必須一直幫忙下去才行，最後導致照護的工作量越來越多，並不是一件好事。

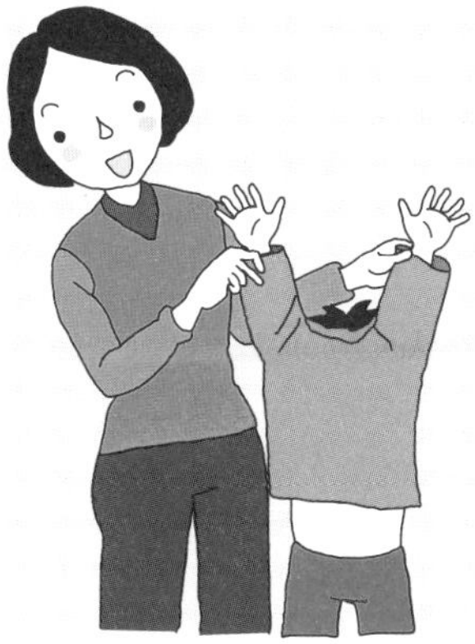

抓握鉛筆的評斷方式

準備

- 符合孩子身材的桌子及椅子（參考 P48）
- 紙張（A4 大小）
- 一般的鉛筆（B 或 2B 的六角形鉛筆）

讓孩子坐在椅子上，輔助者坐在孩子的正對面。在孩子的正面垂直放上一張白紙，讓白紙下方距離桌緣3公分。將一支鉛筆放在白紙正中央，筆尖朝向孩子。

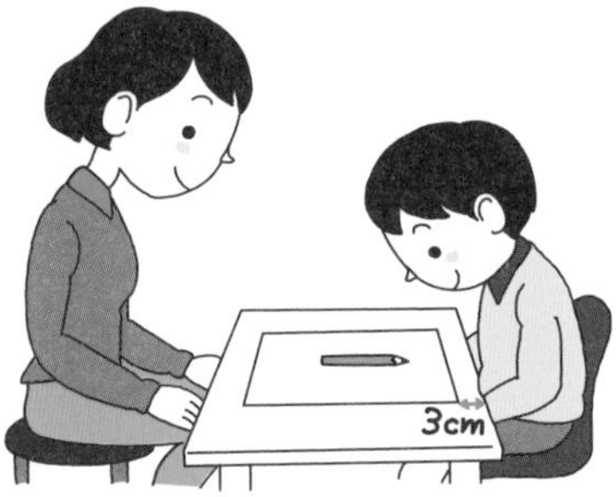

接著，對孩子說：「請畫出人的畫像」，讓孩子隨意畫畫。由於只是要確認孩子如何抓握鉛筆、以什麼樣的動作操作鉛筆畫畫，因此不管孩子畫出什麼都無所謂。也可以請孩子畫出較大的圓形（直徑10公分左右）與較小的圓形（直徑1公分左右）。

拿法

❶ 孩子是用哪一隻手拿筆呢？

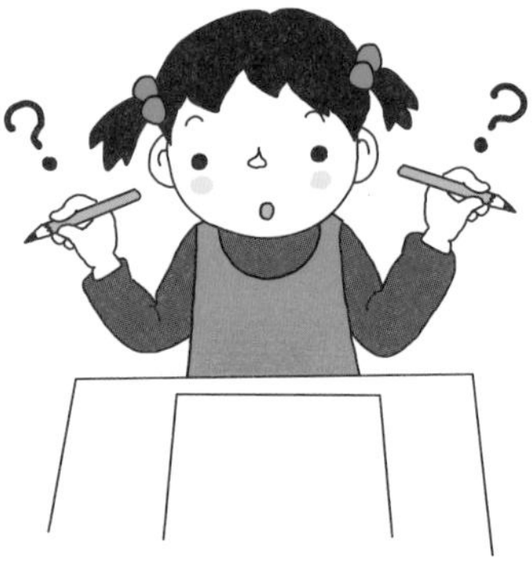

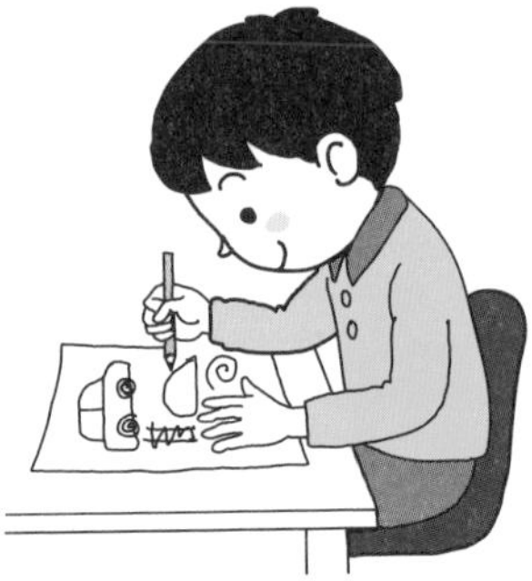

❷ 畫到一半會換另一隻手拿筆嗎？

操作方式

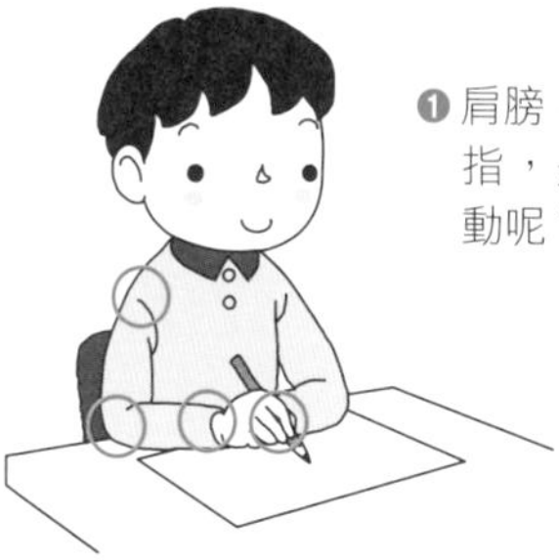

❶肩膀・手肘・手腕・手指，是哪一個部位在動呢？

❷當孩子在畫較小的圓形時，手指（大拇指、食指、中指）有產生動作嗎？

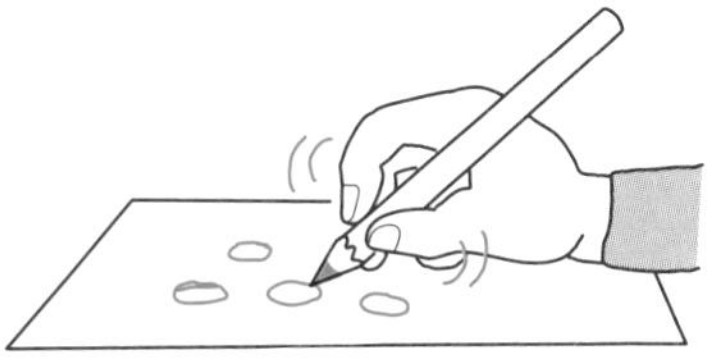

另一隻手的動作等

❶沒有抓握鉛筆的那隻手，是否有好好壓住紙張呢？

❷手臂是否張開？

❸坐姿是否優良？

❹眼睛是否太靠近紙張呢？

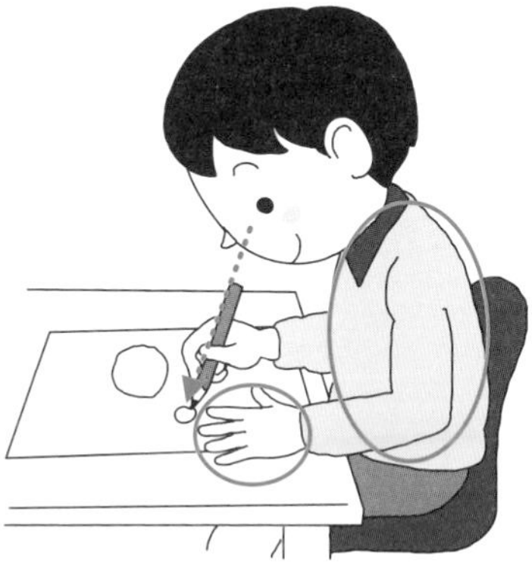

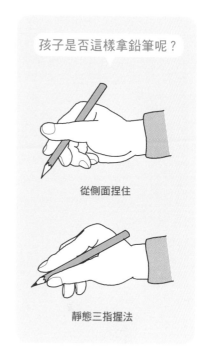

❸握筆方式如何？孩子是用哪一隻手指支撐鉛筆呢？

孩子是否這樣拿鉛筆呢？

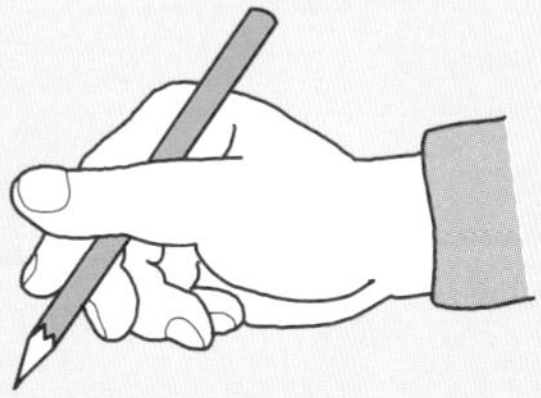

從側面捏住

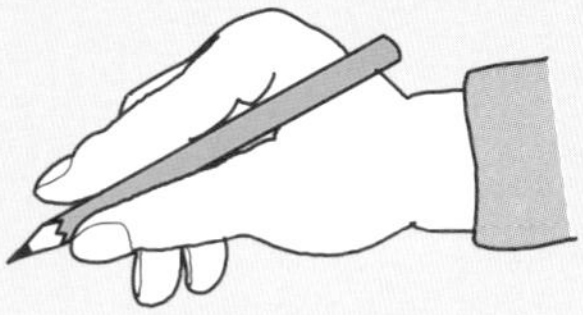

靜態三指握法

❹大拇指與食指之間是否有出現空間？

❺大拇指從指尖數來的第一指節有彎曲嗎？

❻鉛筆筆桿是否放置在大拇指與食指之間的掌蹼空間？

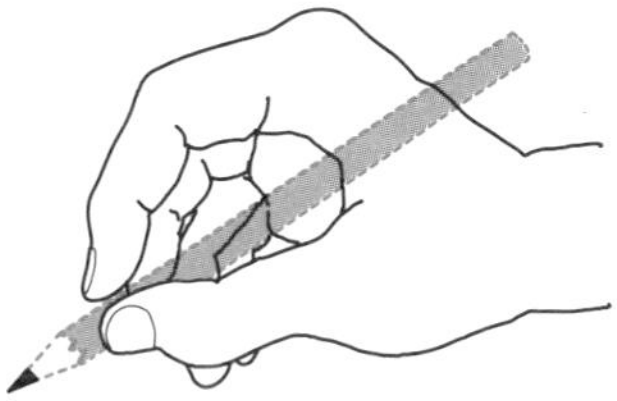

手指對向運動

首先，與孩子面對面坐著。若孩子是右撇子的話，輔助者要將左手輕輕攤開，左手掌往孩子的方向伸出。整個動作都要在孩子睜開眼睛的狀態下進行。當兩人的動作越來越順暢後，即使眼睛閉起來也能順利進行。

確認

●以指尖碰觸指尖，盡量讓兩人的手掌呈現一個漂亮的圓形。若覺得有點困難的話，圓形不太漂亮也沒關係。

順序　※以右撇子孩子為例

❶ 輔助者以左手大拇指與食指比出「圓形」，直接示範給孩子看，請孩子模仿這個動作。若是孩子做不到的話，可以實際觸摸孩子的大拇指與食指指腹，讓孩子意識到這兩根手指。要是還是做不到，就直接挪動孩子的指頭，做出一個同樣的圓形。

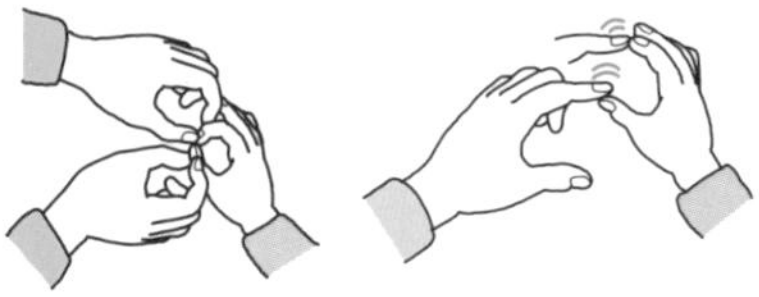

❷ 輔助者將食指伸直，打開手掌比出「布」的形狀，接著也讓孩子模仿一樣的動作比出「布」。

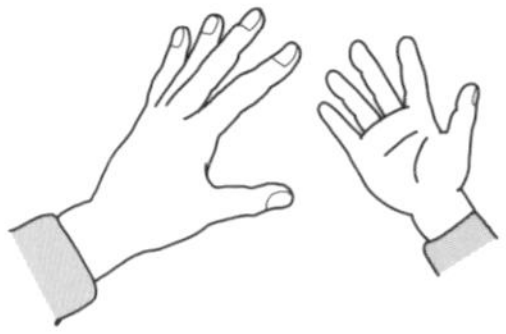

❸ 接著，用大拇指與中指比出跟步驟❶同樣的「圓形」，讓孩子照著模仿。若是孩子做不到的話，就以與步驟❶同樣的方式幫助孩子比出圓形。

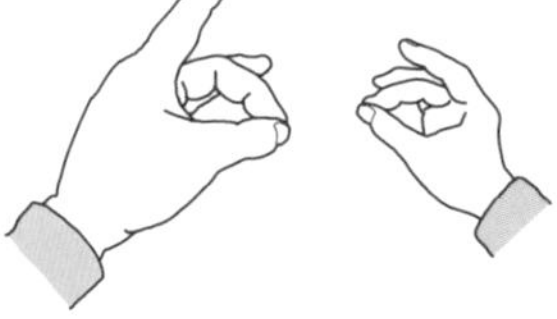

❹ 接下來以同樣的步驟使大拇指與無名指、大拇指與小指比出「圓形」。用手指比出圓形後，一定要將所有指頭伸直，打開手掌比出「布」的形狀。

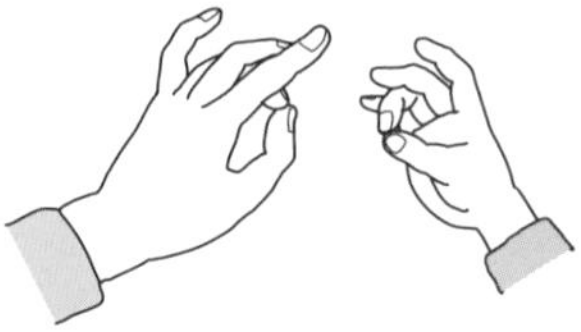

❺ 最後，輔助者不要再比出「布」的形狀，用各指頭連續比出圓形，並讓孩子照著模仿。當輔助者在以大拇指與食指比出「圓形」時要說「1」，換其他手指時也要依序說出「1・2・3・4」，跟孩子一起一邊數著順序一邊進行這個動作。

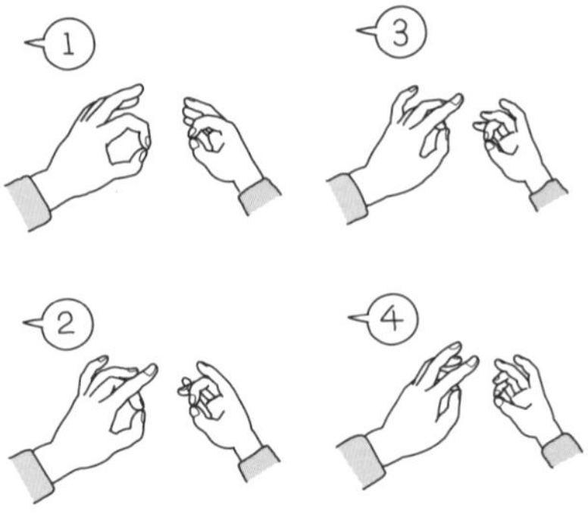

比出 1～5 的手指形狀

輔助者與孩子面對面坐在椅子上，若孩子是右撇子，輔助者就必須使用左手，握拳比出「石頭」的形狀，以手掌那側朝向孩子。此時大拇指必須放在手掌外側，靠在中指上方，並告訴孩子：「現在要開始動動手指了，要跟著我一起做喔！」輔助者有規律地從食指開始依序比出1．2．3．4．5的形狀，接著再請孩子試著模仿、做出同樣的動作。

這些動作都要在張開眼睛的狀態下進行，當孩子可以流暢地比出來之後，再請孩子閉起眼睛，練習流暢地做出同樣的動作。

確認

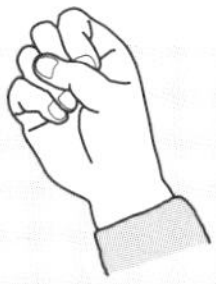

- 握拳時，大拇指是否壓在中指與無名指上方？
- 比出「1」的形狀時，大拇指是否壓在中指上；比出「2」的形狀時，大拇指是否壓在無名指上：比出「3」的形狀時，大拇指是否壓在小指上？
- 該伸出來的指頭，有沒有確實伸直？
- 關節的動作是否僵硬？
- 皮膚有沒有皺起來呢？
- 左右手的表現是否有差異？

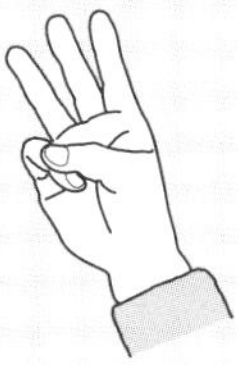

順序　※以右撇子孩子為例

❶ 輔助者伸出左手的食指，將大拇指壓在中指上方，比出「1」的形狀，並讓孩子照著模仿此動作。

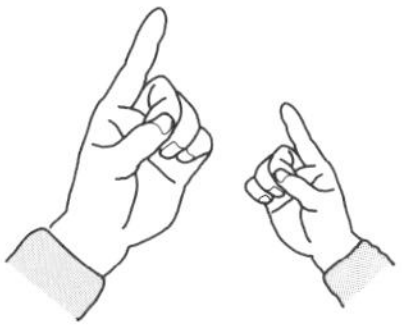

❷ 當孩子沒辦法伸出食指時，必須先摩擦孩子的食指指腹給予刺激，讓孩子意識到這根手指。若還是做不到的話，則可以直接挪動孩子的指頭，伸出食指。

❸ 若是孩子的大拇指沒有擺在中指上方，而是放在食指或中指從指尖數來第三指節附近的話，就必須請孩子把大拇指放在中指上。若孩子做不到，則直接挪動孩子的指頭，將孩子的大拇指放在中指上。

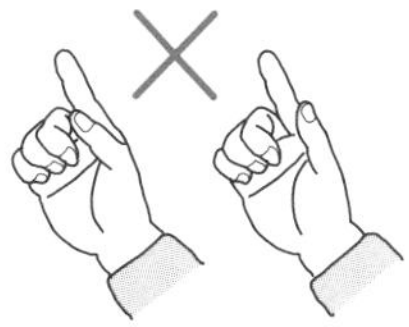

❹ 接著，輔助者伸出食指與中指，將大拇指放在無名指上，比出「2」的形狀，讓孩子照著模仿此動作。

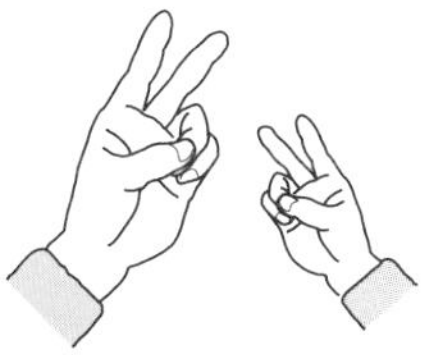

❺ 接下來，輔助者伸出食指、中指與無名指，將大拇指放在小指上，比出「3」的形狀，讓孩子照著模仿此動作。

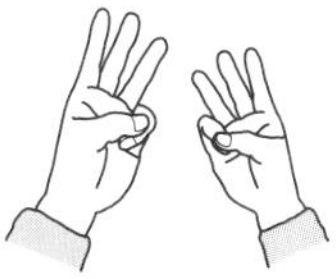

❻ 接下來，輔助者將食指到小指的指頭全部伸出來，只彎曲大拇指，比出「4」的形狀，讓孩子照著模仿此動作。

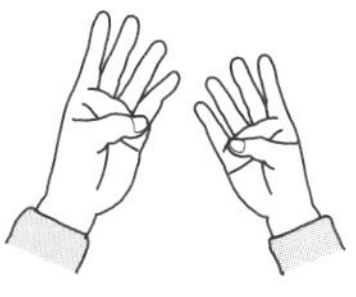

❼ 再來，輔助者伸出所有手指，比出「5」的形狀，讓孩子照著模仿此動作。

❽ 當孩子無法靈活照著做出動作時，可摩擦該伸出來的手指指腹給予刺激，或是直接幫孩子挪動手指比出形狀。

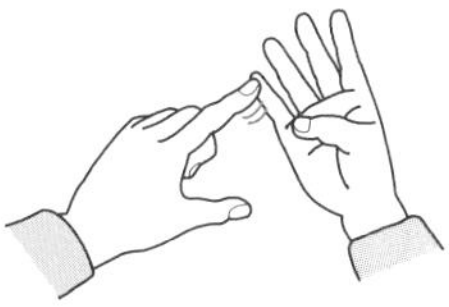

使用曬衣夾練習

使用曬衣夾練習抓握，對於抓握鉛筆與湯匙的發展，以及操作筷子是非常有效的方法。讓孩子坐在椅子上，利用大拇指與食指指腹練習依序夾上10個曬衣夾，再一個一個取下來。這麼做不僅可以強化手指的力量，還能培養出指尖的感覺。

只要孩子的身體狀況沒問題，每天都要練習夾上再取下10個曬衣夾，只要持續練習就可以看出成效，直到孩子可以做到靜態三指抓握前，都要持續練習這個動作。

準備

- 符合孩子身材的桌子與椅子
- 厚紙板
- 10 個曬衣夾

取下曬衣夾

在一張厚紙板夾上10個曬衣夾後，交給孩子。請孩子使用左手，以大拇指朝上的方式拿好厚紙板。

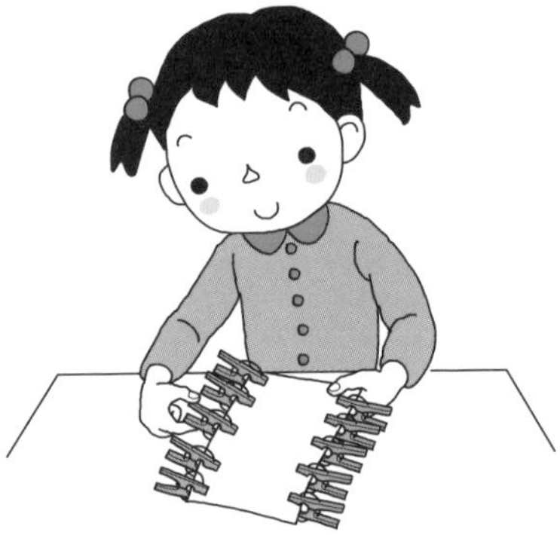

確認

- 拿取曬衣夾的那隻手，是否呈現類似手槍的形狀呢？
- 孩子是否使用大拇指與食指的第一指節指腹來拿取曬衣夾？
- 另一隻手有拿好厚紙板嗎？
- 拿厚紙板與取下曬衣夾時，大拇指是否維持朝上？

順序　※以右撇子孩子為例

❶ 伸出右手的大拇指與食指，彎曲其他手指，呈現出類似手槍的形狀。可由輔助者先示範給孩子看。

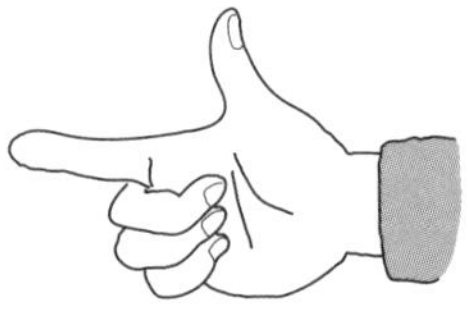

❷ 捏住曬衣夾時，使用右手大拇指與食指指腹打開曬衣夾後，再從厚紙板取下。有些孩子會將力道放在中指而非食指，必須多加留意。若是厚紙板被扯破，則請孩子暫時停下動作，將原本的曬衣夾替換成比較鬆的曬衣夾。

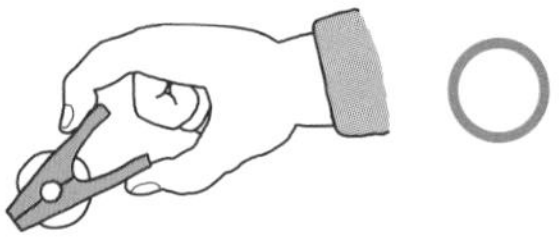

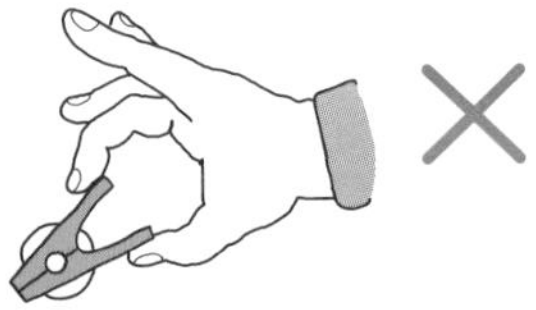

❸ 若是孩子無法比出類似手槍的形狀，輔助者可站在孩子身後，幫助孩子固定住右手，將中指到小指的指頭保持彎曲不張開。另外，也可以觸摸孩子的大拇指與食指指腹給予刺激，再將曬衣夾放在孩子的大拇指與食指指腹位置。當孩子把曬衣夾夾上厚紙板時，要以反手的方式，讓大拇指保持朝上。

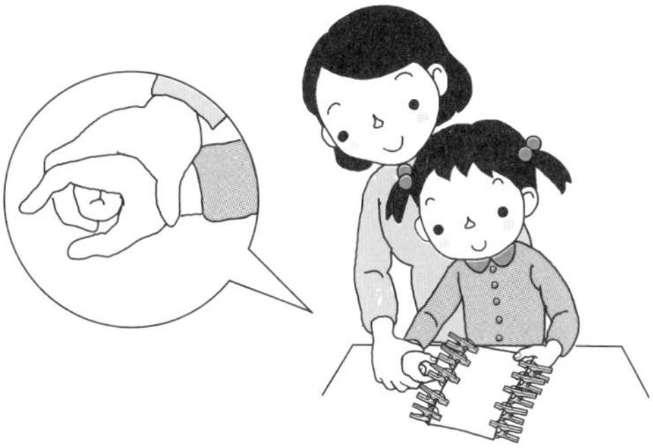

夾上曬衣夾

為了幫助孩子更順利抓住曬衣夾，若是右撇子的話，先面向左邊將曬衣夾一一放在孩子手上，就能幫助孩子集中精神在曬衣夾的練習上。比起取下曬衣夾，正確地夾上曬衣夾更重要。

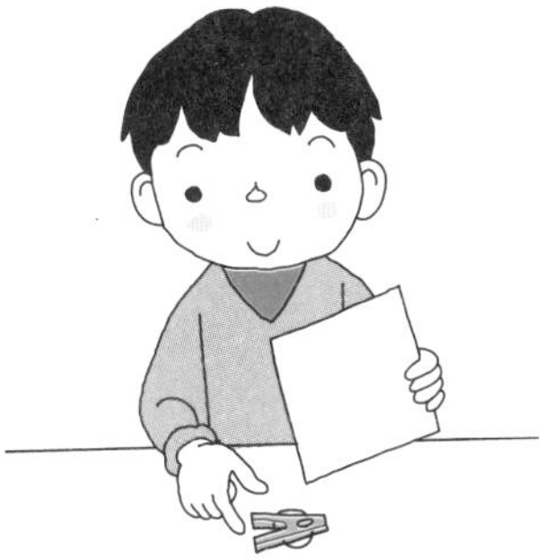

確認

跟取下曬衣夾的確認事項相同。

順序　※以右撇子孩子為例

❶ 跟取下曬衣夾時一樣，左手要以大拇指朝上的方式拿好厚紙板。再伸出右手大拇指與食指，彎曲其他手指，呈現出類似手槍的形狀。

❷ 使用大拇指與食指指腹，將曬衣夾夾上厚紙板。大拇指與食指以外的手指一定要彎曲起來。若孩子無法保持這個姿勢，輔助者可以以與取下曬衣夾同樣的方式，站在孩子身後協助進行此動作。

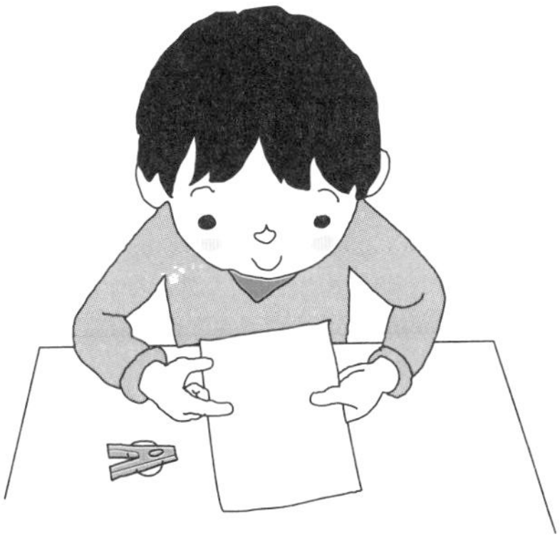

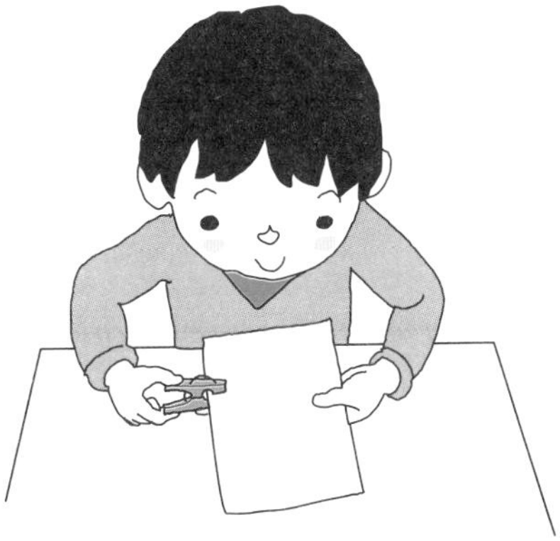

伸展皮膚、活動關節

在「1～5的手指形狀練習」中，若有手指感覺皮膚太過緊繃或僵硬的話，就可以進行這個練習。

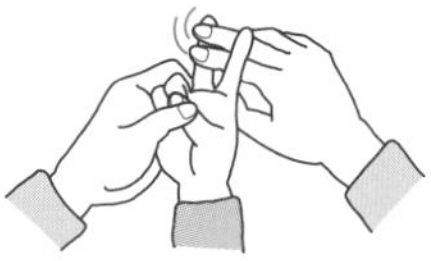

請孩子慢慢做出1～5的動作，在手指停下來的時候稍微施點力道在孩子的手指上，以孩子可以忍耐的強度維持10秒，1天建議進行3次左右。每天持續練習就能發揮成效。若是在沐浴後身體較溫暖時進行，會更有效果。

但是，若孩子原本屬於皮膚就比較緊繃或是關節比較僵硬的患者，則建議前往整形外科就診，或是接受職能治療師等專業人士的指導。

吊單槓

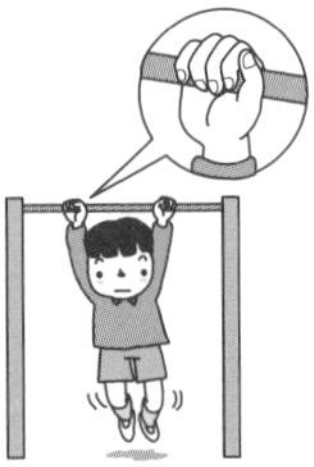

請以吊單槓10秒為目標，每天都練習1次吊單槓。以大拇指握住單槓（與其他手指呈現對立方向）。若是沒有單槓，輔助者可以雙手牢牢握住一支堅固的棒子，讓孩子吊在上面。若是體重較輕的孩子應該沒問題，但輔助者必須在不產生腰痛、合理的範圍內讓孩子練習。

給予指尖刺激

持握鉛筆時，是以大拇指、食指指腹與中指靠近大拇指的側面，以及大拇指與食指之間的掌蹼空間接觸鉛筆。當其他手指支撐在錯誤的位置或握住鉛筆時，必須確實觸碰上述的4個部位，給予適當的刺激，讓孩子意識到正確持握鉛筆的位置。

舉例來說，在側面抓握的發展階段中，必須確實刺激大拇指指尖。當孩子以食指或中指握住鉛筆時，則必須在食指指尖與中指靠近大拇指的側面等應該要接觸到鉛筆的部位給予刺激，這麼一來，就能促使孩子進展到靜態三指握法的發展階段。

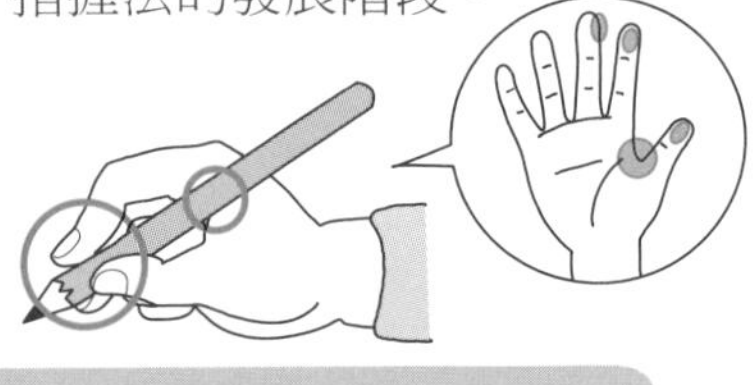

手指碰手指

輔助者與孩子隔著桌子面對面坐下。請孩子伸出雙手，在打開手掌的狀態下，將手掌朝下放在桌上。輔助者先「輕輕」觸碰一下孩子慣用手的中指，就立刻離開；觸碰的區域則必須在從指尖算起的第二指節。接著，再讓孩子以另一隻手指出剛剛被觸碰的手指。

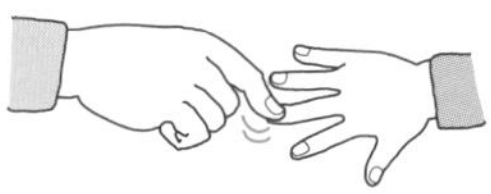

當孩子了解過程後，則可利用厚紙板等物品遮住孩子的眼睛，隨機觸碰孩子的每一根手指，再請孩子指出被觸碰到的手指是哪一指。以玩遊戲的方式，讓孩子逐漸熟練，直到每一次都能正確指出被觸碰的手指。若是「輕輕」觸碰的程度無法讓孩子感受到的話，則可以稍微用力一點，或是摩擦手指給予刺激。等到孩子能正確指出之後，就可以漸漸減少刺激。非慣用手也要進行同樣的練習。

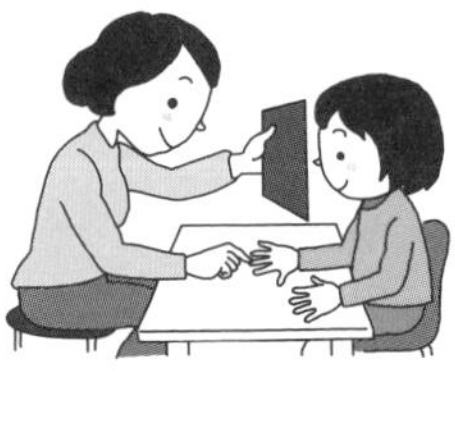

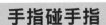

在正確位置抓握鉛筆的練習方式

大部分的孩子剛開始都會拿在鉛筆筆桿正中央的位置，慢慢才會移動到前端。要是手掌容易冒汗的話，可以準備一條毛巾，感覺冒汗時就隨時擦一下。

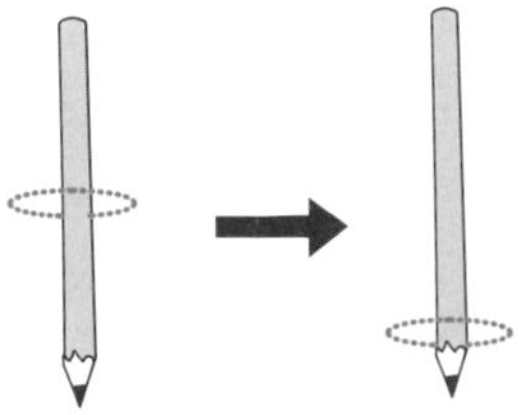

確認

- 當孩子抓握鉛筆時，手指容易冒汗嗎？
- 當孩子自然抓握鉛筆時，是握在哪一個位置呢？

順序　※以右撇子孩子為例

❶ 當孩子握在鉛筆筆桿正中央的位置時，請引導孩子將指尖放在鉛筆外皮被削開的位置上。

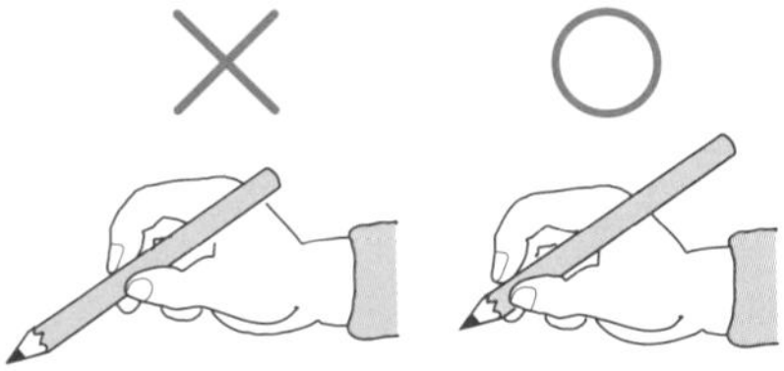

❷ 一開始輔助者可以引導孩子握在❶的部位。

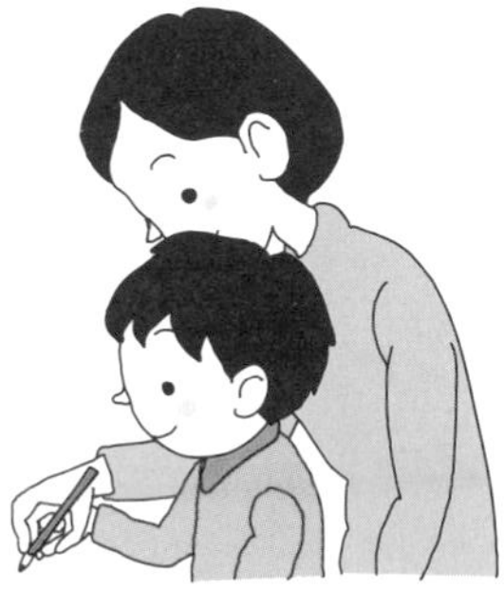

❸ 若是孩子在寫字的過程中，指尖越來越靠近筆尖的話，必須請孩子調整回原本的位置。

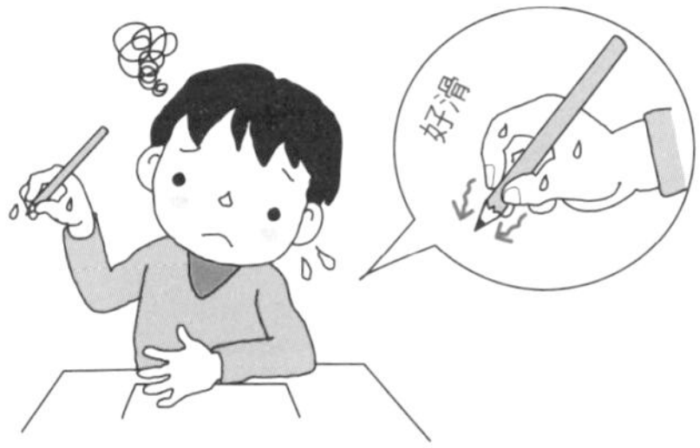

❹ 若是孩子的手指很容易就滑到筆尖，可以在正確的位置綁上橡皮筋，讓手指不再繼續滑下去。

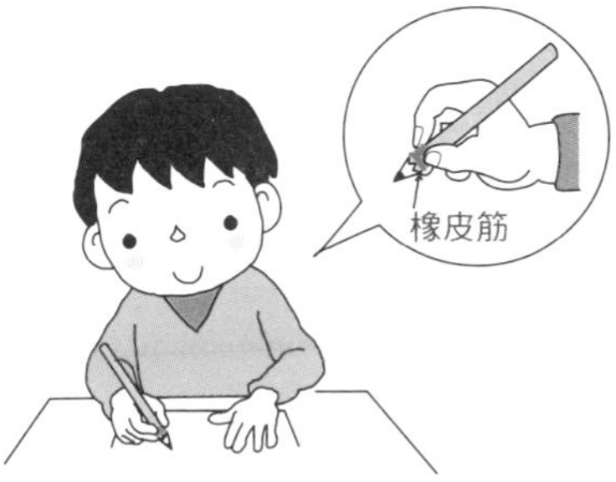

正確拿筷子的練習方式

準備

- 符合孩子身材的桌子與椅子（參考 P48）
- 孩童專用的免洗筷（若使用一般尺寸的免洗筷，請切割成 15 ～ 16 公分的長度）
- 每一邊都裁切成 1.5 公分左右的正方形海綿塊
- 容器

要開始練習拿筷子，必須等到孩子能以靜態三指握法來握鉛筆後才能進行。在這之前，要是孩子很想拿筷子的話，讓孩子隨意拿筷子會對於之後學會使用筷子有很大的幫助。由於學習筷會讓孩子學習到錯誤的固定與操作筷子方式，之後要非常努力才能改正，請避免讓孩子使用學習筷。

使用筷子的動作中含有許多細微的動作，在此將以「挾」為主進行解說。

在練習時，建議使用兒童專用的筷子或免洗筷。由於免洗筷不易滑動，側面又呈現四角形，最適合讓孩子在練習時使用。至於抓握方式，要以拿鉛筆的方式拿上方（裡面）的筷子，並將中指放在筷子與筷子之間，再以大拇指根部與無名指指甲旁邊支撐下方（外面）的筷子。

此時與拿鉛筆的方式不同，大拇指會以伸直的狀態支撐筷子。剛開始先讓孩子將筷子對齊，讓筷子從手背超出2公分左右。雖然就算拿的位置不太準確也沒關係，但若是筷子不齊的程度多於2公分的話，就引導孩子直立地將筷子前端輕輕靠在桌面上對齊；或是橫放筷子，讓讓兩支筷子的前端都接觸到桌子（容器）使其對齊。

確認

- 孩子是否能以靜態三指握法抓握鉛筆？
- 使用湯匙或叉子用餐時，不會囫圇吞棗嗎？
- 拿著筷子時可以讓筷子橫放嗎？

順序　※以右撇子孩子為例

❶ 幫助孩子挾起海綿，挾起來之後放進容器裡，再放開筷子。

❷ 等到孩子熟練之後，就讓孩子自行練習用筷子挾海綿。要讓筷子前端挾起物品時，為了讓孩子意識到不要以中指而是要用食指壓住上方的筷子，必須輕碰孩子的食指與中指指腹給予刺激。要是太過用力的話，就連無名指也會彎曲起來用力握住筷子，反而會使得筷子前端難以閉合。此時必須引導孩子伸直手指，輕輕挾起物品即可。

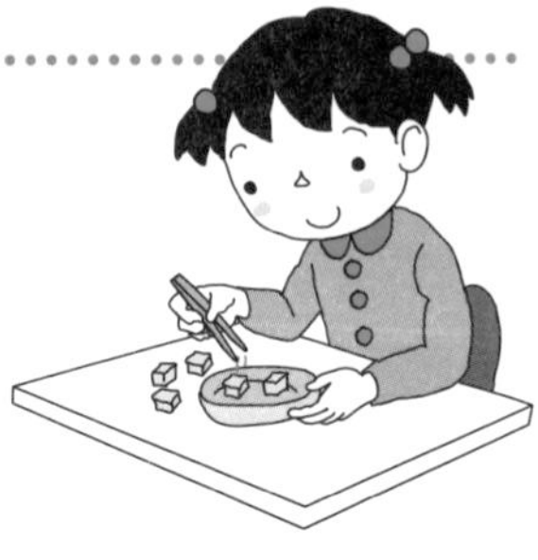

操作筷子的練習法

準備

- 符合孩子身材的桌子與椅子（參考 P48）
- 孩童專用的免洗筷（若使用一般尺寸的免洗筷，請切割成 15 ～ 16 公分的長度）
- 每一邊都裁切成 1.5 公分左右的正方形海綿塊
- 容器

基本上，要等到能夠以動態三指握法抓握鉛筆之後，才能隨心所欲操作筷子。利用大拇指與無名指固定外側的筷子後，再用大拇指、食指與中指一邊固定一邊操作內側的筷子，才能使筷子產生動作，屬於非常複雜的機制。因此，必須先讓孩子的手指能力充分發展，才能順利操作筷子。

確認

- 當孩子拿筷子的方式與操作方式又變得很奇怪時，請再回到前一頁重新練習。
- 孩子是否能一個人練習固定下方筷子，只移動上方筷子？

順序　※以右撇子孩子為例

❶ 用左手支撐下方筷子，告訴孩子下方的筷子被撐住之後是不會移動的。

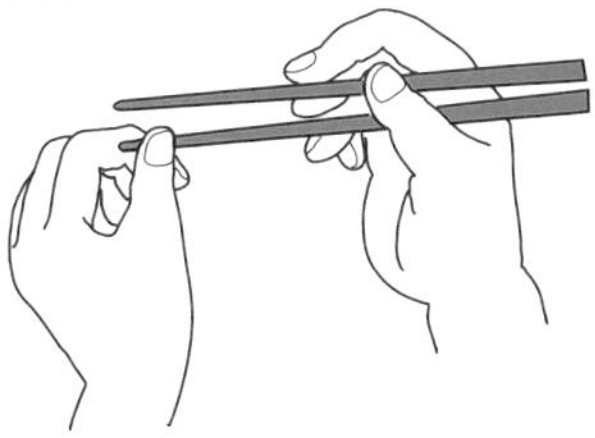

❷ 以大拇指、食指與中指操作上方的筷子，只讓上方筷子上下（前後）移動。

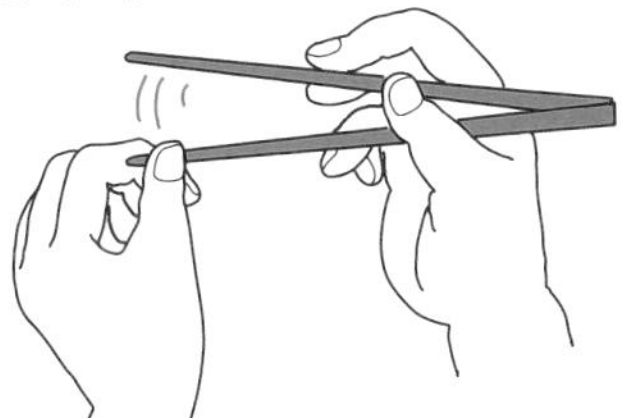

❸ 當孩子無法流暢移動筷子時，輔助者可直接動筷子指導孩子。若是下方筷子很難固定的話，輔助者可以一邊固定下方筷子、一邊移動上方筷子，指導孩子筷子的正確操作方式。

❹ 當孩子學會步驟❶、❷後，在桌上擺好海綿與容器。

❺ 請孩子拿著筷子挾起海綿，放進容器裡再放開筷子。

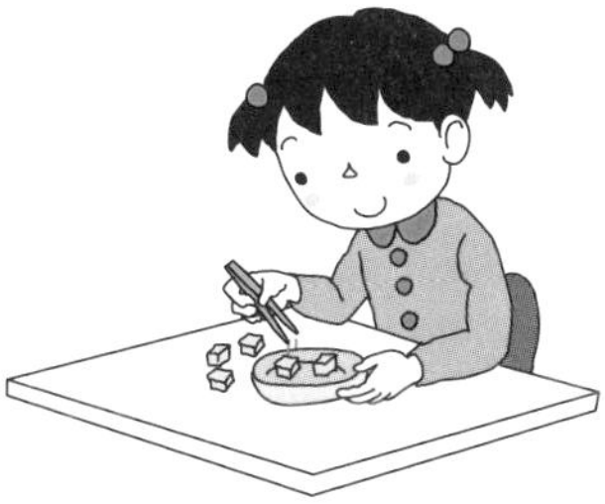

❻ 當孩子的握法都沒有問題後，輔助者可以再重新擺好一塊塊海綿，讓孩子反覆練習。

矯正姿勢的方法

準備

- 兒童專用的桌子與椅子
- 剪刀
- 紙張
- 孩子用兩隻手可以拿住的大球

由於坐下來時必須彎曲腹股溝與膝蓋、伸直上半身，同時混合了彎曲與伸展的動作，可說是一種很困難的姿勢。首先，必須準備好高度適合孩子的桌椅。

使用餐具或書寫文字時，最重要的就是協調的雙手動作。但是，若坐姿不佳時，就必須使用手腕支撐身體，使得雙手無法自由動作。因此，這裡將解說何謂正確的坐姿、以及矯正坐姿的方法。

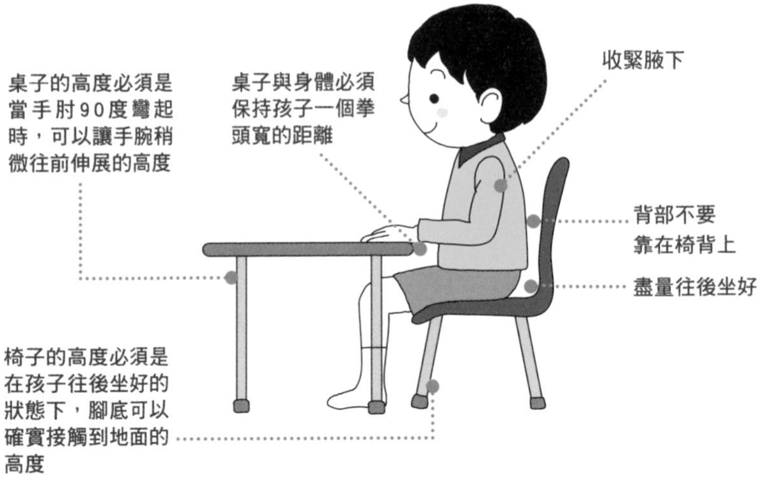
桌子的高度必須是當手肘90度彎起時，可以讓手腕稍微往前伸展的高度
桌子與身體必須保持孩子一個拳頭寬的距離
收緊腋下
背部不要靠在椅背上
盡量往後坐好
椅子的高度必須是在孩子往後坐好的狀態下，腳底可以確實接觸到地面的高度

注意事項

若孩子有視力不佳、視野過窄等問題，也會使得坐姿不佳。當孩子出現眼睛太靠近注視物品或是頭朝前傾的狀況，建議帶孩子前往眼科就醫。

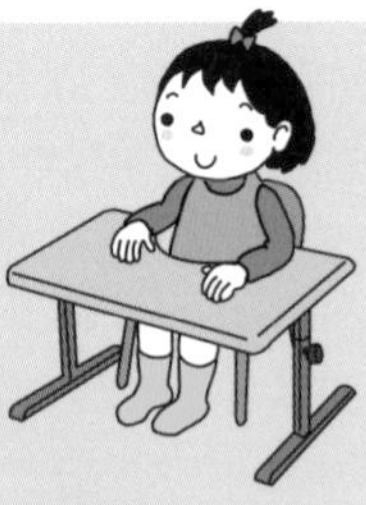

有些孩子某些身體部位麻痺，坐下時的姿勢會變得越來越駝背。這種情況下，可以準備容易立起骨盆的椅子或是整個桌面傾斜的桌子，會比較容易讓孩子維持良好的坐姿。

若孩子在坐下時身體容易往左右方向傾斜，建議準備一張桌面前方有弧形內凹設計的學習桌，能讓身體更容易與桌子融為一體，兩邊的手肘也能更輕鬆地靠在桌面，讓坐姿穩定下來。即使是身體沒有麻痺問題的孩子，也很適合使用這種桌子。

引導出正確姿勢的步驟

步驟 1

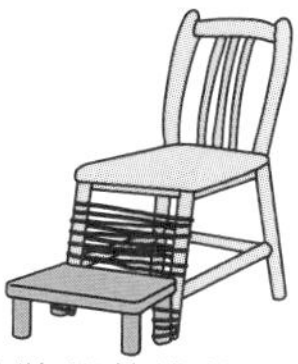

準備一張符合孩子身材的椅子。若是當孩子往後坐好時，腳底沒辦法接觸到地面的話，可以準備一張墊腳凳；若孩子會彎曲膝蓋將腳伸進椅子底下的話，則可以在椅子下方綁上繩子或放入紙箱等，讓孩子無法把腳伸進去；若是椅子表面比較滑的話，可以準備Q椅墊（參考P157）鋪在椅面上。

此外，也要提醒孩子，讓他意識到別把整個背靠在椅背上。輔助者應引導孩子挺直腰桿坐好，並直接告訴孩子什麼才是良好的坐姿。

步驟 2

在步驟❶的狀態下，與孩子玩傳接球的遊戲，這個遊戲的關鍵在於必須維持雙手舉在空中的狀態。另外，也可以捲起報紙做成球棒，用雙手握住球棒，以球棒拍起氣球、不讓氣球掉到地上。

在玩這些遊戲時，便能讓孩子以腳底支撐體重、在立起骨盆的狀態下伸展身體。要是孩子無論如何都還是會靠在椅背上，就換成沒有椅背的椅子吧！

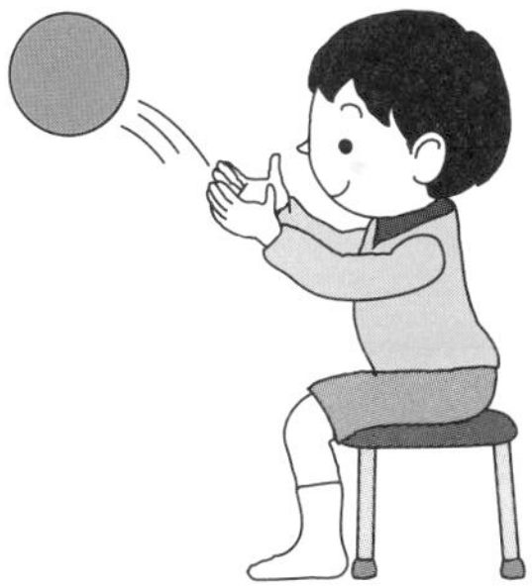

步驟 3

在這個步驟中不使用桌子，要讓孩子維持坐姿、進行一些動作較少的活動。舉例來說，利用慣用手拿剪刀、非慣用手拿紙張來剪紙，或是利用非慣用手拿著單手就能拿起來的存錢筒，以慣用手把錢放進存錢筒裡。同樣地，也可以玩穿線等遊戲。

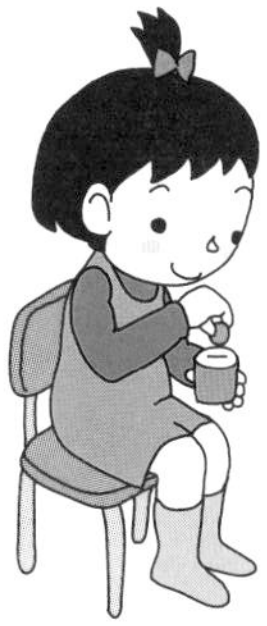

若是孩子對於維持姿勢感到疲憊的話，也可以稍微靠在椅背上休息一下。但是在進行活動時，一定要有意識地保持正確的姿勢。為了讓孩子能長時間維持優良姿勢，最重要的就是要設計孩子有興趣的活動。

步驟 4

這次要換成在桌子上進行活動。讓孩子的身體與桌子維持一個拳頭寬的距離，並維持良好坐姿、不彎腰駝背。在這個狀態下，讓孩子隨意畫畫等，此時雙手一定要放在桌上。當孩子坐姿變差時，則出聲提醒孩子注意，可稍微調整孩子的腰部與胸部，引導孩子維持正確坐姿。

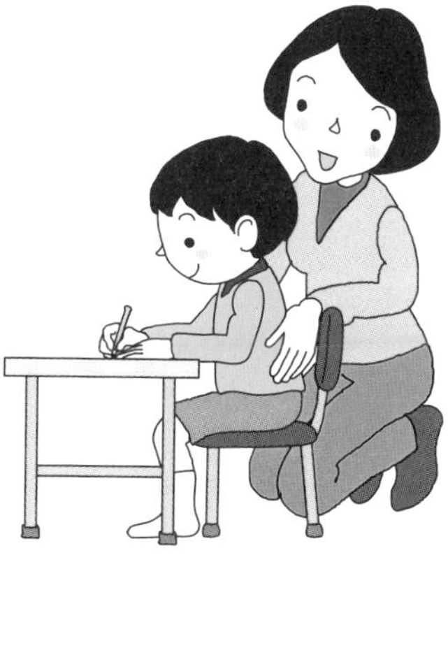

專欄 4

督促孩子自律

有些發展較緩慢的孩子，雙親會認為：「不能讓孩子造成別人的困擾，一定要嚴格管教孩子才行。」一旦孩子不聽話就大聲斥責，當孩子出手打父母時，也會隨即打回去、並教訓孩子：「被打很痛對不對？！」

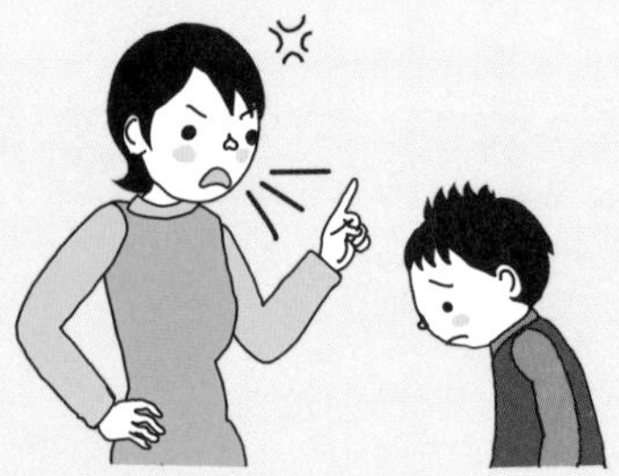

只會對孩子的成長造成不良影響

孩子尚年幼時，對於被大聲怒罵斥責、施以暴力會覺得非常恐懼，基於一時的恐懼感，孩子當場就會改掉對父母而言不適當的行為。但是，幾乎所有孩子都會重複一樣的行為，在這樣的教育之下，只會養成孩子察言觀色的習慣，變得討厭失敗，並不會讓孩子自動自發改善行為。

而且，大部分號稱「嚴格管教」的父母，都不會等待孩子自行完成動作，而傾向於立刻出手幫助孩子。舉例來說，當孩子想要穿鞋子的時候，父母就會立刻幫忙孩子穿上鞋子。但是，這樣的舉止反而無法培養出孩子的自尊心。

通常當我詢問那些號稱自己嚴格管教的父母親：「要是孩子把您對他做的事，也對其他小朋友做的話會怎麼樣呢？」那些父母親會回答我：「這樣會很困擾吧！」孩子自己所受到的待遇，會實行在比自己更弱的對象上；而當孩子漸漸長大、力氣變大之後，也說不定會把對象轉移到父母身上。

所謂的管教是督促孩子自律

當孩子做出不恰當的行為時，不應只是斥責孩子、讓孩子感到恐懼而已，而是應該告訴孩子具體的恰當做法，並督促孩子付諸實行。不過，若是發展上有些緩慢的孩子，有時候必須花費更多時間、也需要更多的技巧。具體的作法將在第3章進行詳細講解，請各位務必參考。

所謂的管教，就是督促孩子自律。在社會上生活的規矩並不能藉由外力強迫孩子照做；即使沒有外力強迫孩子，也必須培養出孩子能夠參與社會的能力。

此外，營造出不會讓孩子畏懼失敗、能自動自發的環境非常重要。若孩子採取的方法有些錯誤，則必須仔細教導孩子既正確又合適的方法。當孩子試圖解決問題時，不要立刻出手相助，而是應該默默在旁邊等待孩子主動提出需要幫忙的需求，因為，當孩子遇到困難時，主動求助也是非常重要能力之一。

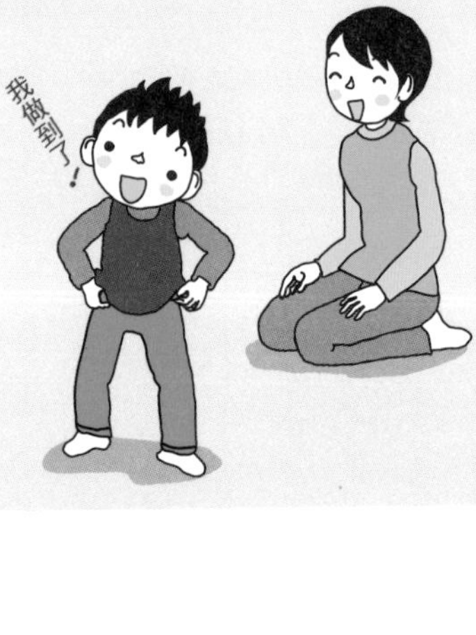

第3章

日常動作

從小步驟開始引導

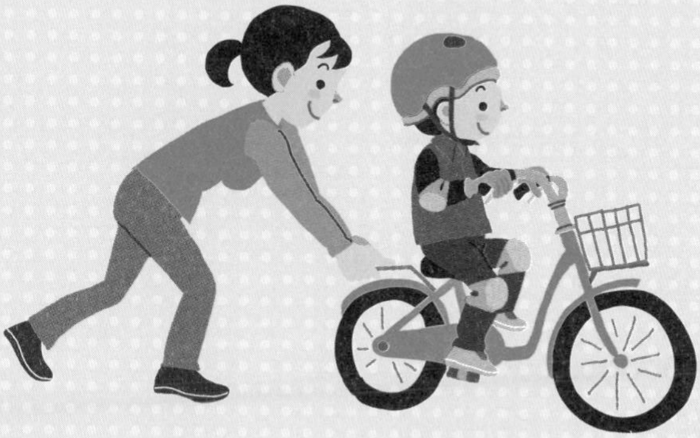

用餐動作的發展過程

使用的餐碗

當孩子剛開始學習用餐時，使用碗壁較高的小碗會比較好。選用底部附有防滑矽膠材質的餐碗，或是在桌面鋪上防滑墊固定住餐碗，會讓孩子更容易舀取食物。若是底部較平的大餐盤，則不易舀取食物，很容易就會潑灑出來、弄得到處都是。此外，一個小碗中只要放入一種餐點就好。

雖然在孩子剛開始使用湯匙或叉子時，經常會將食物潑灑出來，不過，只要過了這個時期，孩子的手部功能就會漸漸發達，潑灑出來的次數也會逐漸減少。

建議可在地板鋪上報紙（或餐墊），這麼一來即使弄髒了也沒關係，只要在用餐完畢後將報紙丟掉即可。

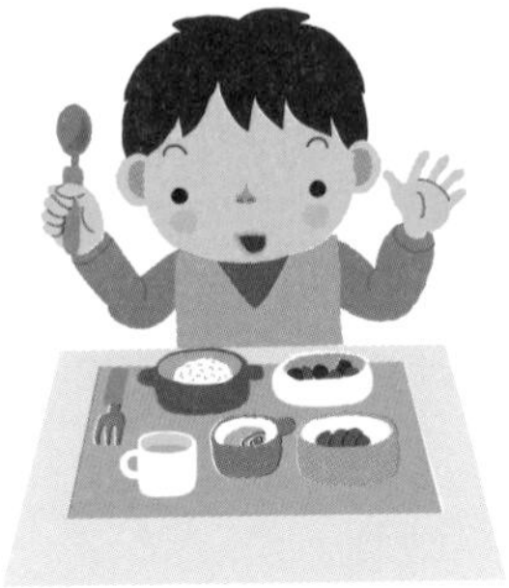

使用的餐具

告訴孩子湯匙是用來舀取、叉子則是用來刺穿食物用的。必須為孩子準備孩童專用的小型餐具，握柄部位則要選擇具有厚度的扁平長方形為佳。若是握柄較薄，或是帶有圓形弧度的話會比較難拿，讓孩子難以使用。

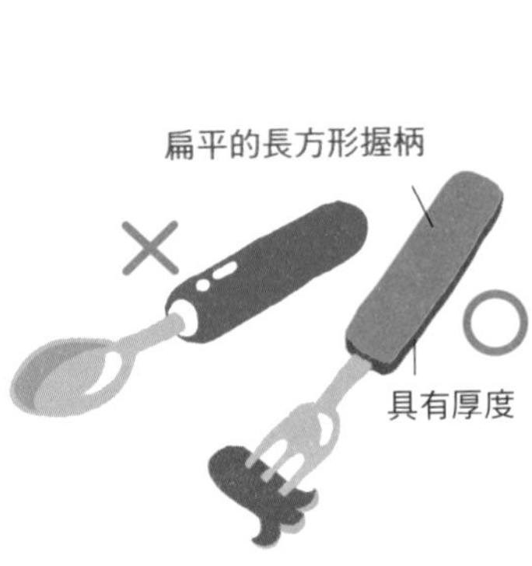

筷子也要準備孩童專用的款式。讓孩子練習時，可以將大人用的免洗筷裁切成15～16公分左右的長度。另外，以衛生的角度考量，每次使用過的免洗筷必須丟掉，下一次再換新的使用。

意識到一口吃下

一般來說，孩子滿6個月起必須

開始嘗試副食品，1歲～1歲半左右就要漸漸轉變成吃固體食物。雖然一開始食用副食品時，父母親必須從頭到尾幫助孩子，不過，在這個階段獲得的飲食經驗，將會大幅影響孩子之後的用餐動作。

舉例來說，要是要餵副食品時，給孩子一口的分量太多，當孩子都還沒吞嚥下口中的食物，就不斷地繼續餵食，可能會養成孩子口中不塞滿食物就無法得到滿足感的習慣。一旦孩子習慣了囫圇吞棗、嘴裡塞滿食物的狀態，就會變得不好好咀嚼就吞下肚，這樣的飲食方式非常危險。若是食用麵包，塞了太多還可能造成窒息。此外，為了要多塞一點食物，也會以嘴巴直接就碗大口吞嚥，養成不良的用餐姿勢，使得食物經常潑灑出碗外，對用餐禮儀的發展也會造成不佳影響。

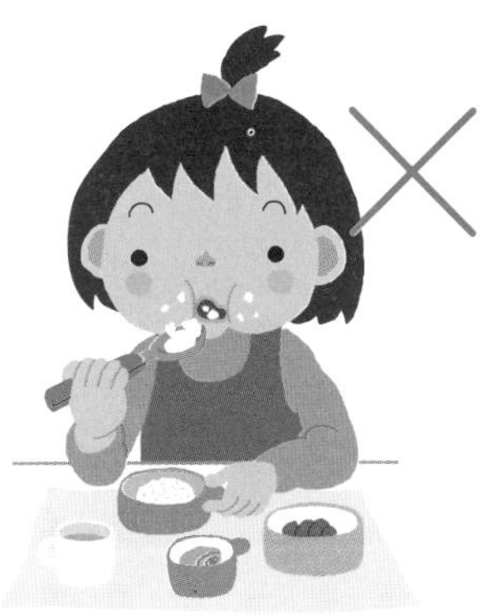

一旦孩子習慣了這樣的飲食方式，要矯正就會變得非常困難。因此，父母親在協助孩子用餐時，應該盡量帶給孩子「等到嘴巴裡的食物吞下去後再吃下一口」的飲食經驗，是極為重要的一環。

自己練習咬下食物

為了讓孩子養成細嚼慢嚥的習慣，就要先讓他自己練習咬下食物。當父母親與孩子一起用餐時，不要將食物剪成一口大小，而是應該讓孩子嘗試自己咬下食物，讓孩子獲得靠自己咬斷的經驗；食物方面則建議從小熱狗或炸蝦開始嘗試會比較好，讓孩子自己將小熱狗或炸蝦咬成一口大小。這麼一來，漸漸地就連在吃白飯與點心時，也能做到細嚼慢嚥了。

但是，孩子很容易就囫圇吞棗的話，這麼做會非常危險，當孩子在練習時，父母一定要在旁邊陪著孩子。

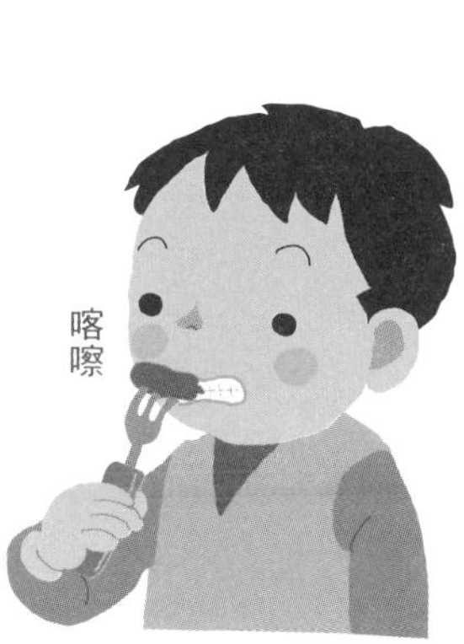

直接用手抓著吃的效果佳

直接用手抓食物放進嘴裡，其實是一件非常好的活動。近來我經常看到有許多父母因為不喜歡孩子弄髒環境，而長時間持續餵孩子進食。其實，直接用手抓取食物，可以讓皮膚感受到各種食物的觸感，培養出皮膚的感受能力。一旦培養出皮膚的感受能力，孩子的靈活度也能獲得發展。

在幫助孩子用餐時，孩子會漸漸把手伸向父母親手中的湯匙，模仿大人將湯匙放進口中的動作。

到了這個階段，用餐時不妨準備2支湯匙，當孩子拿走手上的湯匙時，就不必再把湯匙拿回來用了。接下來，孩子會開始用整隻手握住湯匙（手掌朝下抓握），試著自己使用湯匙用餐。此時孩子還無法靈活地運用叉子舀取、刺穿食物；孩子操作湯匙並非運用手指，而是使用肩膀與手肘的力量來動作。

飲用方式也很重要

當孩子還是小嬰兒的時期，就會喝母乳或配方奶。在這個時期，孩子是一邊用鼻子呼吸，一邊反射性地以吸的方式喝奶。等到孩子脖子變直、會自己坐著、脖子會自由伸展的6個月之後，飲用的方式就會產生變化。

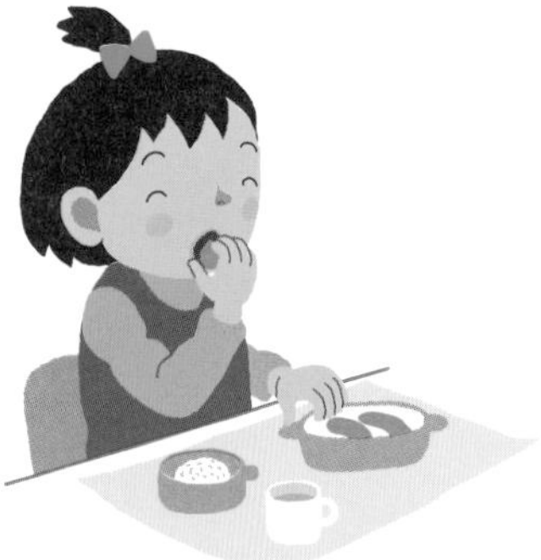

原本屬於反射性的喝奶方式，在此時會轉變為在鼻子閉氣的狀態下，自行控制飲用的機制。接著，孩子漸漸地會學會喝湯匙上的少許副食品。一開始必須將整個湯匙放進嘴裡，讓湯匙中的飲料流進喉嚨，接下就可以不必將湯匙整個放進嘴裡，能以啜飲的方式喝下飲料。

在這個時期，若是讓孩子使用學習杯或吸管杯來喝水，反而會讓口部功能的發展變慢。儘管學習杯這類的器具不容易傾倒打翻，對父母親而言非常方便，但是卻無法對孩子的口部發展帶來任何好處。尤其是在飲食上有困難的孩子，會比較容易長時間持續剛出生時的反射性飲用方式，因此請不要使用學習杯，應向能夠指導孩子正確吞嚥的職能治療師等專業人員詢問請教。

至於吸管，則應等到孩子學會使用各種湯匙（鐵製、陶磁製等），或可以直接從杯緣喝水之後，再給孩子吸管，以結果而言，能幫助孩子更早學會用杯子喝水。此外，當孩子嘴裡有食物時，不要再讓孩子攝取水分，也是一大重點。

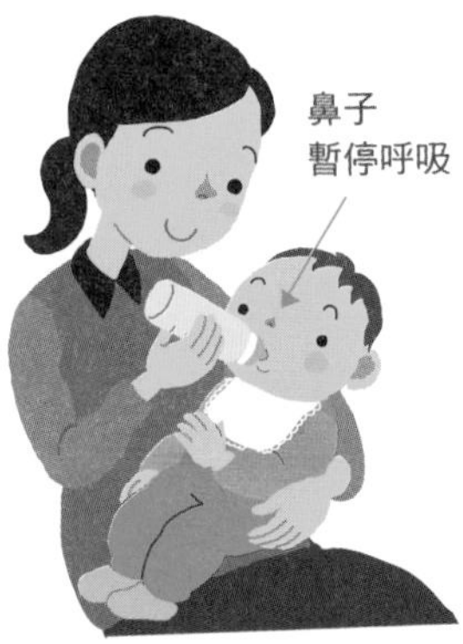

抓握方面也有發展過程

如同「第2章的2『抓握』的發展階段」中提及，孩子的抓握方式也有固定的發展階段。

必須使用各種適合孩子當下手部功能發展的器具以及各種抓握方式，才能慢慢進入下一個發展階段。

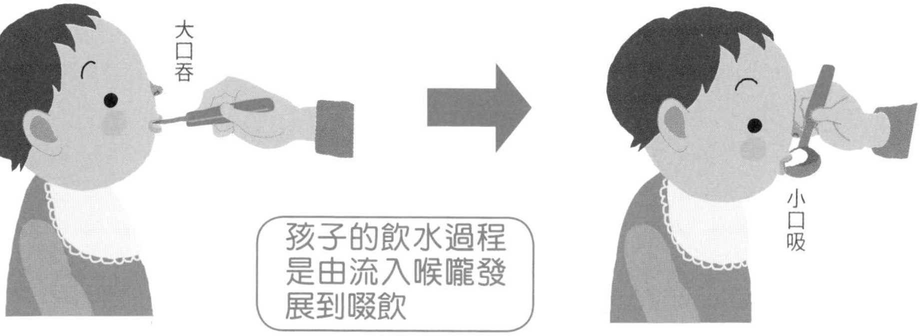
大口吞
小口吸
孩子的飲水過程是由流入喉嚨發展到啜飲

萬一使用了不符合孩子手部發展階段的器具，不僅只是無法促進孩子學會操作該項器具，還會增加孩子潑灑出來的機會。而且，孩子更會為了不潑灑出來而囫圇吞棗、不多加咀嚼食物。

關於讓孩子使用筷子這方面，只要孩子沒有表現出使用的意願，其實在孩子學會鉛筆的靜態三指握法之前，並沒有必要讓孩子使用筷子。若是孩子主動表示想要使用筷子，最重要的就是要讓孩子以喜歡的拿法抓握筷子。要是只是單純想讓孩子使用筷子，而給孩子「學習筷」想要抄捷徑的話，反而會妨礙孩子學會正確的筷子拿法。另一方面，若孩子的手部有畸形或麻痺等問題的話，則不妨讓孩子自行使用學習筷，也不失為一種有效的方式。

當孩子可以利用3根手指握住湯匙、叉子與鉛筆（靜態三指握法）時，用餐時潑灑出來的情況也會變得比較少，此時儘管孩子還尚且不能真正操作筷子，不過已經可以讓孩子開始嘗試使用筷子了。此外，孩子拿著湯匙等餐具的手以及另外一隻手，已經可以好好支撐住飯碗或容器了。

等到孩子學會動態三指握法後，就能夠以湯匙前端少量舀取食物，並且好好使用筷子了，因此潑灑出來的情況會大幅減少。可參考P48的坐姿，讓孩子的身體以優良的姿勢坐在符合身材的桌椅上，便能更容易發揮雙手的功能，促進用餐動作的發展。

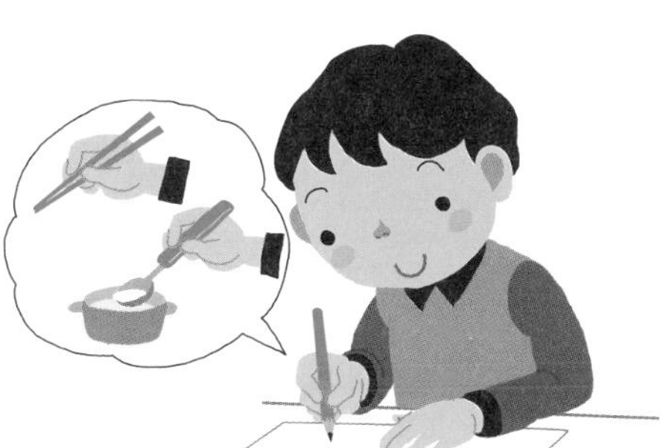

從小步驟開始引導

用餐時的潑灑問題

準備

- 兒童用的湯匙　● 兒童用的叉子
- 兒童用的飯碗與湯碗　● 符合身材的桌子與椅子（參考 P48）
- 防滑墊　● 小碗等碗壁較高的容器、或容易舀取的盤子

餐具要選擇兒童專用的產品，握柄必須呈現長方形且扁平狀。此外，餐碗則要準備容易舀取、碗壁較高的容器或盤子等，尺寸小一點的為佳。建議可選用具防滑效果的桌墊及椅墊（參考P157）。

步驟 1

以正確的姿勢坐好。如果孩子的臀部會往前滑的話，可利用椅墊等防滑墊鋪在椅面上。

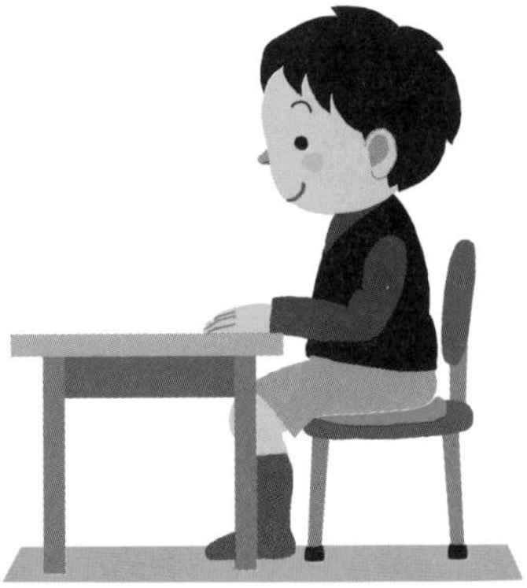

步驟 2

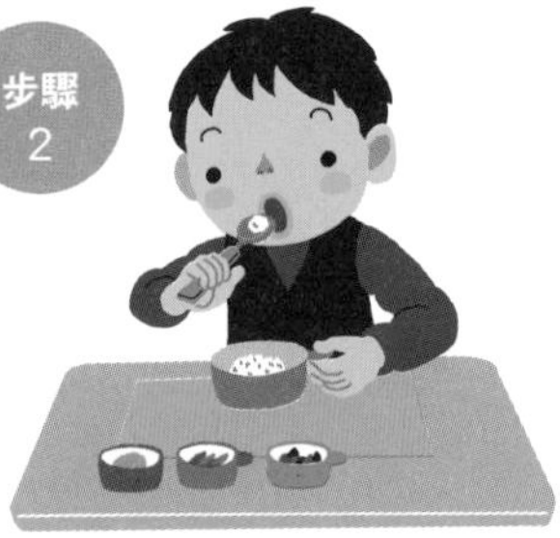

若孩子以右手拿取湯匙，就必須讓孩子用左手扶住餐碗。拿取餐具的方式只要符合孩子手部發展階段即可。在手掌朝上抓握・手掌朝下抓握、手指朝內抓握、側面抓握的時期，基本上不使用筷子。有必要時可以將桌墊等防滑墊鋪在桌上。

動作的重點

當嘴巴裡有食物時
不要做以下這些動作

當孩子嘴裡有食物時，指導的重點在於「不舀取、不叉食物」。因為一舀取了食物就會忍不住想要送進嘴裡。

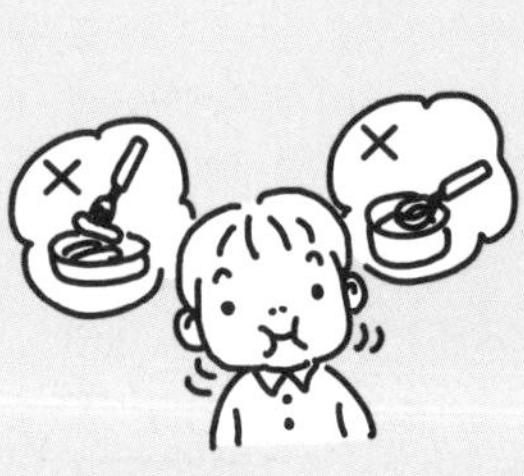

除了正在用餐的餐碗
其它都要放在一旁

將孩子正餐用餐的餐碗放在孩

步驟 3 將鬆散的飯盛裝在碗裡。注意別把飯裝得跟山一樣高，不要在餐碗裡裝入過多食物。一個盤子裡只要放一道菜色就好。

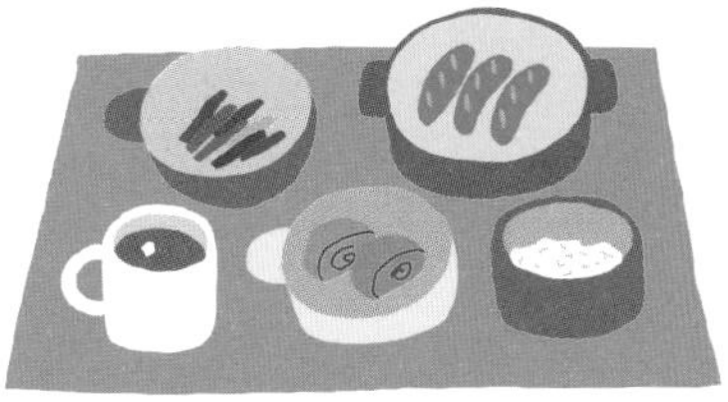

步驟 4 利用湯匙吃容易舀取起來的食物，要吃魚或肉、小熱狗時則利用叉子。

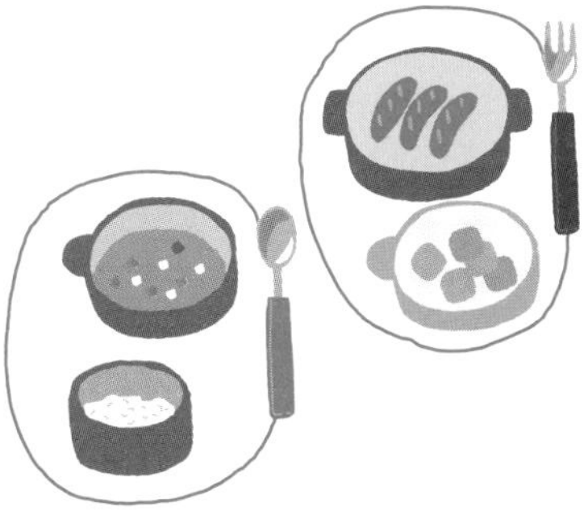

步驟 5 以湯匙舀取一口分量的食物，舉起湯匙放入口中。絕對不能讓嘴巴接近餐碗大口囫圇吞棗。叉子也是一樣，要直接刺進食物，並舉起叉子，讓孩子練習自己咬下食物。

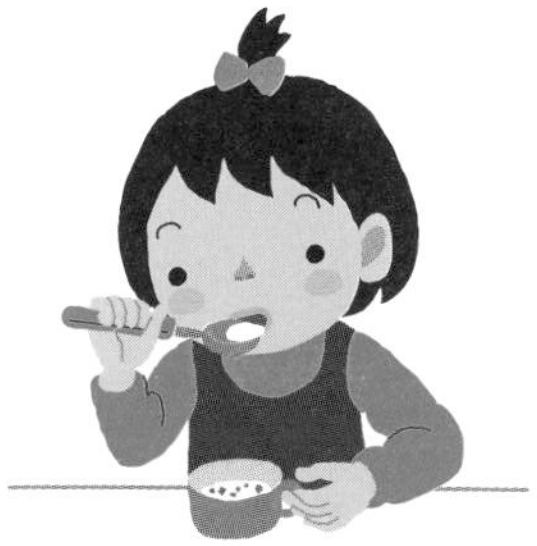

步驟 6 仔細咀嚼食物，直到嘴巴裡沒有食物為止，才可以再放入下一口食物。

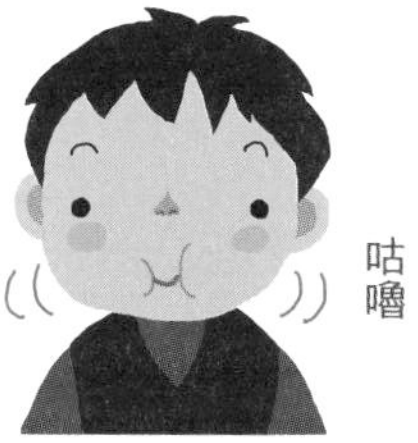

步驟 7 餐碗要放在孩子的肚臍前方。

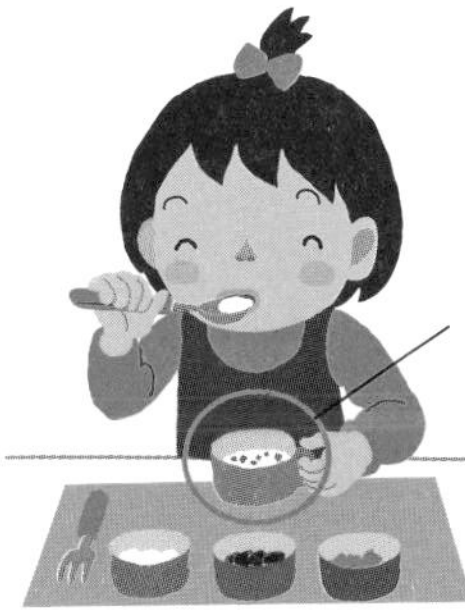

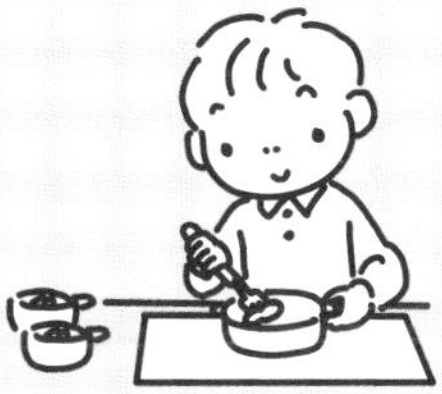

子眼前（肚臍前方），其它的都先放在一旁。尤其是在剛開始學習用餐時，更要訓練孩子在用餐時以單手扶住餐碗。

進行到下一階段

準備孩子能用雙手拿取的餐碗

等到孩子可以一口一口穩穩舉起餐具，細嚼慢嚥不囫圇吞棗時，就可以準備孩子能用雙手拿取的餐碗，讓孩子拿起餐碗用餐。

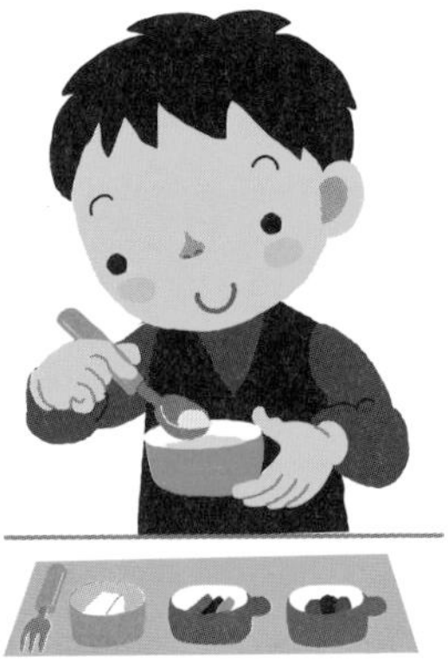

習慣目前的拿法後再進行到下一階段

像是在抓握湯匙等，要配合孩子手部功能的發展，讓孩子慢慢進行到下一個階段。當孩子習慣手指朝下抓握後，就可以開始改變為側面抓握的方式。

指導正確的順序

將盛裝好食物的餐碗並列在孩子面前，教孩子按照順序依三角形的方向用餐。

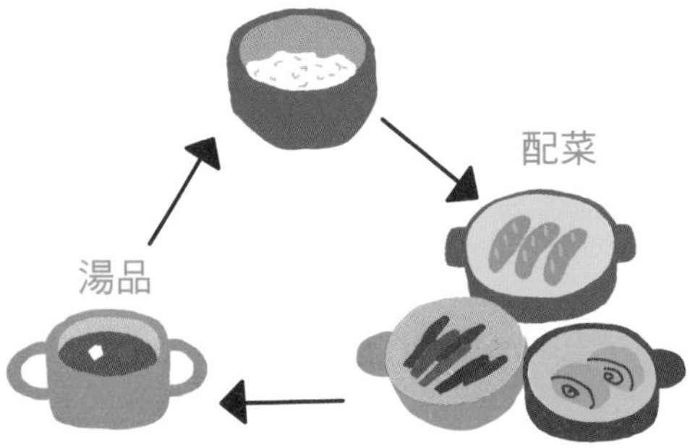

活用遊戲

以黏土或彈珠當成食物練習

將捏成圓形的黏土放在容器當中，利用叉子叉起黏土再移到別的容器，或是運用湯匙舀取彈珠或小珠子，以同樣的方式玩移來移去的遊戲。

讓孩子用手把黏土搓成圓形，也能促進手部功能的發展。若是孩子難以將黏土捏成圓形的話，輔助者可先將黏土大概捏成圓形再交給孩子，讓孩子將黏土放在雙手之間，轉動黏土嘗試搓成球狀。

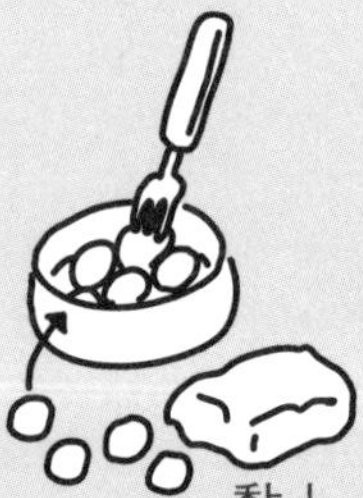

各種情況的對應法

無法維持端正坐姿

讓孩子離開餐桌，試著用雙手拿著餐碗、離身體保持一段距離，這麼一來便能讓姿勢變端正。

剛開始可以讓孩子拿布丁或優格等用小杯盛裝的食物，會比較容易成功。

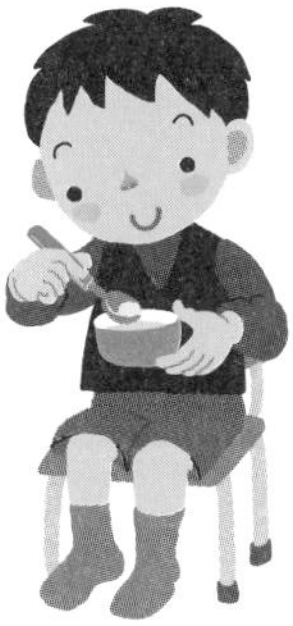

嘴巴附近吃得很髒

可在餐桌準備一面鏡子。讓孩子在用餐的過程中確認自己吃飯的狀況，意識到弄髒時，要用手帕等將臉部擦拭乾淨。

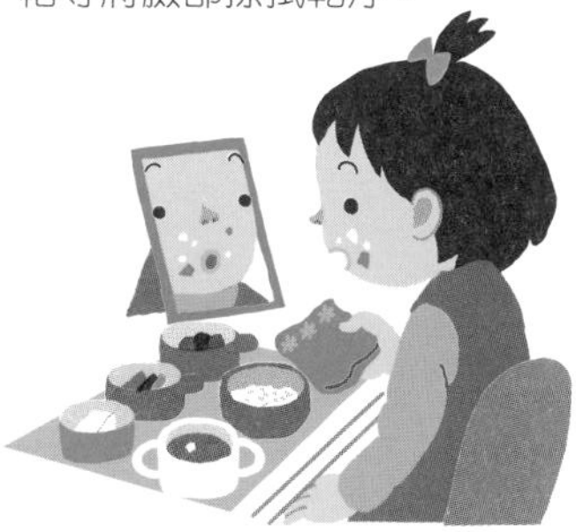

會在嘴裡塞滿食物

若是孩子無論如何都會忍不住一口接一口把食物放進嘴裡，就先在碗裡盛裝一口的分量即可，等到那一口吃完之後，再裝一口到孩子的碗裡。

若是整個用餐流程都要這樣做，會覺得太累的話，就先決定好這次練習的分量（要練習到第幾口為止），並決定孩子用餐的時機。所謂用餐的時機，指的是當孩子空腹太久時會很難接受這樣的練習，因此可以等到孩子已經先吃過一些、感覺有點飽的時候，再嘗試練習會比較好。

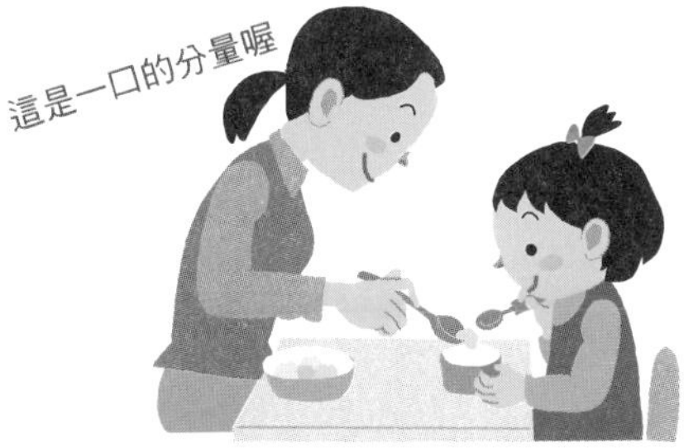

細嚼慢嚥 不要塞進太多食物

如果是吃小熱狗的話，輔助者可戴上手套，用手指捏住小熱狗，留出希望孩子一口咬下的分量送到孩子嘴邊。此時要注意別不小心被孩子咬傷手指。當孩子可以自己咬下食物時，就能慢慢學會細嚼慢嚥了。

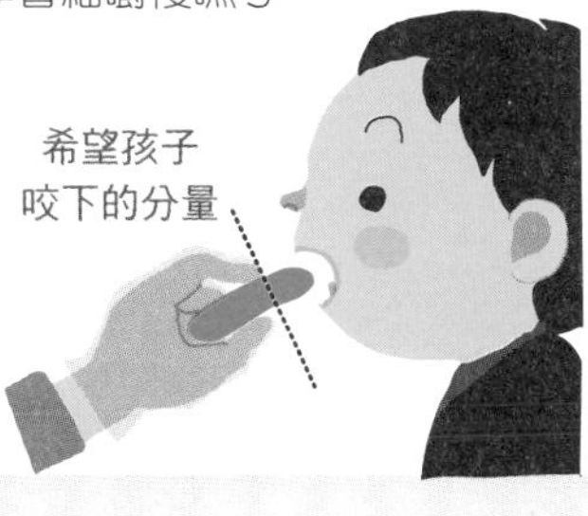

從小步驟開始引導

水杯

準備

- 兒童用的湯匙
- 中式湯匙　● 兒童用的水杯
- 茶、水或湯等水分。容易嗆到的話則可添加增稠劑。

兒童用的湯匙要選擇湯匙深度較深的款式；杯子不可太大，杯緣也不要太厚。此外，中式湯匙也要選擇較輕薄的款式。

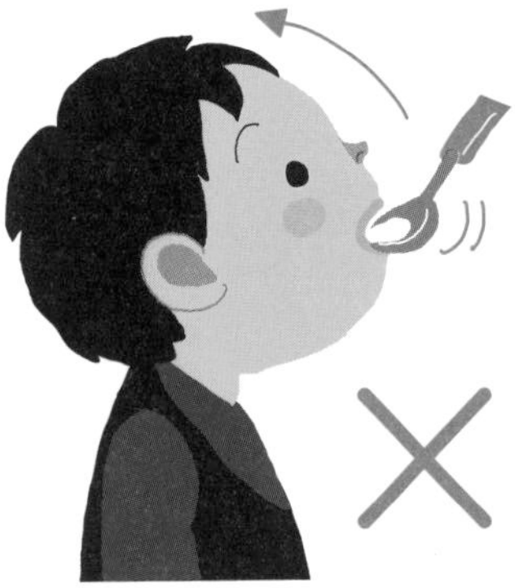

步驟1　輔助者使用兒童用的湯匙舀取水分後，餵孩子喝下。此時湯匙必須橫著拿，讓孩子的下唇觸碰到湯匙邊緣，並讓上唇接觸水面。孩子的臉部必須稍微朝下。

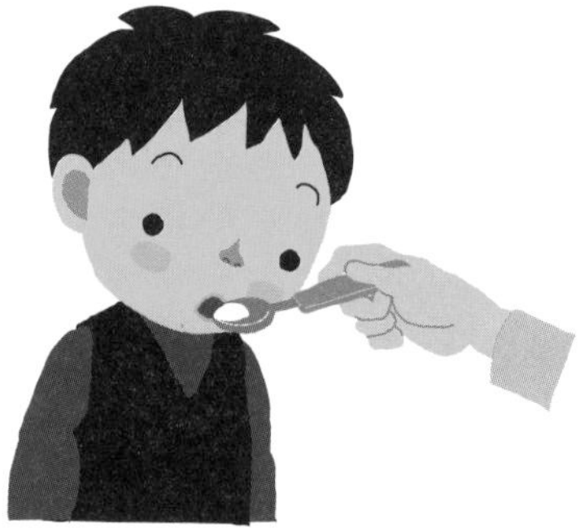

步驟2　等待孩子自行啜飲或吹氣。輔助者要注意不可大幅度傾斜湯匙，不要硬灌進孩子嘴裡。

動作的重點

孩子會自然而然臉部朝下飲水

請在孩子臉部朝下的前提下餵水。要是孩子臉部朝上的話，就無法主動啜飲，而是會變成將水分灌進嘴裡。

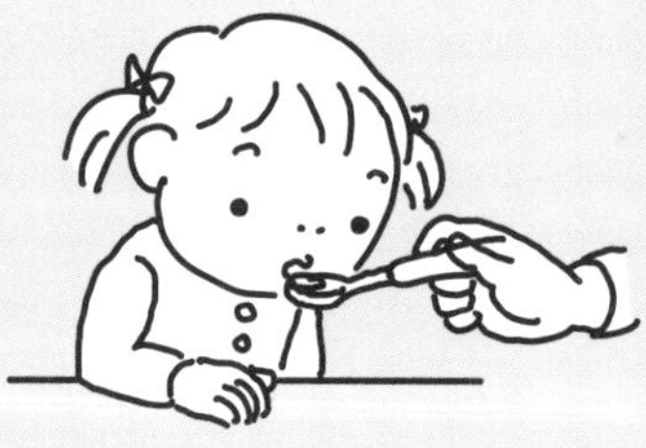

橫拿湯匙、靠在下嘴唇

將湯匙或中式湯匙橫向靠在孩

步驟 5

當孩子習慣步驟❹之後，接下來就可以使用兒童專用的水杯了。若是孩子自己拿水杯會一口氣把水分全部灌進嘴裡的話，輔助者就必須從旁幫忙調整。杯子裡多裝一點水，孩子的臉部會比較容易朝下，也能更容易練習啜飲。

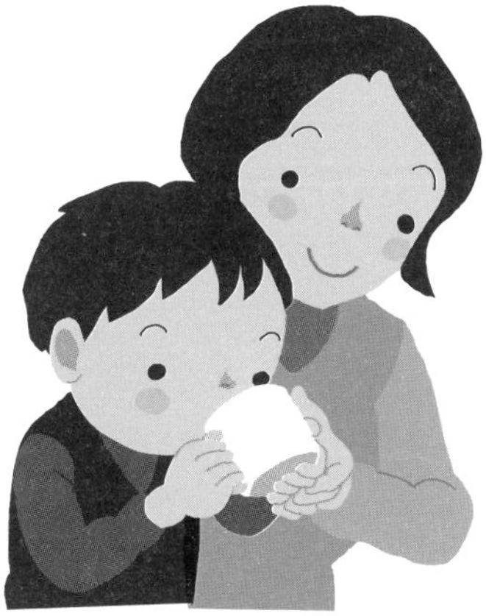

步驟 3

當孩子可以做到步驟❷後，就將一般湯匙替換成中式湯匙。利用中式湯匙就可以盛裝更多水分。

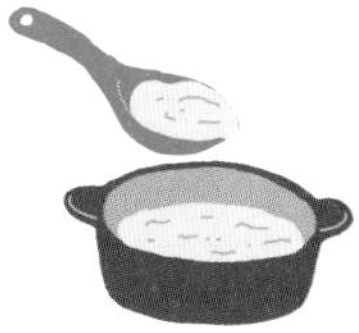

步驟 4

拿中式湯匙時，也跟一般湯匙一樣要橫著拿，等待孩子主動啜飲。當孩子啜飲而水分減少時，必須依照減少的分量調整傾斜角度。若是孩子容易嗆到的話，就將湯匙調整成可以讓孩子一口一口慢慢喝的傾斜角度。

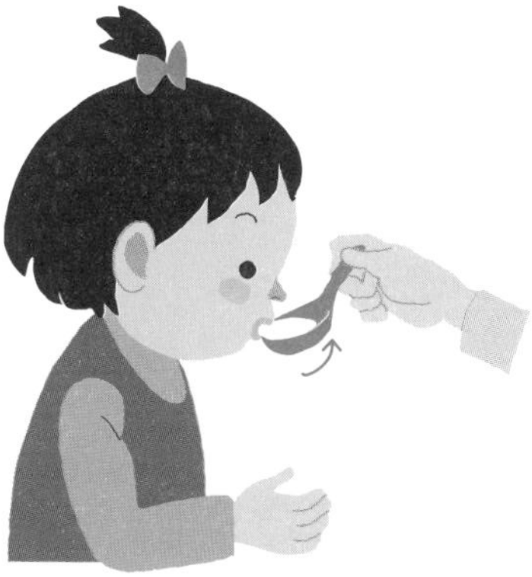

多點巧思

- 有一種練習用的水杯是將杯緣斜斜裁切成一半，由於在啜飲時杯緣不會碰到鼻子，因此可以在臉部朝下的狀態下將杯底殘留的水分喝乾淨，輔助者也能更清楚確認孩子在飲水時的模樣。

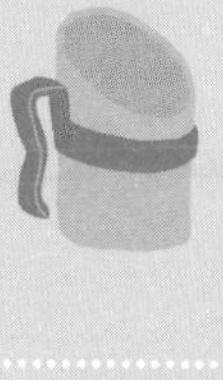

子的下唇，注意別讓孩子的牙齒咬到湯匙。接著，再將湯匙稍微傾斜，讓湯匙裡的水分可以接觸到上唇。

當孩子在啜飲的同時，水量會越來越少，此時必須慢慢傾斜湯匙，讓孩子的上唇可以持續接觸到水面。在拿湯匙時，需留意位置不可以太高。

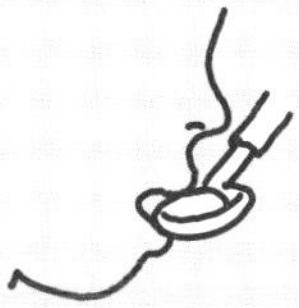

接下來的步驟

當孩子學會喝水後 讓孩子自行拿水杯

等到孩子已經善於用杯子喝水後，就可以讓孩子試著自己拿水杯練習喝水。

此外，也可以讓孩子練習看看從寶特瓶、鋁箔包、水壺中，自己將飲料倒進水杯裡。剛開始可以從旁協助孩子，調整倒進杯子裡的水量，或是請孩子幫忙把水倒進別人的杯子裡，分派任務給孩子完成，便能讓孩子獲得成就感。

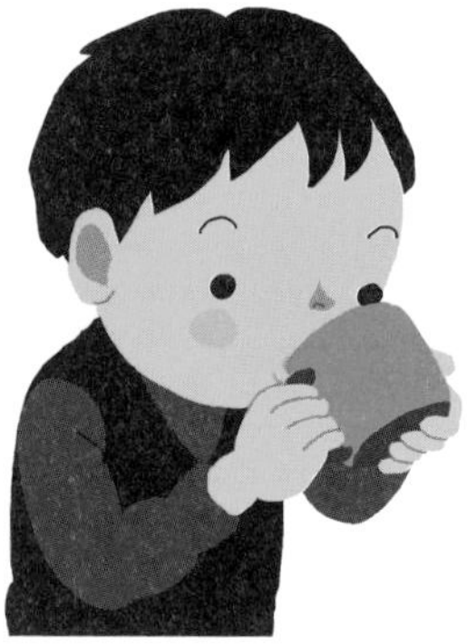

活用小遊戲

讓孩子有意識地用到嘴唇的小遊戲

在使用水杯、或是進行到下一階段的吸管時，讓孩子意識到使用嘴唇是非常重要的一環。因此，讓孩子吹笛子、喇叭等用口部吹奏的樂器會很有效。在P66中介紹的乒乓球遊戲也是不錯的方法。

若是孩子平常嘴巴容易張開或是口水很多的話，必須確認孩子是否可以只用鼻子呼吸。刻意製造讓孩子意識到要閉起嘴巴的機會，當口水流出來的時候，也要讓孩子試著自己用毛巾擦拭乾淨。

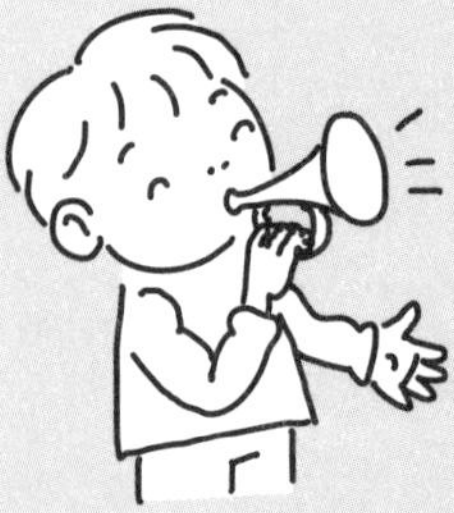

靈活運用泡澡的時間

在浴缸裡泡澡時，可以試著在能呼吸的前提下讓鼻子下方沉進水裡。接著，試著在水裡用嘴巴玩吹泡泡的遊戲。要是孩子表示反感的話，也不必勉強孩子一定要做。

在泡澡時，可以將飲料與水杯帶進浴室，一邊泡澡一邊練習喝水，這麼一來，無論再怎麼潑灑出來也無關緊要囉！

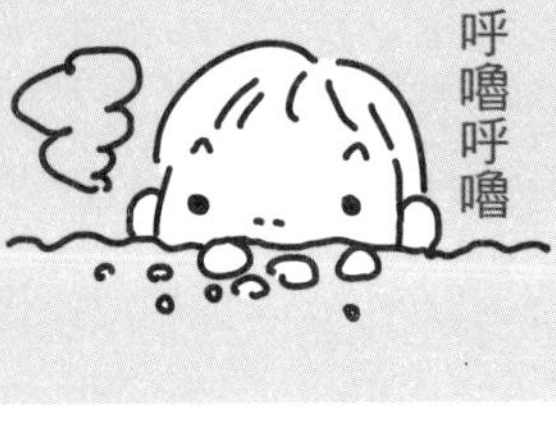

各種情況的對應法

若是孩子出現下列3種情形時，建議向能指導吞嚥動作的職能治療師尋求幫助。（註：台灣為語言治療師）

容易嗆到

不妨試著使用可以增加黏稠感的增稠劑，在水分中添加少量的增稠劑，可以降低嗆到的機會。在添加增稠劑時，必須少量添加、慢慢調整黏稠度。若是加入太多增稠劑，讓水分變成糊狀的話，反而容易阻塞在喉嚨裡，一定要多加留意。（註：如蓮藕粉等）

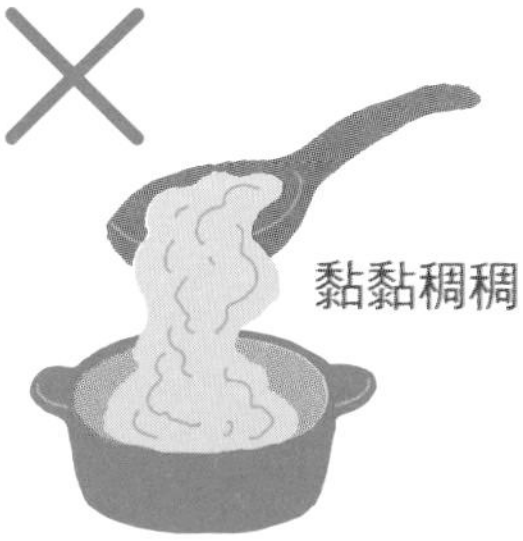

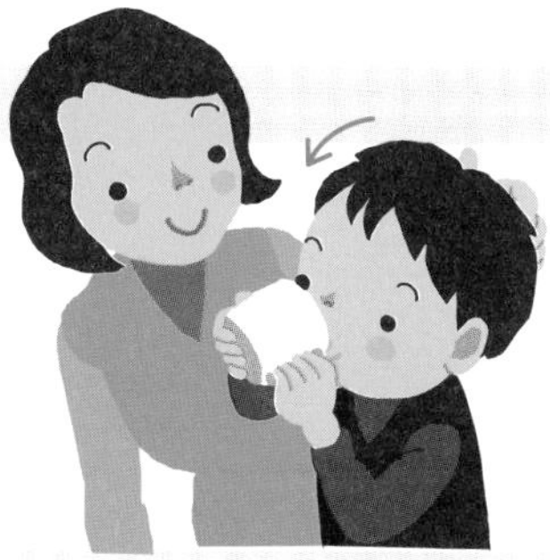

臉部容易朝上

可以輕輕扶住孩子的頭部，讓臉部稍微往下傾斜。

鼻子容易撞到杯子無法好好喝水

若是手邊沒有杯緣特殊剪裁的練習用水杯，可以自行利用剪刀，將紙杯或矽膠杯等材質較軟的杯子邊緣斜斜地剪開，製作成練習用的水杯。此外，也可以活用市售咳嗽藥水附的小杯來練習。

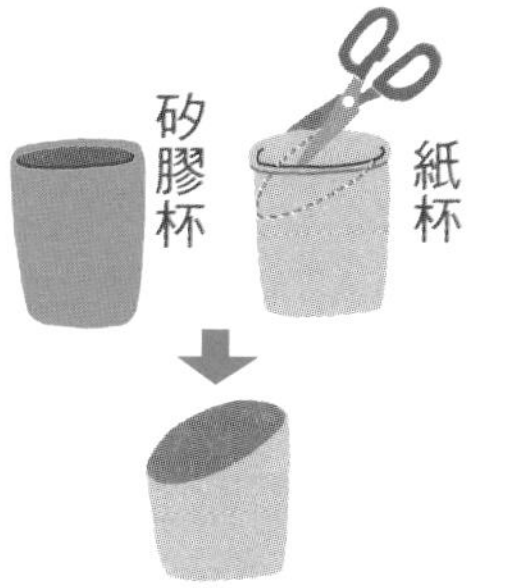

吸管

準備

- **不同長度的吸管**
- **鋁箔包飲料**
- **水杯**
- **不燙的茶或水**

要是孩子的吸力較弱，建議使用較細較短的吸管。請配合孩子的吸力，調整吸管的粗細與長度。

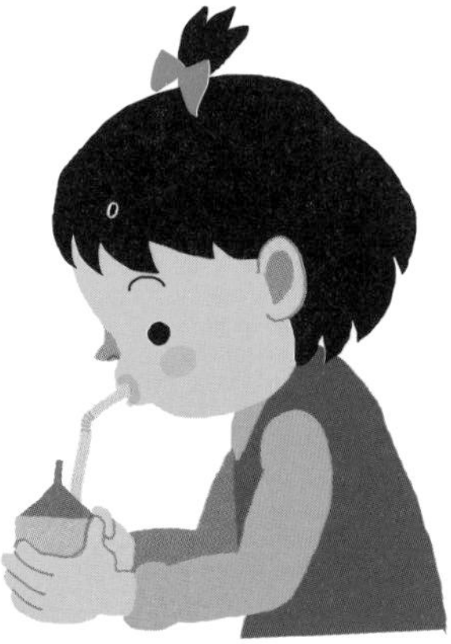

步驟 1

將吸管插入鋁箔包飲料中。讓孩子用上下唇挾住吸管，將吸管含在牙齒內，但不要用牙齒嚙咬吸管。

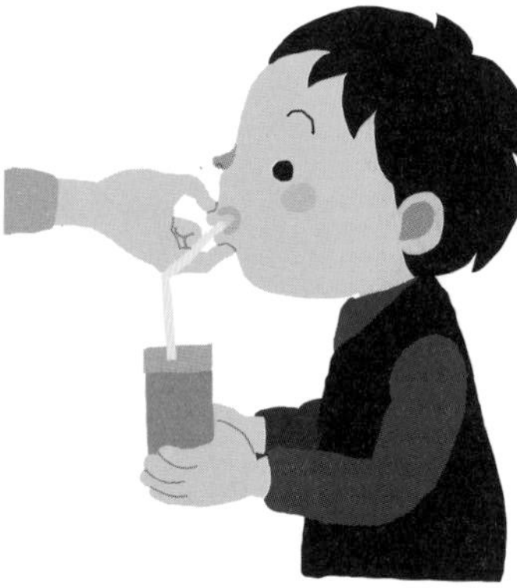

步驟 2

若孩子無法用上下唇好好銜住吸管的話，輔助者可幫助孩子闔起上下唇。

動作的重點

等孩子學會用杯子啜飲水分後再練習

當孩子學會用水杯啜飲後，再挑戰使用吸管。使用吸管與使用水杯時一樣，臉部都必須稍微朝下，才能以正確的姿勢喝水。

若是在喝水時臉部朝上的話，水分會直接灌進嘴裡，因此要避免讓孩子直接從學習杯或寶特瓶喝水。

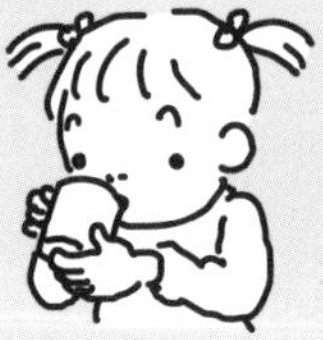

步驟5

使用一般杯子時，也要讓孩子用上下唇好好銜住吸管。讓孩子將吸管含在牙齒內，並留意別讓孩子嚙咬吸管。

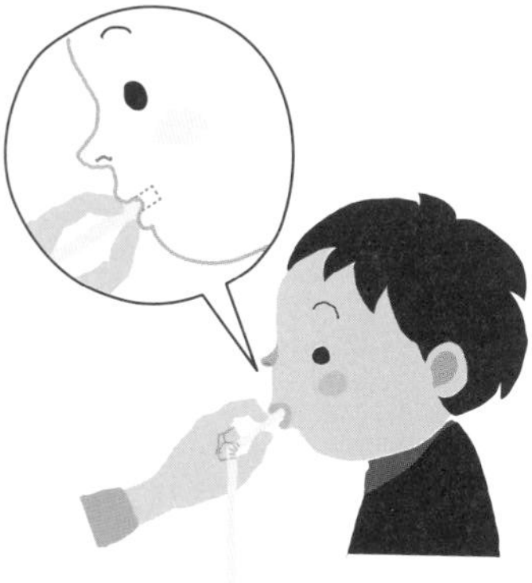

多點巧思

- 如果是喜歡嚙咬物品的孩子，也會容易嚙咬吸管。遇到這種情形時，可提供給孩子可嚙咬的玩具，讓孩子充分咬過之後再練習用吸管喝水。

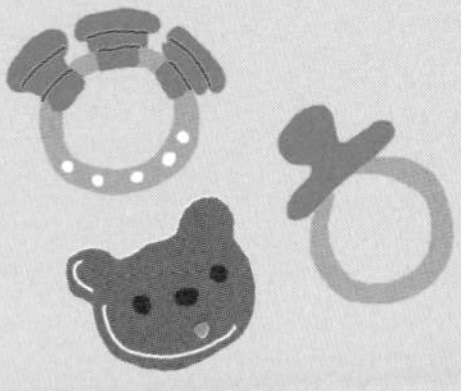

步驟3

要是孩子不會吸水，輔助者可以稍微按壓鋁箔包，幫助孩子從吸管吸入少許飲料。

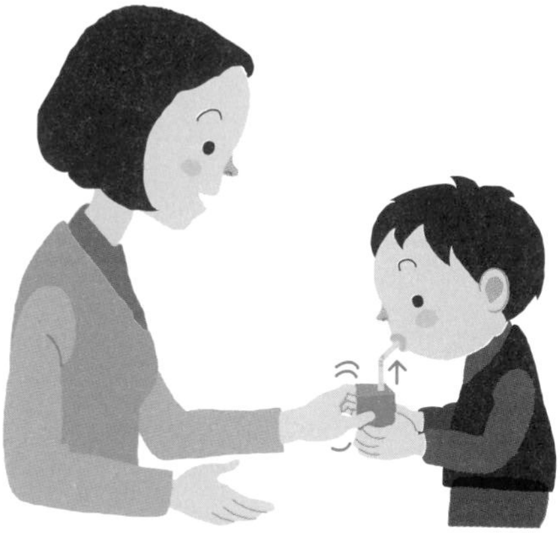

步驟4

當孩子不需要按壓鋁箔包就能順利喝到飲料後，就可以把飲料直接倒入一般的杯子裡，放進吸管讓孩子練習喝水。輔助者可以從旁扶住吸管，讓吸管保持固定不動。

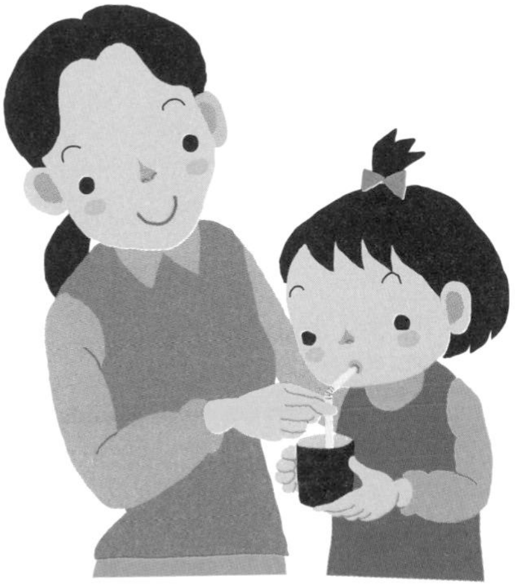

接下來的步驟

讓孩子自行喝水

在沒有輔助者的幫忙下，讓孩子試著自己用吸管喝水。此時，要確認孩子是否以上下唇牢牢吸住吸管以及有沒有嚙咬吸管。

此外，也可以試著用比較長的吸管練習。中間有好幾圈彎管的吸管，需要更多力氣吸吮，可以用來練習加強吸力。

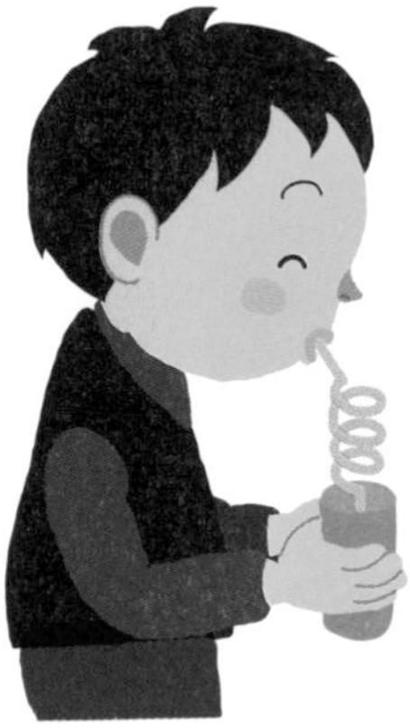

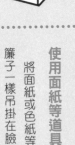

活用小遊戲

吹氣會出現什麼圖案呢？

可活用餅乾盒蓋等，在盒蓋內側貼上孩子喜歡的圖案，上面再擺上許多保麗龍顆粒。只要孩子用嘴巴吹氣，就能看到底下隱藏的圖案。可以多準備一些不同的圖案，讓遊戲更好玩。

此外，吹箭、風車、喇叭與口琴等都是要嘟起雙唇吹氣的遊戲器材，對於練習吹氣來說非常有效。

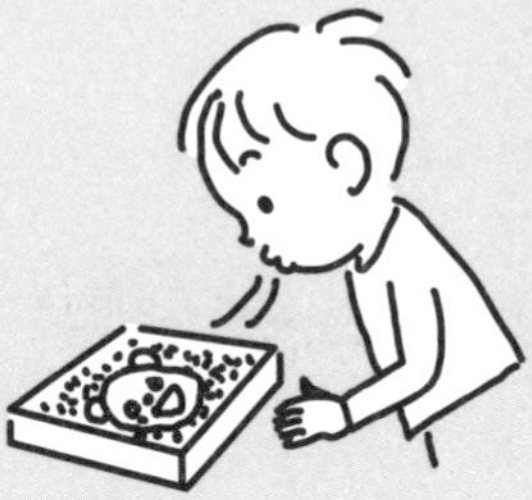

用乒乓球來玩足球遊戲

在桌上擺放乒乓球。用嘴巴吹氣讓乒乓球四處滾動，來玩桌上足球吧！

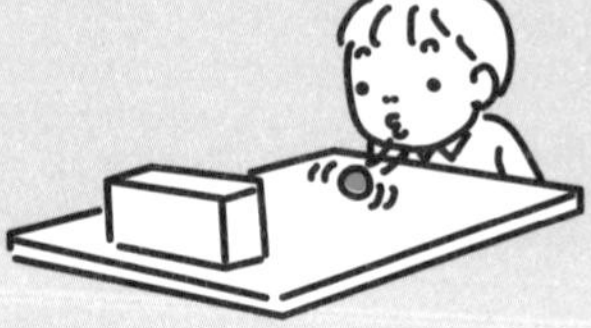

吹倒卡通圖案

將長方形的紙張對摺後放在桌上，讓紙張上半部呈現立在桌上的狀態。在紙張上半部畫上卡通圖案等插圖，讓孩子用嘴巴吹氣，把卡通圖案吹倒。

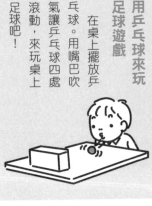

使用面紙等道具

將面紙或色紙等紙張，像一張簾子一樣吊掛在臉前，讓孩子對面紙吹氣。此外還可以變化出很多種玩法，請多嘗試看看。

各種情況的對應法

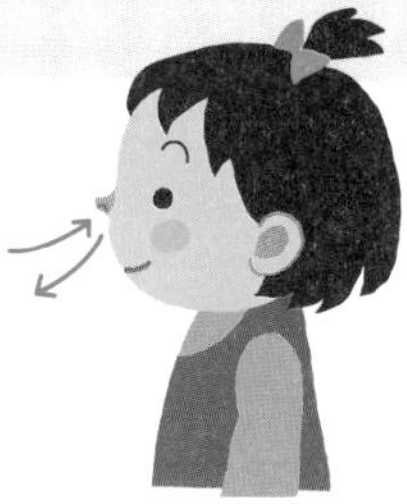

平常嘴巴容易張開 第一種

請孩子閉起嘴巴，確認孩子是否可以只用鼻子呼吸。若是因為過敏等因素導致鼻塞的話，請前往醫療機構接受治療。

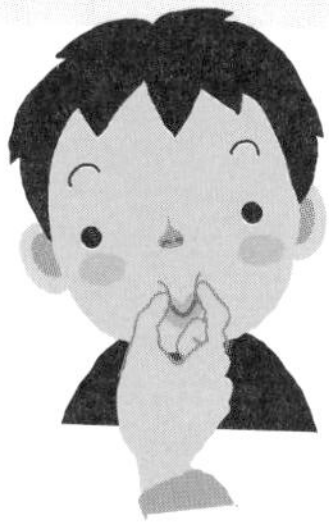

平常嘴巴容易張開 第二種

在嘴唇周圍有一圈形狀像是甜甜圈般的肌肉。用手指捏住這塊肌肉輕輕延展，可以幫助肌肉伸展。請依序沿著嘴唇周圍，仔細延展肌肉，這麼一來就能讓孩子比較容易閉起嘴巴了。

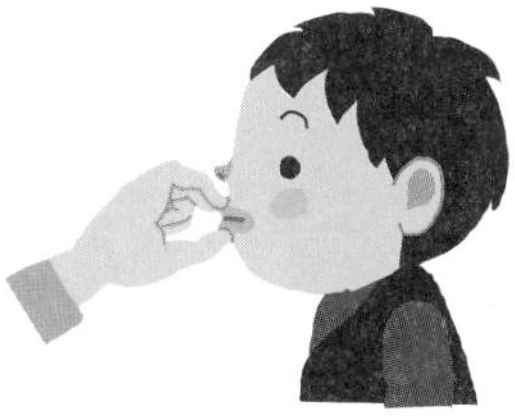

平常嘴巴容易張開 第三種

以 第二種 的方式延展唇周肌肉後，幫忙扶住孩子的上下唇，讓孩子閉起嘴巴10秒。接著再漸漸減少支撐的力道，讓孩子自己閉起雙唇。此時，不妨一邊照鏡子一邊做這個動作，也會有不錯的效果。

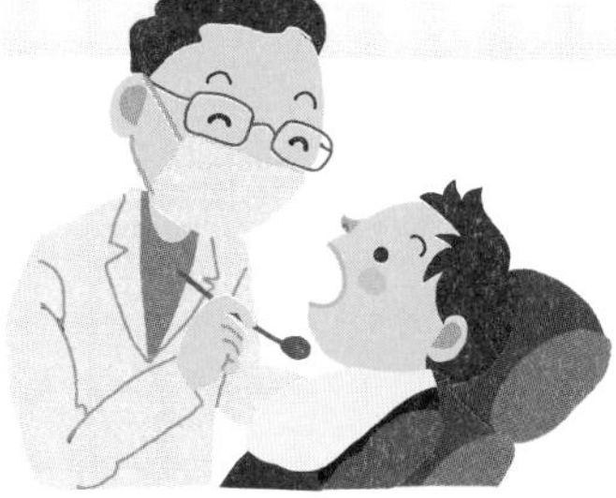

因咬合不正導致嘴巴無法閉攏

請前往牙科就診，確認是否可以矯正咬合。因為有時候可能會因為咬合不正而導致嘴巴難以完全閉攏。

更衣動作的發展過程

更衣動作是使用身體的益智遊戲

更衣絕對不只是把手或頭放進衣服的洞裡就好，而可以看作是「使用自己身體的益智遊戲」。不僅如此，更衣在整體發展過程中更是非常重要的動作之一。

讓孩子培養出身體概念的重要性

要做到順利換衣服，必須要先能隨心所欲活動自己的手腳與頭等身體各部位，而自由活動身體則能培養出孩子對身體的概念。舉例來說，就跟在開車時需要憑感覺拿捏車輛之間的距離一樣，培養出身體概念則是活動身體的最重要基礎能力，像是使用鉛筆或蠟筆畫畫、在算數學時描繪出圖形、使用筷子與湯匙用餐等，都需要清晰的身體概念作為基礎。

此外，透過更衣動作可以學習到自己的事情必須自己處理，在某些特定的場合中必須採取適當的行為，慢慢獲得控制自己的能力，因此，學會更衣動作也能幫助孩子養成自信，培養自尊心的發展。

輔助者的態度

● 輔助者在旁等待

更衣是一項很麻煩的活動。但若因為如此，輔助者就不斷在孩子身邊幫忙「幫你套進脖子」、「手舉起來脫掉」等等，只會造成孩子永遠都學不會自己一個人換衣服，就結果而言，反而剝奪了孩子獲得發展的機會。

若是遇到真的無法自己穿好的部分，請盡量在孩子以後還是要學會自己穿上的前提下稍微幫忙，讓孩子獲得原本不會的經驗，接下來就可以越做越好了。

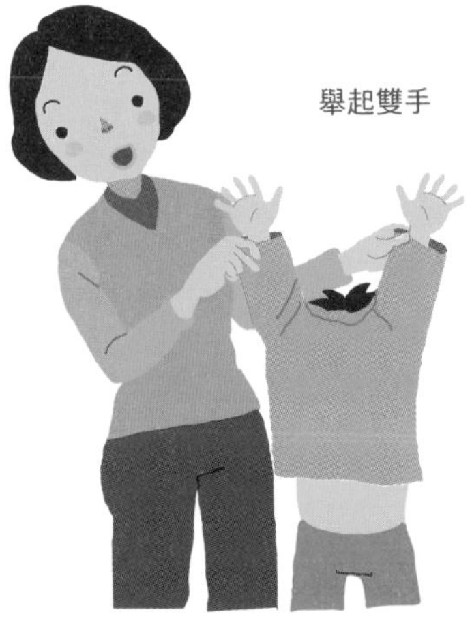

在時間上留有餘裕

如同前面提到的，自行更衣對孩子而言是一項必須花很多時間的活動。若是早上起床時間太晚，無法讓孩子慢慢來的話，通常都會是由大人直接幫孩子穿好衣服。

若父母兩人都必須上班，在時間上無法從容以對的話，不妨採取今天自己穿褲子、明天自己穿上衣的策略，只要自己穿上局部的衣服就好。此外，也不一定要在早上讓孩子自行更衣，像是入浴前後或是放假等比較有時間時，就能夠有餘裕靜靜在旁等待、讓孩子慢慢練習。

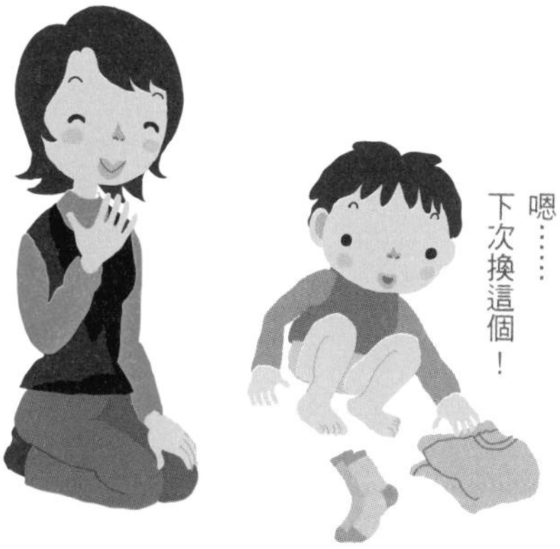

輔助者也必須練習

隨著輔助者的幫助與引導方式不同，可以讓孩子更容易自行做到，因此輔助者也必須多加練習。尤其是在讓孩子抓住袖子時，輔助者要從上面整個握住孩子的雙手是非常困難的動作，要是不小心放開了手，久而久之孩子就會變得討厭換衣服了。在沒時間的情況下，很難讓孩子全部自己來的話，可以告訴孩子：「今天只要練習穿上衣就好了喔！」把更衣動作區分成好幾個細節，讓孩子分開練習也是不錯的方法。

獲得孩子的信任非常重要

由於在更衣時會產生很多身體接觸，因此在練習更衣動作時，一定要是孩子信賴的對象才能順利進行。要是孩子感到排斥的對象接觸到自己的身體，很容易會引起不悅的反應，因此，在更衣之外的時間，也要陪孩子一起玩，培養出良好的關係非常重要。當孩子順利做到時，一定要好好稱讚孩子，讓孩子體驗到成就感，也能幫助加強孩子的自尊心。

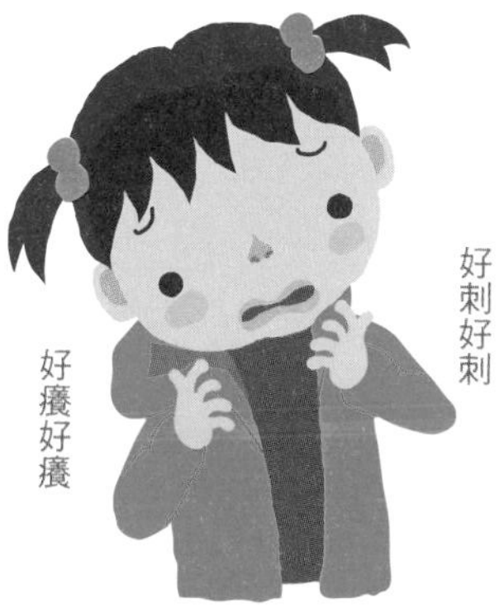

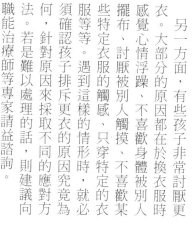

另一方面，有些孩子非常討厭更衣。大部分的原因都在於換衣服時感覺心情浮躁、不喜歡身體被別人擺布、討厭被別人觸摸、不喜歡某些特定衣服的觸感、只穿特定的衣服等等。遇到這樣的情形時，就必須確認孩子排斥更衣的原因究竟為何，針對原因來採取不同的應對方法。若是難以處理的話，則建議向職能治療師等專家請益諮詢。

從小步驟開始引導

套頭上衣

準備

● **短袖的 T 恤或運動服**

在練習時請準備彈性材質、尺寸較寬鬆的上衣。此外也可以考慮到孩子的喜好，選擇有孩子喜歡圖案的衣服，也是不錯的方法。

穿衣

步驟 1

將短袖T恤的背面朝上放在地上。將衣服的領子部分放在上方，袖子往左右兩邊打開。

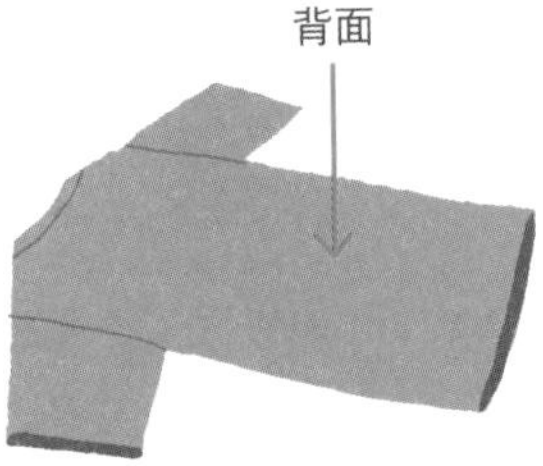

步驟 2

讓孩子坐在T恤前面，輔助者則坐在孩子後方。可以讓孩子坐在輔助者的膝蓋上。

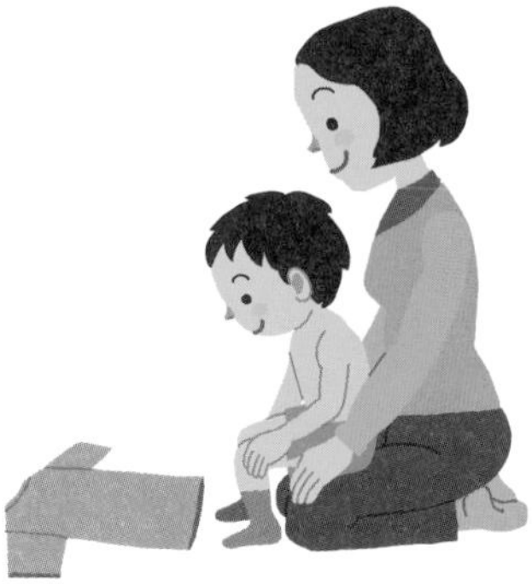

步驟 3

教孩子抓住T恤背面的下方衣襬，輔助者則握住孩子的雙手，讓孩子的雙手不至於放開衣襬。

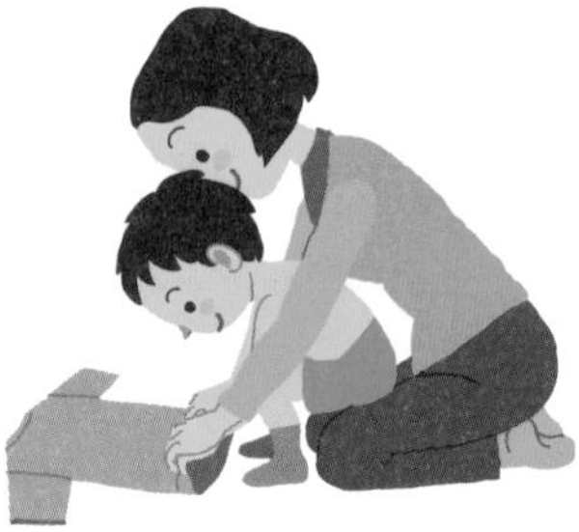

步驟 4

告訴孩子：「讓頭套進去唷～」，以雙手引導孩子的頭套進衣服裡。此時要留意的是，不是由指導者來主導，而是站在幫助孩子的立場來採取行動。

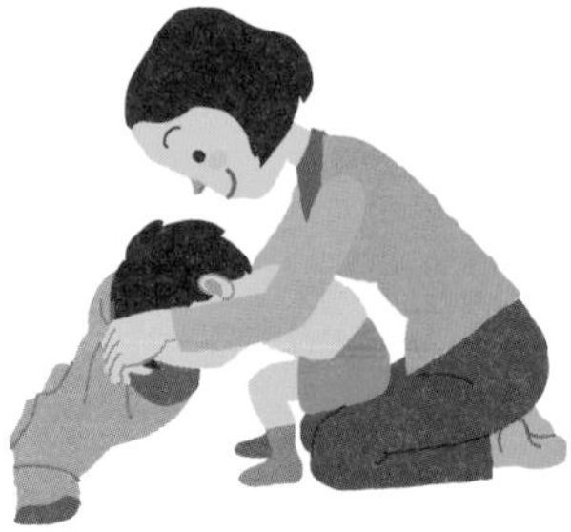

步驟 5

等到孩子頭部接近上衣的領口時，輔助者便可以放開握住孩子的手，在不轉動到T恤的前提下，抓住衣服背面。

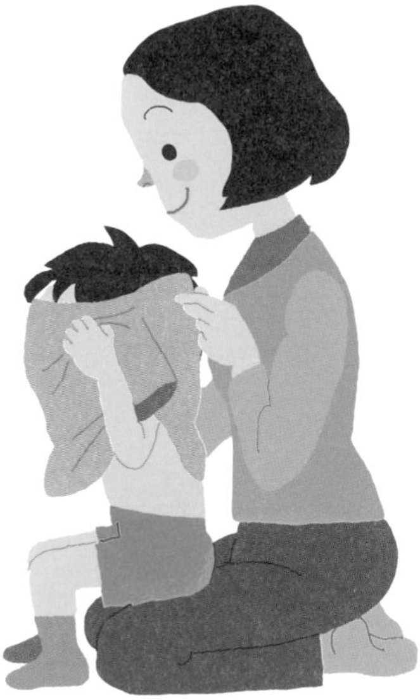

步驟 6

當頭部正套進領口時，要讓孩子用雙手抓住T恤，指導者則從上方握住孩子的雙手，引導孩子進行動作。

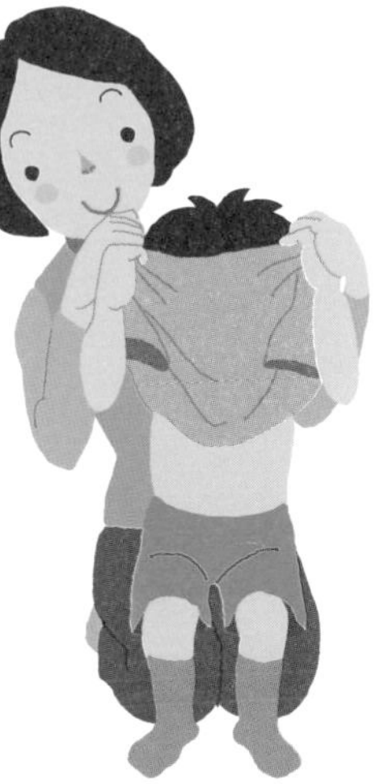

步驟 7

等到頭部通過領口後，再協助孩子移動手腕，引導孩子一次一隻手套進袖子裡。為了讓孩子更能辨別方向，可以先將袖子前端拉出來，讓孩子更容易清楚看見袖子。

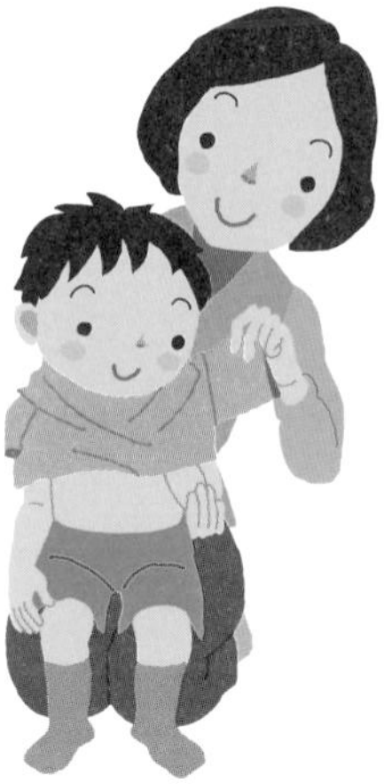

步驟 8

在拉好衣襬時，也要讓孩子一起抓住衣襬，引導孩子把衣襬往下拉好。衣服背面也要以雙手或是單手抓住衣襬，與孩子一起把衣襬拉整齊。此時可以利用鏡子，讓孩子確認自己是否有把衣襬拉好。

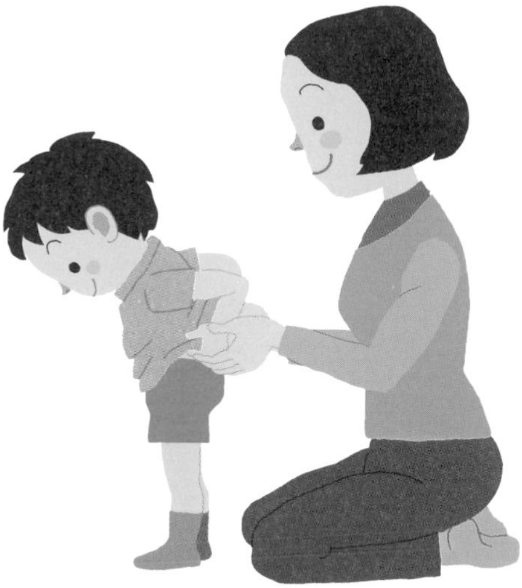

脫衣

步驟1

讓孩子坐在前面，輔助者則坐在孩子後方。可以讓孩子坐在輔助者的膝蓋上。

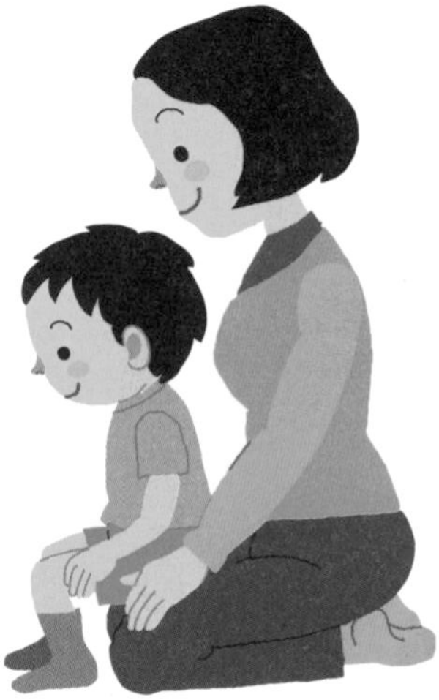

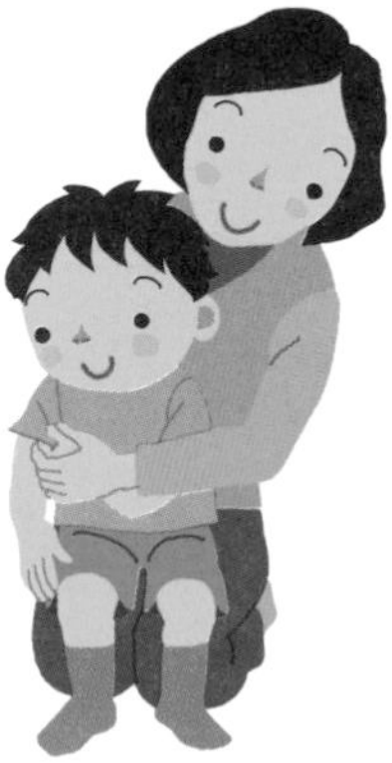

步驟2

讓孩子用一隻手抓住另一隻手的袖子，輔助者的手也要牢牢握住孩子的手不放開。

步驟3

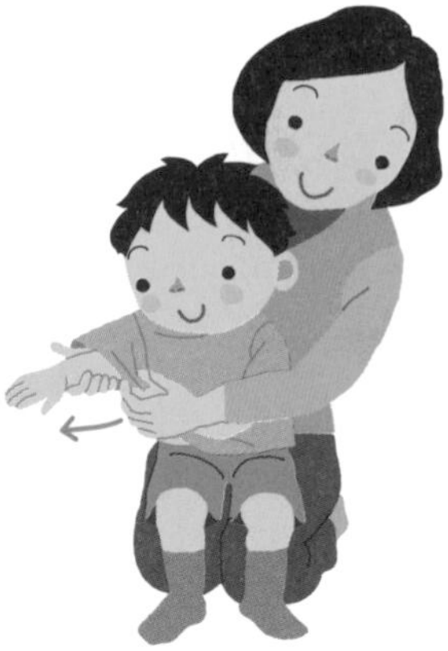

輔助者引導孩子從上方與外側抓住袖子，讓孩子的手肘伸直，讓手臂抽出袖子。輔助者此時必須用另一隻手輕輕拉動T恤，讓孩子的手肘更容易抽出袖子。要是一直脫不下來，則必須從T恤裡面抓住孩子的手腕，引導孩子抽出袖子。

動作的重點

當頭部套進衣領時要稍微協助孩子

由於此時孩子看不清楚眼前的狀況，輔助者可以從後方幫忙拉起衣領或袖口，注意別轉動到上衣的方向。

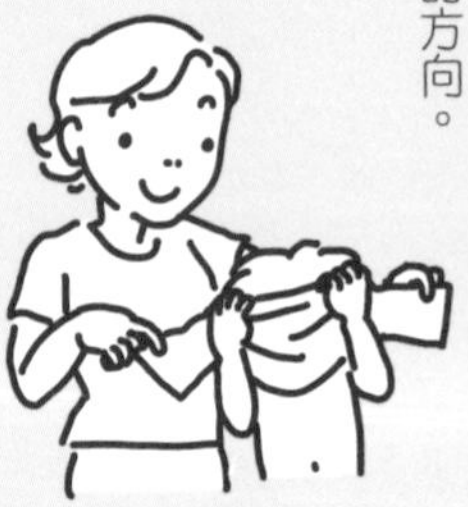

多點巧思

- 在袖子裡縫上一個能讓大拇指套進去的小套環。將大拇指套進去就可以更容易脫掉袖子。
- 若是孩子難以區分衣服的正反面，可以在衣服背面做上記號，讓孩子認記號來辨別正反面。

步驟 6

讓孩子以雙手抓住T恤的領口，往上拉脫掉T恤。若是孩子做不好的話，輔助者可以從上方握住孩子的雙手，協助孩子的動作。

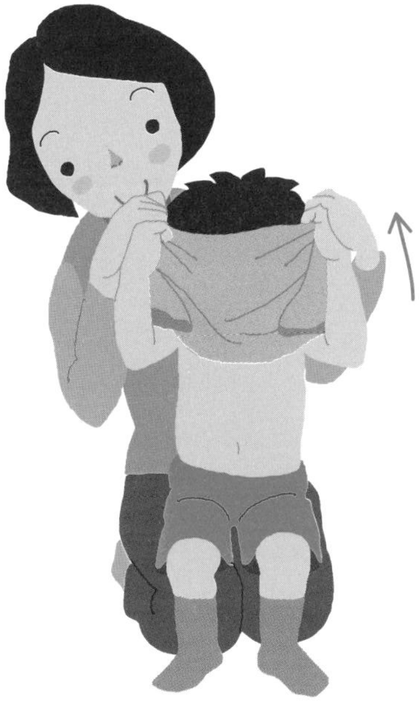

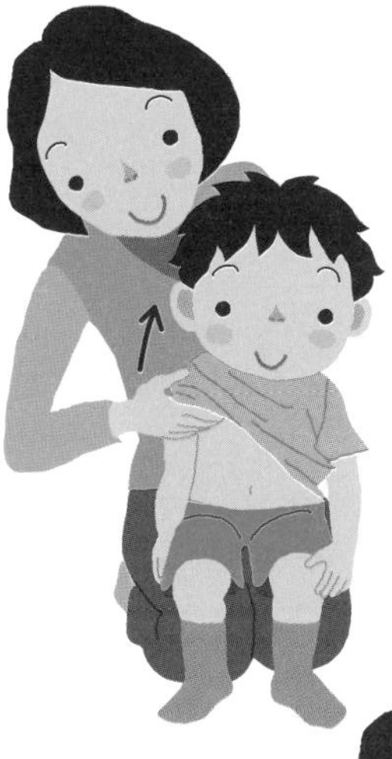

步驟 4

當孩子的一隻手成功抽出袖子後，輔助者此時要將T恤稍微拉向還沒脫掉袖子的那一邊，讓另一隻手更容易抽出袖子。

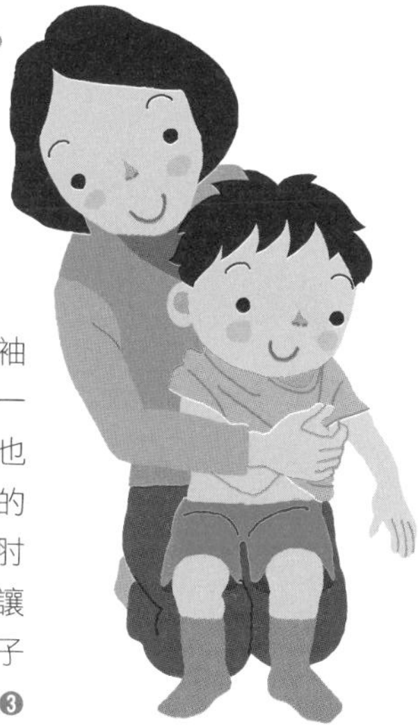

步驟 5

指導孩子用已經脫掉袖子的那隻手，抓住另一隻手的袖子，輔助者也要從上方握住孩子的手，並讓孩子的手肘保持伸直的狀態，讓孩子自己嘗試把袖子脫掉。其它皆與步驟❸相同。

當孩子的左右手表現有差異時的協助方式

在脫衣服時，由於衣服沒有太大空間，因此應先從動作較靈活的那隻手開始脫起。反之在穿衣服時，由於衣服空間較多，則應該先以動作較不靈活的那隻手穿上袖子。

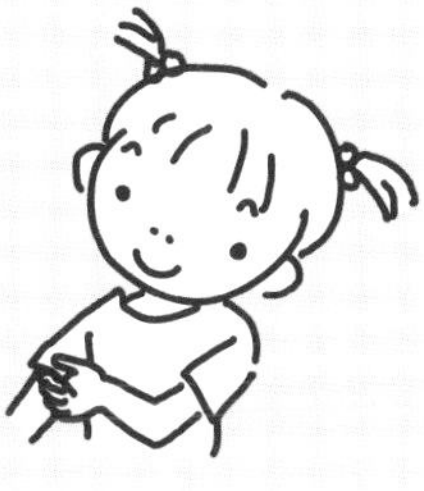

從袖子開始脫

脫衣服時從袖子開始脫，就不會造成袖子往內捲起的狀況。若是孩子抓不住長袖的話，則可以讓孩子先把手縮進袖子裡，再用另一隻手抓住整個袖子。

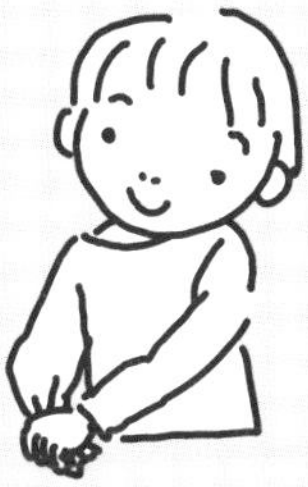

準備

● **前方是以鈕扣或拉鍊扣合的外套**

請準備一件經常穿著的制服或是比較寬鬆的夾克等外套。剛開始練習時，選擇像是夾克這種剪裁比較寬鬆、質地不會太硬的外套會比較好。不過於柔軟的衣服能比較容易讓手腕穿過去，具有彈性的衣服也會比較方便穿脫。

穿衣

步驟 1

輔助者站在孩子後方，以站著的姿勢穿外套。

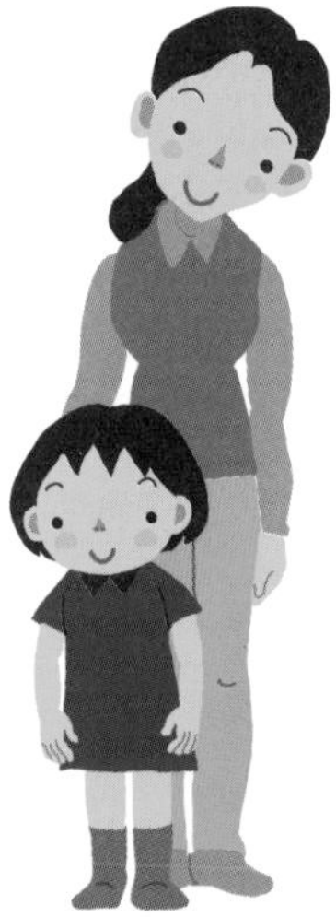

步驟 2

將外套的正面朝向孩子。若孩子的慣用手是右手的話，讓孩子以右手抓住衣領的標籤部位，此時輔助者也要用右手從上方握住孩子的手。

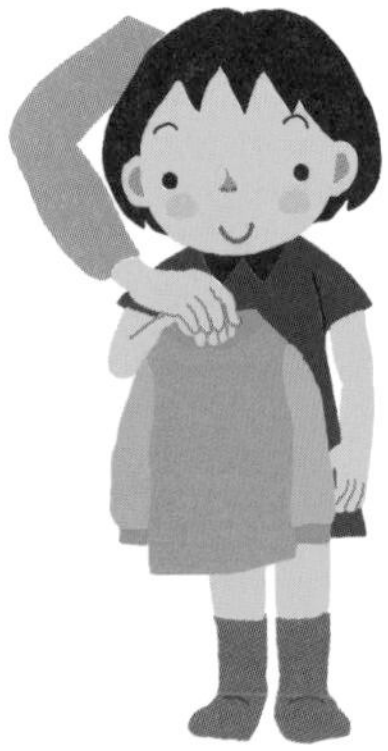

多點巧思

● **讓手臂套進袖口時，為了讓孩子更能清楚辨別套進手臂的位置，可以在內側袖口貼上有顏色的布膠帶。另外，領口的標籤部位以及要用手抓住的位置，也都可以貼上有顏色的布膠帶，讓孩子更能清楚辨識，而且左右兩邊若能使用不同的顏色會更好。此外，使用孩子喜歡圖案的熨燙布貼，燙在衣服內側也是不錯的方法。**

步驟 3

輔助者以左手引導孩子的左手套進右邊的袖子裡。

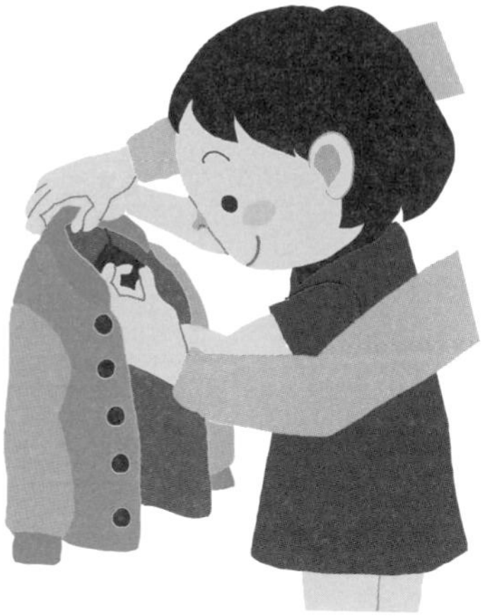

步驟 4

輔助者用左手握住孩子已經套進袖子裡的左手，將孩子的肩膀稍微舉高，讓袖子不至於從手臂掉下來。

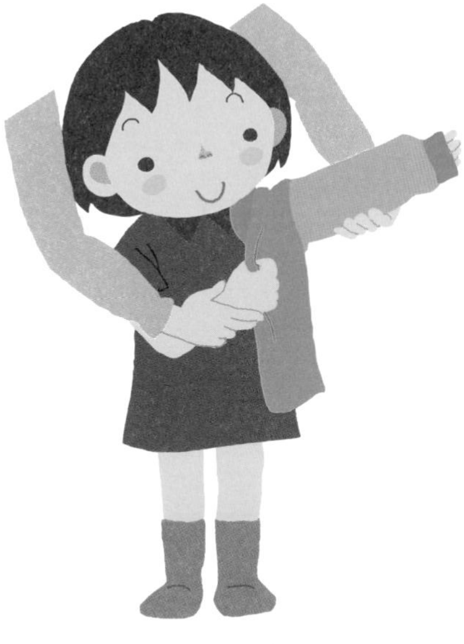

步驟 5

輔助者協助孩子稍微拉好衣服，讓孩子的右手更容易通過袖口，引導孩子的右手穿過右邊袖子。請孩子放下左手，以左手抓住外套右前方，讓右手更容易穿進袖子。

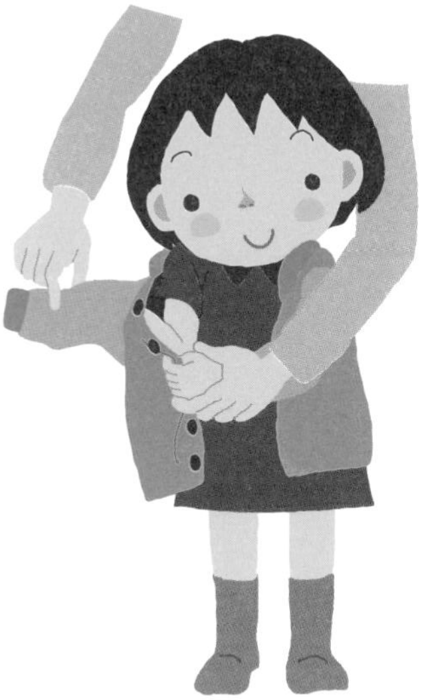

步驟 6

當手臂穿進袖子後，右手也要舉到比肩膀稍高的位置，以左手調整右邊肩膀的位置，把外套穿好。

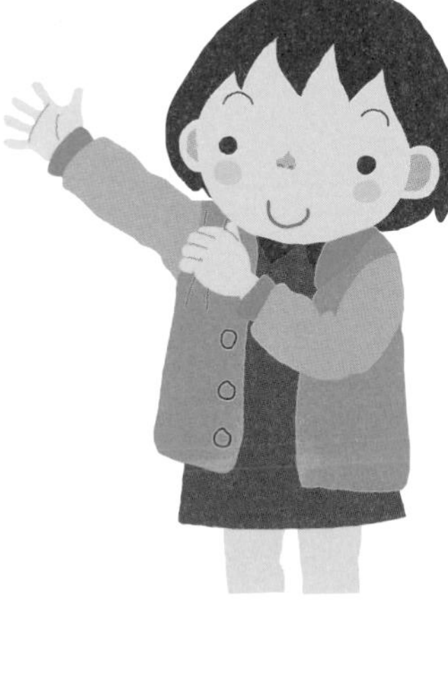

脫衣

步驟 1

輔助者與孩子的姿勢、位置，皆與穿衣時相同。

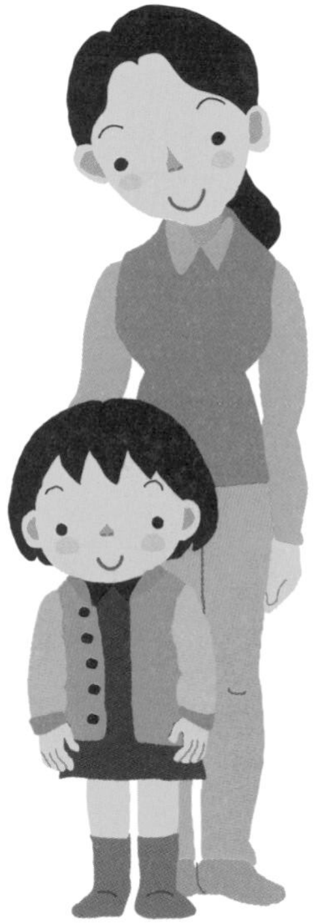

步驟 2

若孩子的慣用手是右手，要讓孩子以左手抓住右手袖口，此時輔助者必須從上方握住孩子的左手。

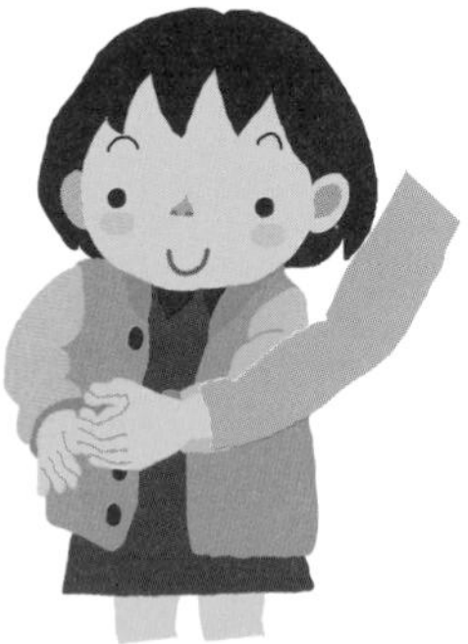

步驟 3

引導孩子挪動手臂，讓右手肘更容易活動，使右手臂抽出袖子。

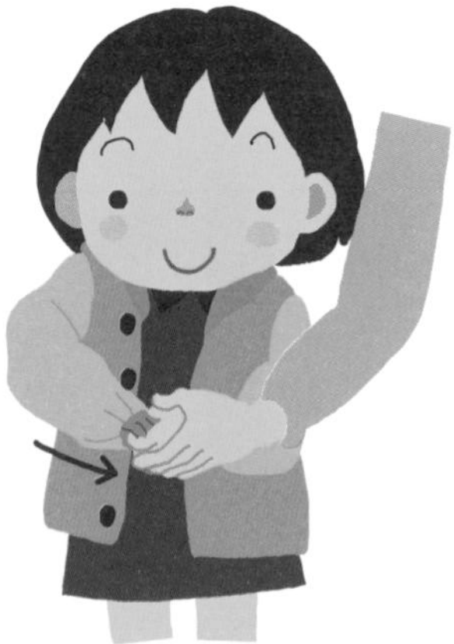

步驟 4

讓孩子以右手抓住左手袖口，此時輔助者必須從上方握住孩子的右手。引導孩子直接把左邊袖子往右前方拉，便能讓左手臂順利抽出袖子。

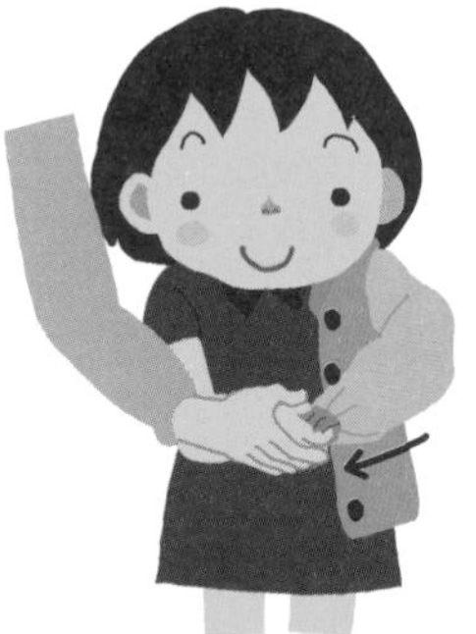

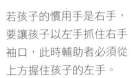

動作的重點

協助穿脫時都要站在孩子的背後

協助孩子穿脫外套時，跟穿脫套頭上衣時一樣，最重要的就是要站在後面引導孩子的動作。剛開始可能會有點困難，不過只要從後方引導孩子成功完成穿脫動作，孩子就能獲得更高的成就感。

另一方面，輔助者從上方握住孩子的手，不要輕易放開。

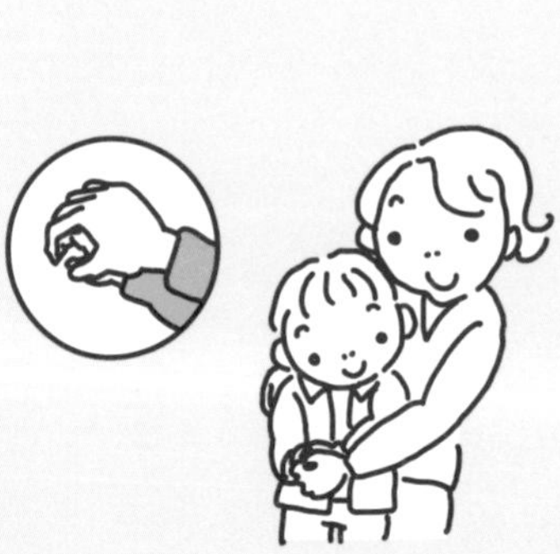

接下來的步驟

慢慢減少協助

若孩子已經可以靈活地穿脫某部位的衣服時，就不需要從旁協助了。舉例來說，在快要穿好之前，當孩子的第二隻手已伸進袖子，就可以試著不要協助孩子，讓孩子體驗到靠自己力量穿好衣服的成就感。

試著挑戰材質較硬的衣服

如果孩子已經能順利脫下材質柔軟的衣服，接下來就可以讓孩子挑戰看看像是制服等比較沒有彈性的衣服。

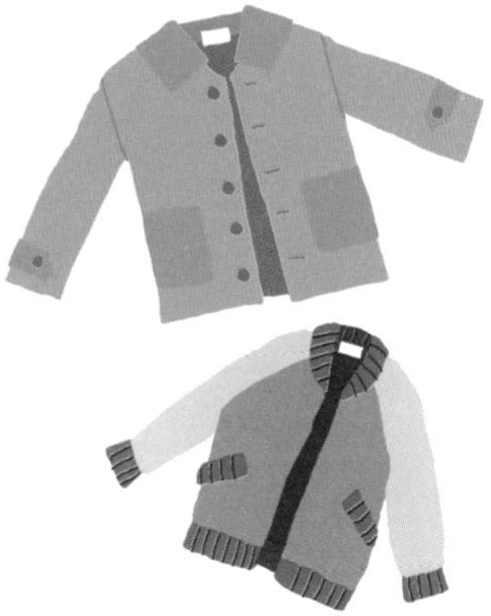

活用小遊戲

玩洋娃娃

可以讓孩子試著幫洋娃娃穿脫外套，玩裝扮洋娃娃的遊戲。雖然自己看不見自己的背後，但如果是玩洋娃娃的話，就可以將穿脫衣服的過程看得一清二楚，有助於讓孩子掌握身體與衣服的關聯性。

此外，可以讓孩子觀看輔助者幫其他人穿脫衣服的情形，也會有所幫助。

套圈圈

準備兩個套圈圈用的套環，將套環以橡皮筋綁起來。先以慣用手拿著一個套環，穿進非慣用手的手臂裡，接著繞過背後，讓另一隻手也穿進另一個套環裡。

剛開始練習時，可以將橡皮筋連接得比較長，會比較容易套進手臂裡。接下來再以相反的順序練習，試著自己把套環脫掉。

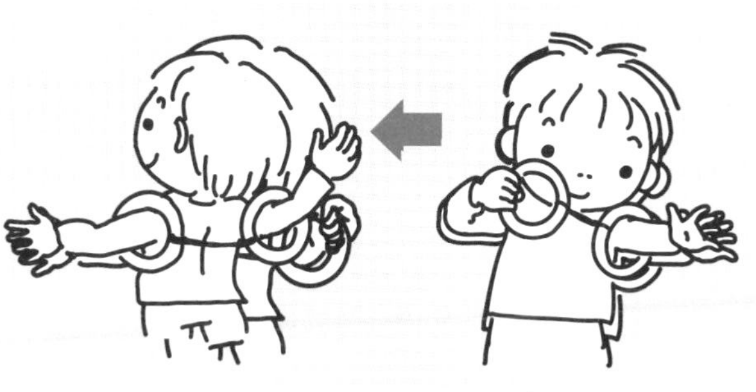

各種情況的對應法

孩子還沒有出現慣用手

請仔細觀察孩子的日常生活情形。當孩子投球、堆積木、抓握湯匙與鉛筆時，究竟比較常用哪一隻手呢？將孩子比較常用的那隻手當作慣用手，來指導孩子穿脫衣服吧！

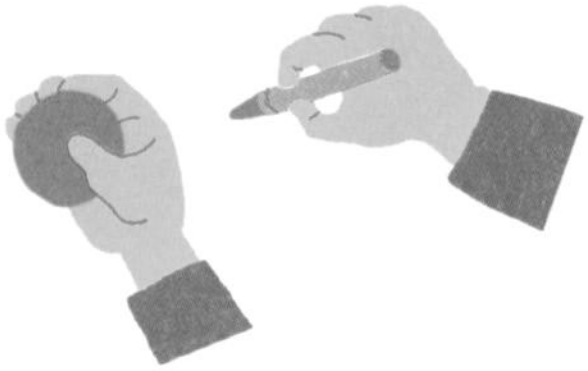

孩子的手抓不住衣領的標籤部位或袖口 第一種

在協助孩子學會日常動作時，輔助者自己的動作也必須非常熟練才行。一旦孩子的手抓住了衣服，輔助者就必須立刻從上方握住孩子的手，並且持續握住不放開。要是反覆地握住孩子的手又鬆手，不僅無法讓孩子順利學會穿脫衣服，反而還會使孩子變得討厭穿脫衣服。

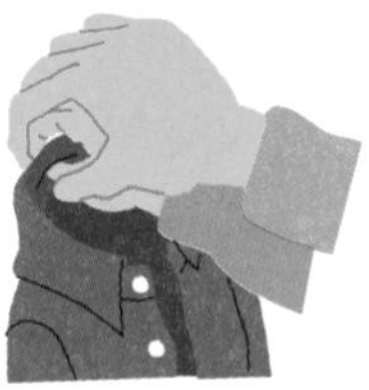

脫下沒有彈性、剪裁合身的制服

在脫下制服袖子時，若是將袖子往身體前方拉，也無法讓手臂順利脫下袖子。此時應該要將雙臂往後伸，若慣用手是右手的話，應以右手抓住左邊袖口，將袖子拉離手臂。脫掉一邊袖子後，再從身體前方脫掉另一邊的袖子。

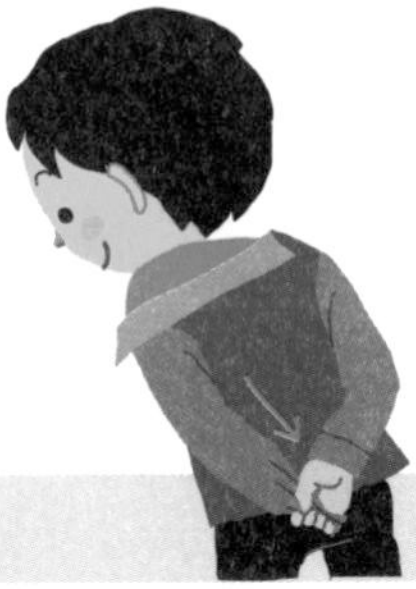

孩子的手拿不住衣領的標籤部位或袖口 第二種

建議可在希望孩子抓住的部位，縫上較粗的布條當作把手，這麼一來孩子就只要抓住領口的把手就好。等到孩子可以自己抓住時，接下來可以將把手改成只容納得下大拇指的寬度。

除了縫成環狀把手之外，也可以在布條前方縫上一個彈珠大小的圓鈕，讓孩子更容易抓住衣領。

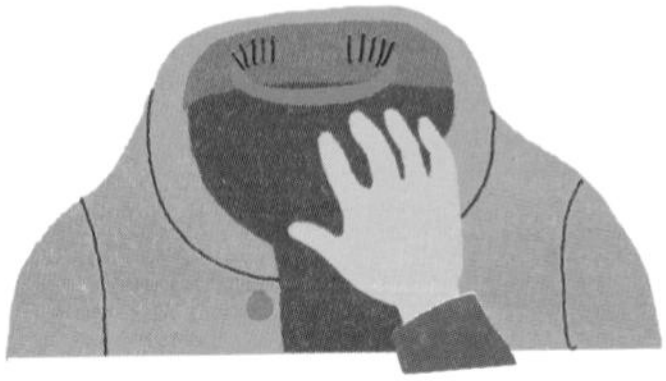

準備

● **短褲或長褲**

從短褲開始練習穿脫褲子，能比較容易學會。請選擇剪裁較寬鬆、材質滑順且具有彈性的褲子。剛開始練習時，選擇腰部為鬆緊帶設計的褲子為佳。

脫褲子

步驟1

輔助者站在孩子後方，以站著的姿勢脫褲子。

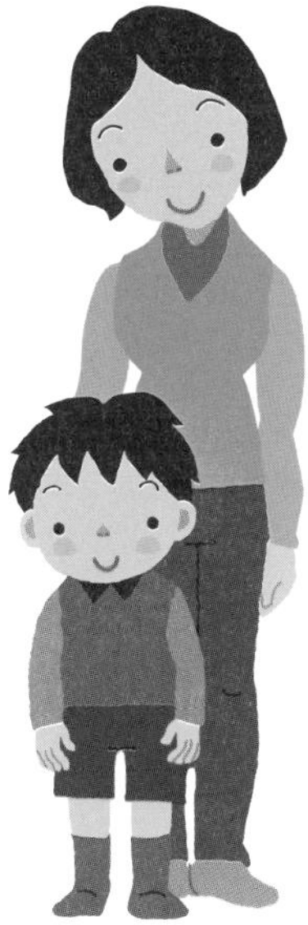

步驟2

讓孩子用雙手抓住腰部左右兩邊的褲頭，接著輔助者要從上方握住孩子的雙手。

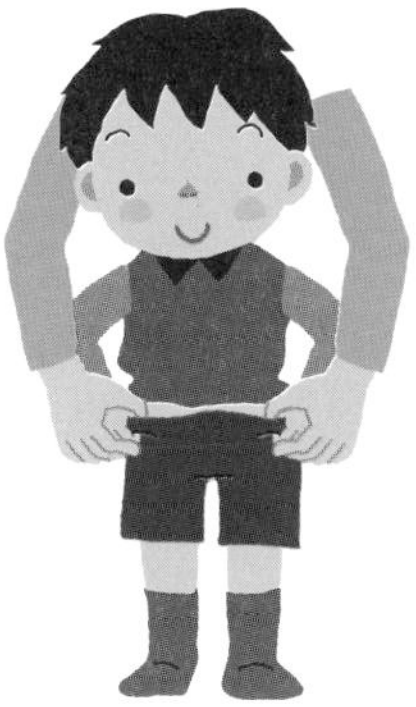

步驟3

輔助者引導孩子挪動臀部，把褲子脫下來。

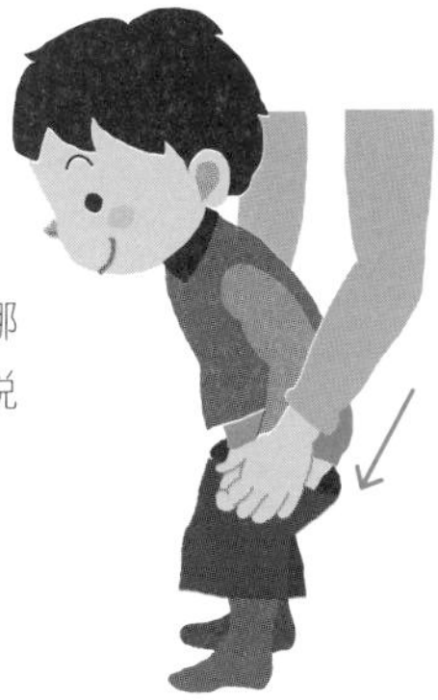

步驟4

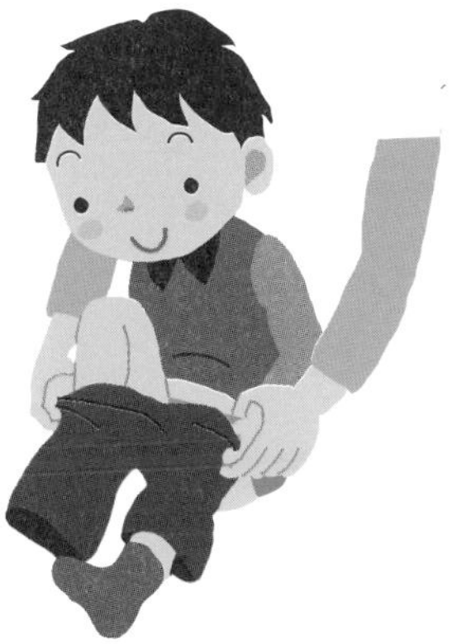

將褲子從臀部脫下後，請孩子直接坐在地上，將雙腳輪流抽出褲管。若孩子可以維持平衡，就可以直接以站著的姿勢輪流抽出雙腳。必要時應以雙手一邊拉動褲管一邊脫褲子，避免讓褲子內側翻出。

穿褲子

步驟 1

讓孩子坐在地板上，雙腿輕輕朝前靠攏。輔助者跪坐或跪在孩子正後方。

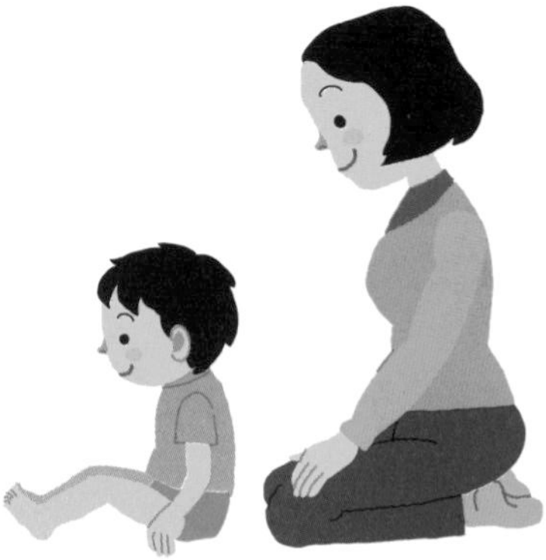

步驟 2

把褲子正面朝上放在地板上，並將腰部位置靠近孩子，整齊擺在孩子面前。

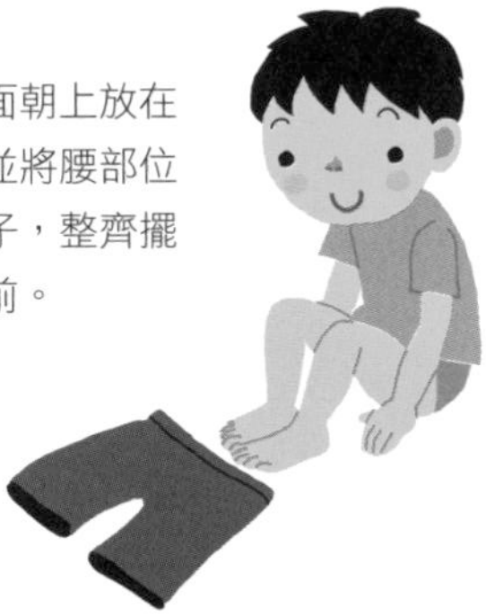

步驟 3

與孩子一起抓住褲頭，使褲頭稍微離開地面。引導孩子抬起一隻腳伸進褲管。

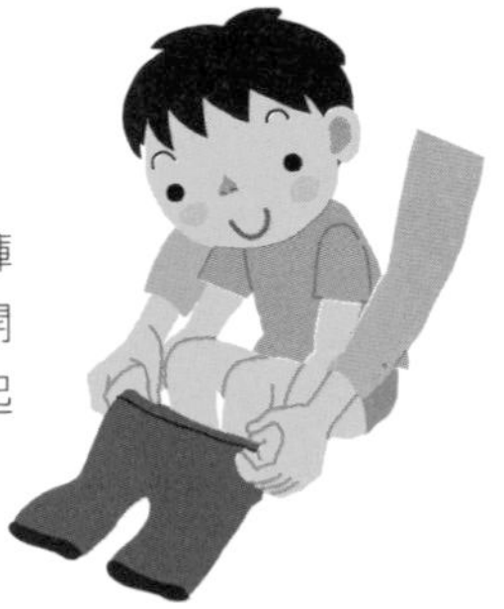

步驟 4

讓孩子以雙手抓住褲頭，輔助者從上方以右手握住孩子的右手、左手握住孩子的握手，協助孩子穿上褲子。

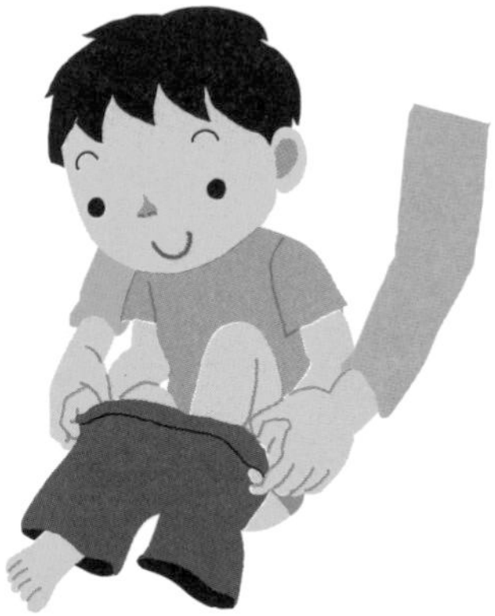

動作的重點

從比較簡單的脫褲子開始練習

由於脫褲子比穿褲子來得簡單，因此應該讓孩子從脫褲子開始練習，會比較容易學會。

孩子身體僵硬

若是孩子的身體較僵硬，坐在地上時無法將雙腳通過褲管的話，則可以讓孩子坐在板凳上，以相同的方式協助孩子穿上褲子。

多點巧思

- 練習時請挑選腰間鬆緊帶較鬆、褲管較寬鬆的褲子，比較容易穿脫。

步驟 5

維持雙手抓住褲頭的姿勢，將另一隻腳穿進褲管，讓腳部從褲管中伸出來。

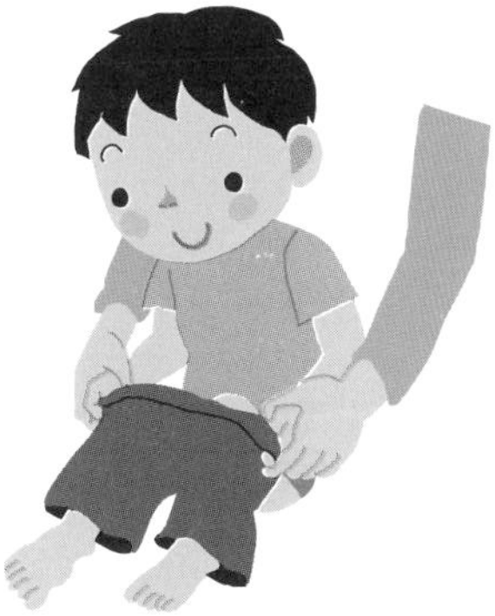

步驟 6

當雙腳都順利通過褲管後，將褲子拉到大腿部位。

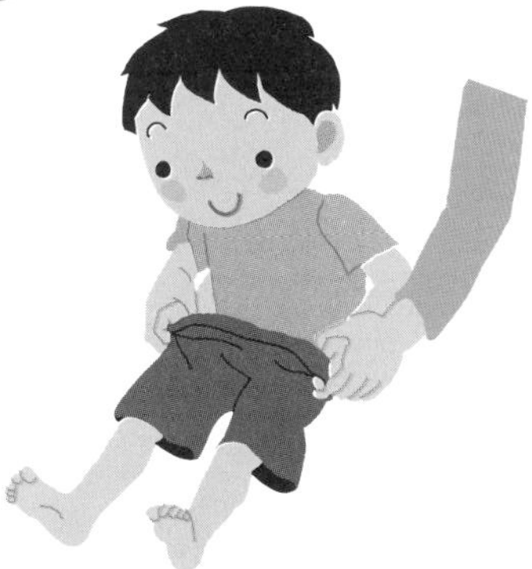

步驟 7

請孩子站起來，以左右手抓住褲頭左右或前後兩邊，輔助者從上方握住孩子的雙手，引導孩子拉上褲子穿到臀部。

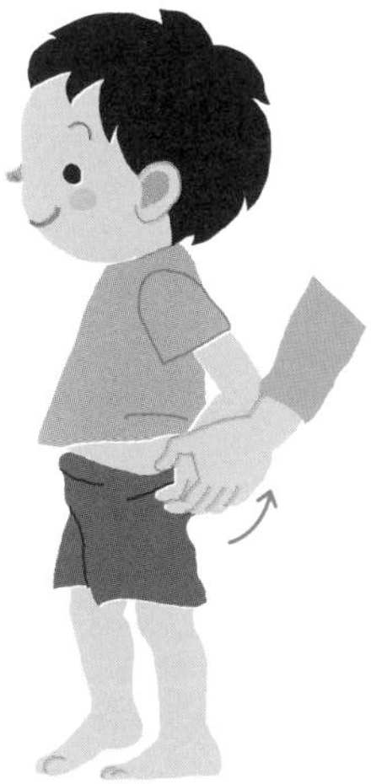

步驟 8

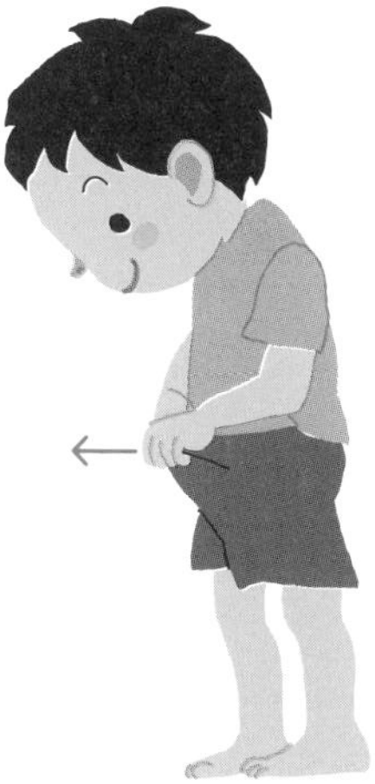

請孩子以單手抓住前方褲頭，並稍微拉開褲頭營造出空間，將上衣衣襬塞進褲子裡面，接著左右兩邊及後方也要以一樣的方式塞入褲頭。由於孩子看不到後方，因此在將衣襬塞進後方褲頭時，輔助者必須握著孩子的手，與孩子一起進行動作，引導孩子把衣服穿好。

拉上褲子的方法

穿上褲子時，若是不容易拉上臀部的話，可以讓孩子抓住褲頭的前後方，會比較容易往上拉。

當孩子站不穩時可以扶著桌沿

若是孩子站著穿脫褲子時容易站不穩的話，可以在孩子前方放一張桌子，讓孩子一邊扶著桌沿、一邊穿脫褲子。此外，輔助者也可以站在孩子後方，幫助孩子取得平衡。

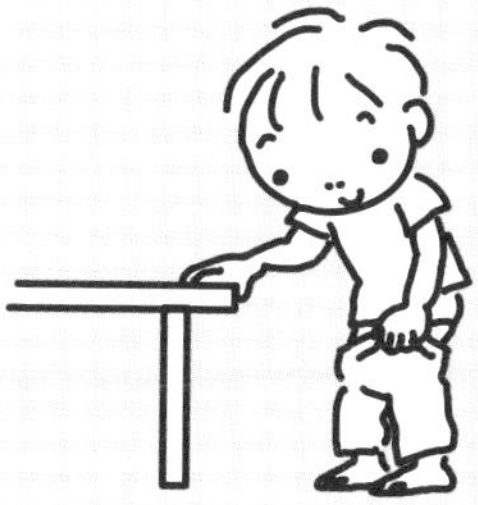

接下來的步驟

學會坐著穿脫後再練習站姿

請等到孩子學會坐著穿脫褲子後，再讓孩子試著練習以站姿穿脫褲子。

接著，可以讓孩子練習挑戰穿脫長褲，或是小腿部位剪裁比較合身的緊身褲。由於合身的褲子需要更大的握力與拉力，要是孩子力氣不夠的話會比較難以穿脫，因此請配合孩子的力氣來選擇適合的褲子。

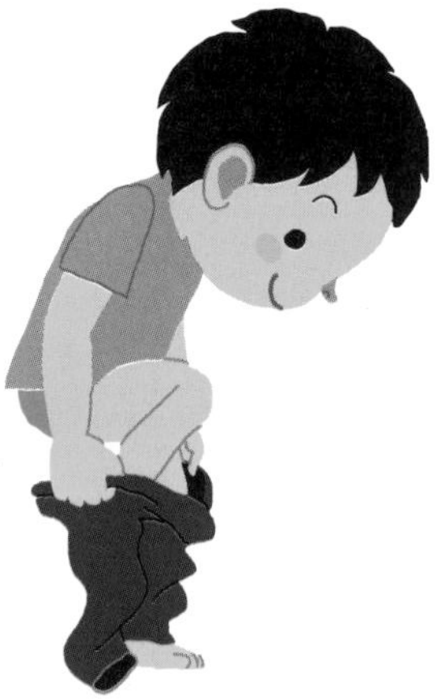

活用小遊戲

讓孩子玩會運用到雙腳的遊戲

若是孩子實在是不擅長穿脫褲子，很有可能是因為沒辦法隨心所欲活動雙腳、不擅長控制雙腳、缺乏單腳站立的平衡感，或是肌力不夠等原因。可以帶孩子到公園等戶外遊樂設施，遊玩能運動到全身的遊戲，或是與孩子一起玩傳接球，設法多玩上下樓梯、雙腳跳、跳格子等遊戲。

靈活運用浴巾與沐浴時光

可以試試用乾布摩擦身體的方法。利用毛巾摩擦雙腿，可以讓孩子加強意識到自己的雙腿，更能掌握身體概念。

在入浴時，讓孩子自己搓洗身體與手腳，也可以達到同樣的效果。

使用橡皮筋或套環

將橡皮筋連接成可以通過大腿寬度的環狀，或是利用同樣寬度的套環，讓孩子將橡皮筋或套環套進兩邊大腿後再取下。請準備各種顏色的套環，把許多色彩繽紛的套環套進雙腿，對孩子而言是很有趣的遊戲。此外，也可以做出能通過雙腿的橡皮筋環，就可以把橡皮筋環往上拉到腰部，接著再練習脫到腳底。

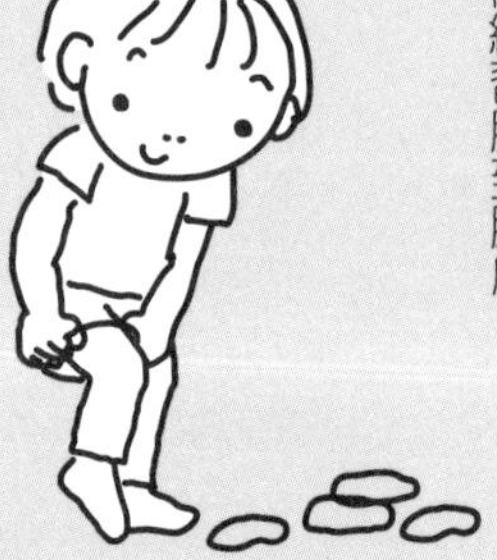

各種情況的對應法

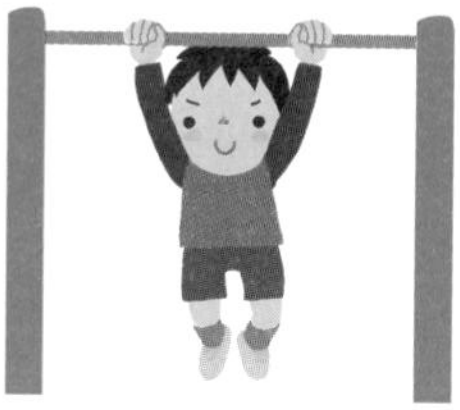

雙手抓不住褲子

當孩子以雙手抓住褲頭時，輔助者必須從上方牢牢握住孩子的雙手。平常可以讓孩子多玩吊單槓、攀爬架、立體格子鐵架等，需要用到較強握力的遊樂設施。

孩子只願意穿脫特定的褲子

請先確認孩子是否有自己對褲子的偏好，或是有沒有特別討厭的褲子觸感。通常只要過了一段時間，孩子的特殊偏好就會漸漸消失，剛開始練習時請多準備幾條一樣的褲子。請避免選擇孩子不喜歡的觸感。

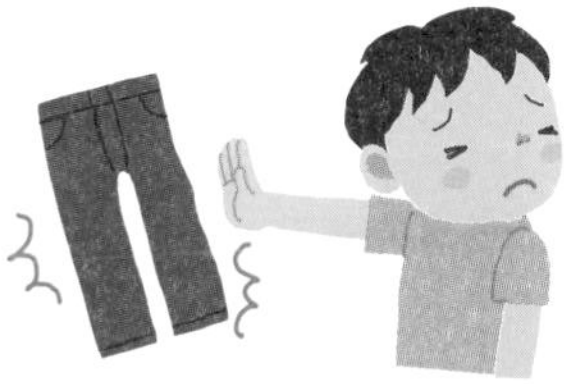

平衡感不佳、容易跌倒

可以試著讓孩子坐在有椅背與扶手的椅子上，練習穿脫褲子。在這樣的情況下，輔助者就必須站在孩子前方提供協助。此外，建議平常多讓孩子玩彈跳床等需要發揮平衡感的遊戲。

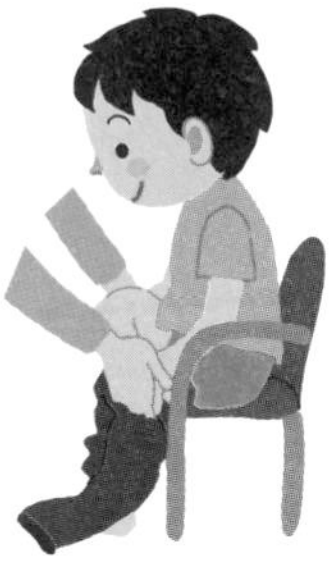

當孩子坐在地板上想要穿褲子時容易跌倒

讓孩子坐在地板上，彎曲雙腿，再用雙手環抱雙腿（抱膝坐姿）。讓孩子保持這個姿勢，輔助者從旁協助孩子維持平衡，試著小幅度地朝前後方向搖晃。接著，搖晃的幅度可以越來越大，也可以試試看往左右兩邊搖晃。如果可以的話，就讓孩子自己搖晃看看。

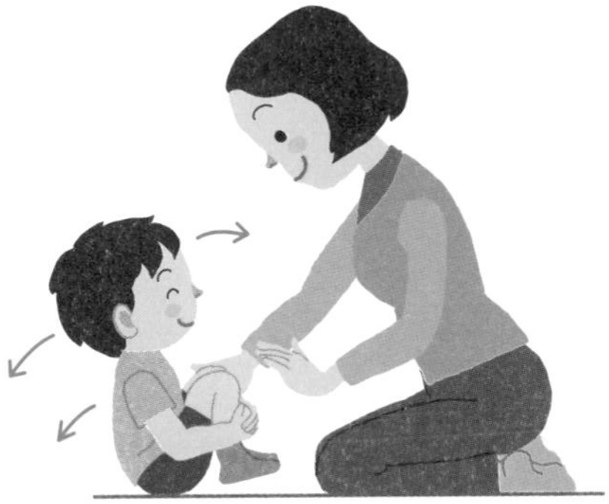

準備

● **襪子**

請準備材質較厚、滑順並具有彈性的襪子，長度則必須遮住腳踝，練習起來會比較容易。

脫襪子

步驟1 讓孩子坐在地板上，輔助者跪坐或跪在孩子正後方。

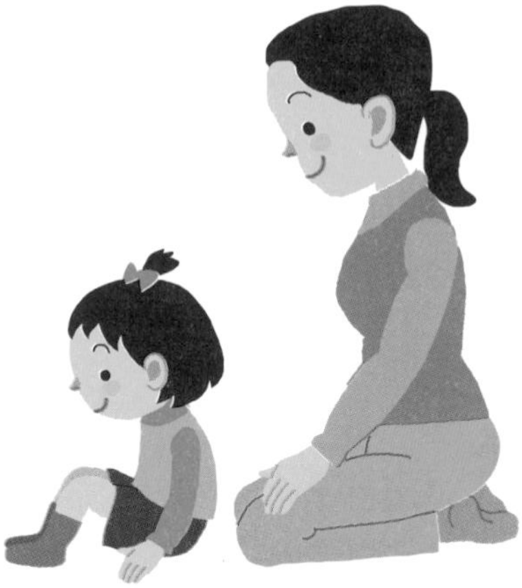

步驟2 要脫掉襪子的那隻腳先稍微往前放，另一隻腳則彎曲膝蓋收在後方。此時，雙手要扶著地板。

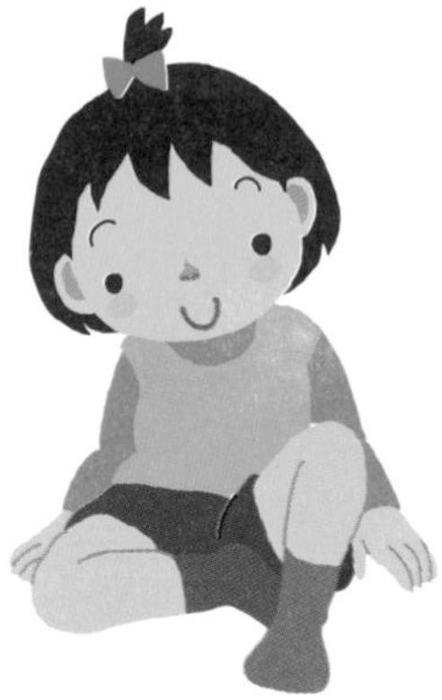

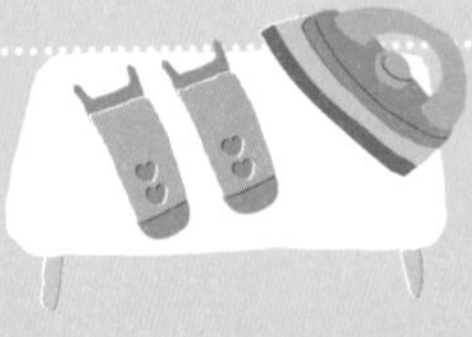

● **先用熨斗燙過襪子，讓襪子的腳背與腳底部位顯得平坦貼合，也會有助於讓孩子順利穿上襪子。**

多點巧思

● **長度僅到腳踝的踝襪，也很適合用來練習穿脫。**

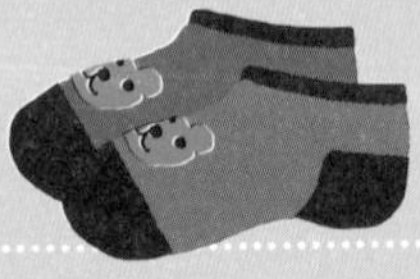

步驟 3

如果想要脫下右腳的襪子，請孩子將左手伸入襪子內側。此時輔助者也要從上方以左手扶住孩子的手，右手則必須支撐住孩子的右腳膝蓋，讓孩子的腳跟稍微離開地面。

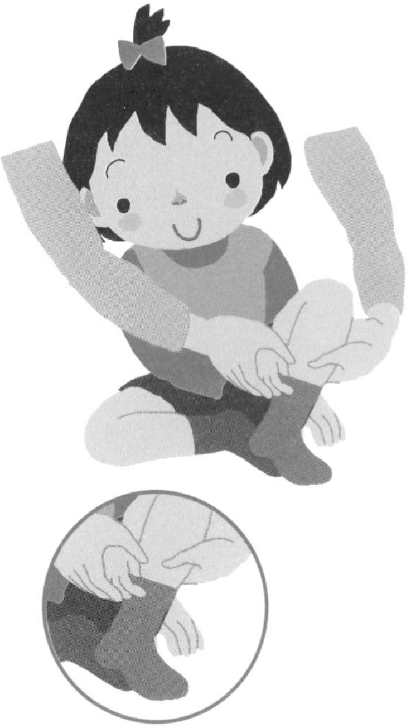

步驟 4

輔助者引導孩子將襪子脫離腳踝，當襪子脫離腳踝後必須先暫停動作。萬一孩子想要直接把襪子脫掉的話，輔助者原本支撐住孩子膝蓋的手，就必須壓住孩子的腳尖，讓孩子的腳尖貼住地板，不讓孩子把襪子直接脫掉。

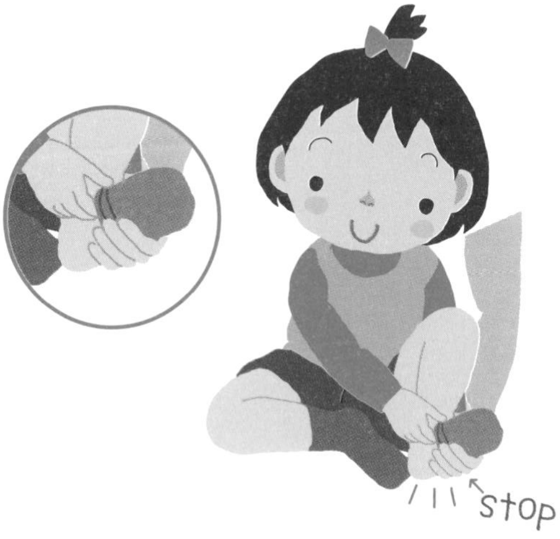

ステップ 5

利用雙手、或是與腳同側的手，抓住襪子前端並完整拉出來。

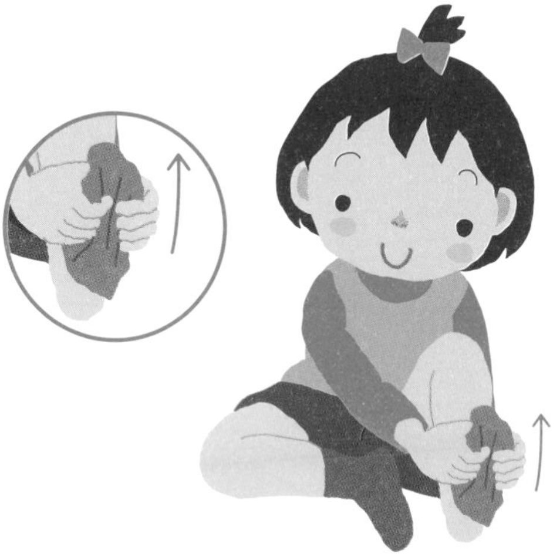

- **有些襪子在襪口邊緣具有容易拉上的拉耳設計。此外，也可以選擇在腳背部位有卡通圖案的款式，可以幫助孩子區分襪子的上下方向。**

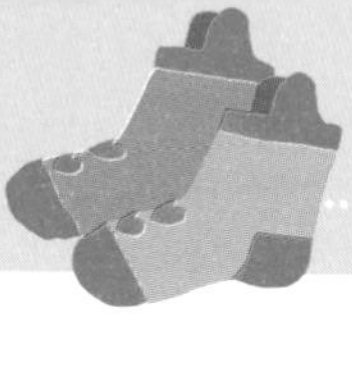

穿襪子

步驟 1

讓孩子坐在地板上，輔助者跪坐或跪在孩子正後方。

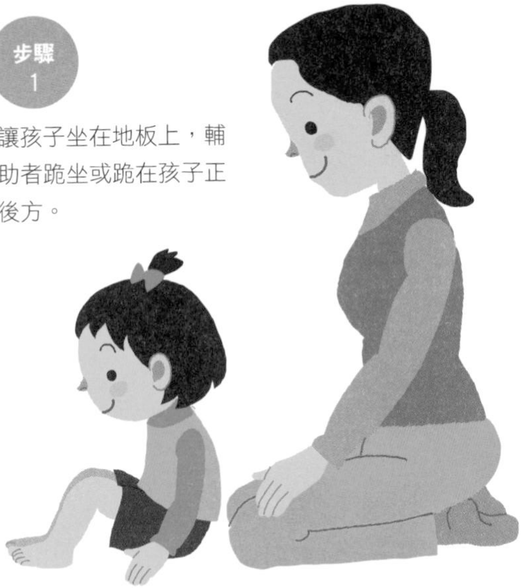

步驟 2

要穿上襪子的那隻腳垂直立在地板上，另一隻腳則彎曲膝蓋收在後方。此時，雙手要扶著地板。

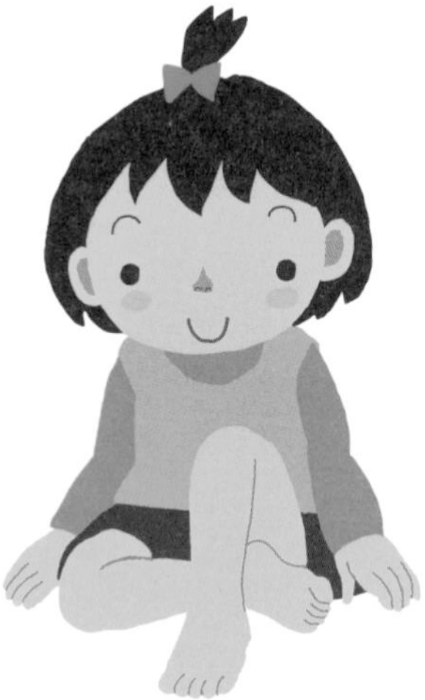

步驟 3

讓孩子拿好襪子，將襪子的腳跟部位朝下，兩隻手分別抓住襪口的左右兩邊，此時輔助者也要從上方跟孩子一起抓住襪口，不可鬆開。要穿上襪子那隻腳的膝蓋，位置必須在孩子的雙手之間。

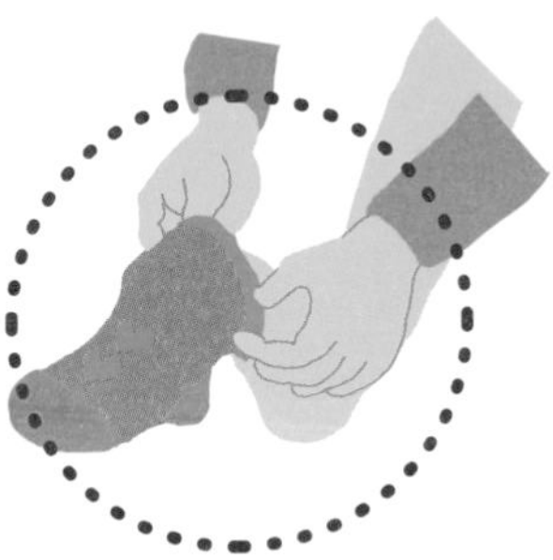

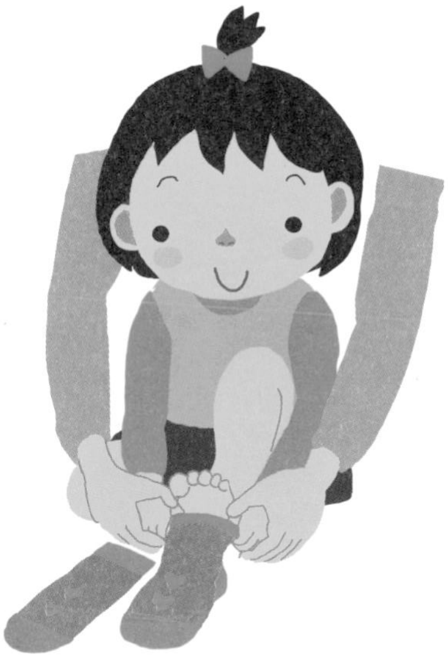

步驟 4

用力把襪口左右兩邊撐開，讓襪口保持比腳掌更寬的狀態。

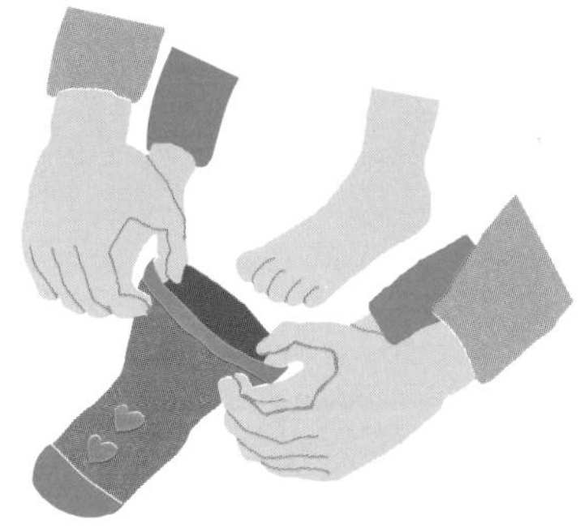

步驟 5

輔助者引導孩子的腳尖套進襪子裡，讓腳趾先穿進襪子。

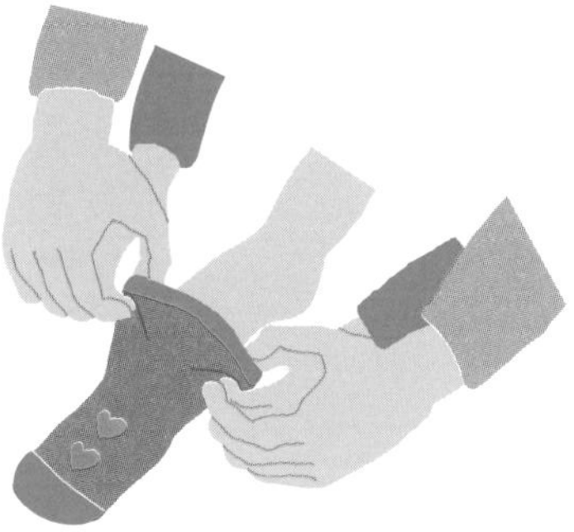

步驟 6

輔助者的雙手要一直握住孩子的雙手，陪孩子一起把襪子拉上來。同時告訴孩子在穿進襪子時，腳可以稍微往前伸。

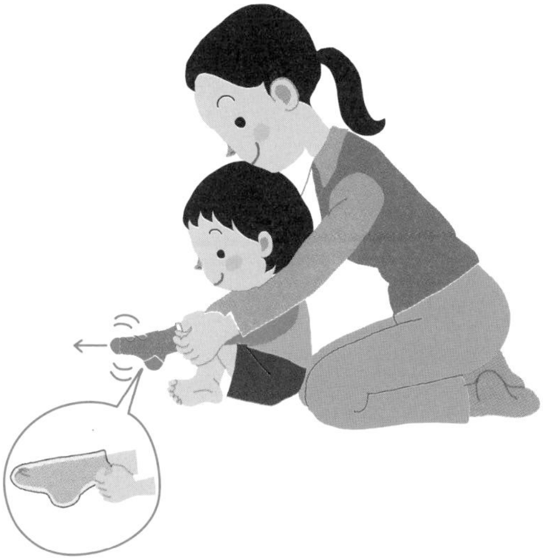

動作的重點

以側面抓握的方式抓住襪子兩邊

穿脫襪子時，要以側面抓握的方式抓住襪子兩邊，因為側面抓握是最能使力的姿勢。

教導孩子脫下來的襪子要注意不可往外翻。

要穿上襪子那隻腳的膝蓋要放在兩手之間

要穿上襪子的那隻腳，必須將膝蓋立起來放在雙手之間，這麼一來腳尖就會自然地離開地面往上抬，比較容易穿上襪子。

若是穿上襪子後腳踝的位置偏差太多，就把襪子脫掉，從第一個步驟重新開始練習。

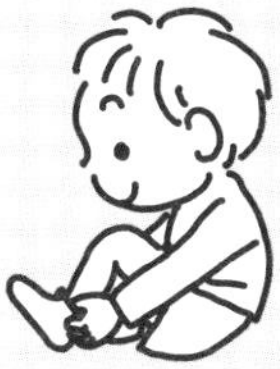

接下來的步驟

坐著、站著穿脫襪子

等到孩子已經能夠坐在地上靈活穿脫襪子後，接下來可嘗試坐在椅子上穿脫襪子，或是將背部靠在牆壁上穿脫襪子。若是靠在牆角，可以讓身體更安穩，穿脫起來更順利。

把往外翻出的襪子翻好

若是脫下來的襪子內側往外翻出來了，就要引導孩子利用非慣用手抓住襪口，以慣用手伸進襪子裡，從裡面抓住襪子的腳趾部位往外拉出來。

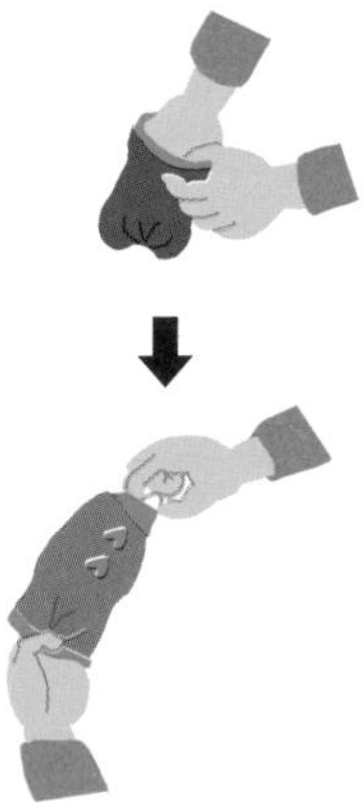

活用小遊戲

讓孩子體驗穿襪子的感覺

可以讓孩子試著拿塑膠袋或紙袋，玩套上腳掌再脫掉的遊戲。穿上塑膠袋或紙袋走路很容易會跌倒，家長請務必要在一旁看著孩子。也可以讓孩子穿上紙袋，模仿機器人走路的步伐。

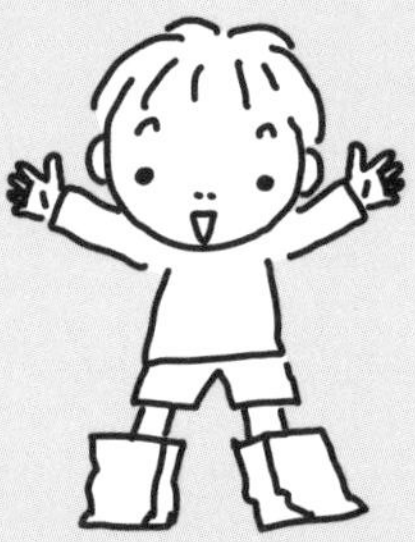

玩益智遊戲

穿脫襪子就像是在腳上玩三次元立體遊戲一樣，因此可以給孩子立體積木，讓孩子玩拼積木遊戲。此外，也很推薦給孩子玩形狀有四角形與三角形等、利用磁力輕鬆吸附的磁力積木，組成立體的形狀，訓練空間感。

玩腳底遊戲

要順利穿上襪子，前提是必須能夠隨心所欲活動雙腳，同時也要能夠操控隱藏在襪子裡、無法直接看到的腳趾才行。為了讓孩子能夠活動看不見的腳趾，並將腳跟放入襪子的腳跟部位，培養出腳部的身體概念也非常重要。那麼，要如何培養出腳部的身體概念呢？平時可讓孩子在不危險的情況下，赤腳踩在沙灘或草地上，或用腳底直接踩在立體格子鐵架、爬竿上，讓孩子體驗用腳底攀爬的感覺，也是必要的訓練。

若是孩子不喜歡赤腳走路的話，就要找一位孩子信任的對象，在陪孩子玩的時候，稍微用力一點抓住孩子的整個腳掌，必須讓孩子習慣腳部被觸摸。若是很難做到的話，請向職能治療師等專業人員諮詢。

各種情況的對應法

孩子不喜歡穿脫襪子

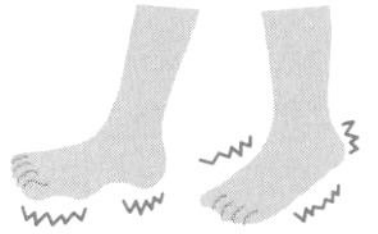

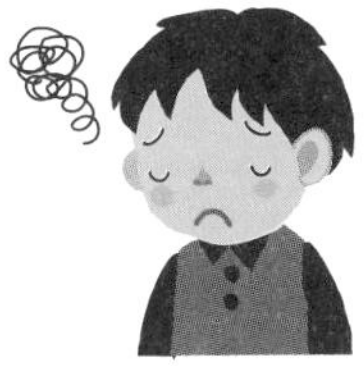

遇到這種情況，一定要找出孩子不喜歡穿脫襪子的主因。孩子討厭穿襪子是因為襪子太滑嗎？還是不喜歡襪子的材質呢？也有可能是排斥穿上襪子的感覺或是喜歡赤腳等，各種原因都可能造成孩子不喜歡穿襪子。

另一方面，也有些孩子是因為腳底比較敏感，不敢赤腳走路；有些孩子則是對於襪子有特別的偏好，一穿上就不想脫下來了。可試著向孩子確認看看原因，或仔細觀察孩子的其他生活情形。請參考「感覺能力不發達」（P20）的章節，試著找出原因吧！

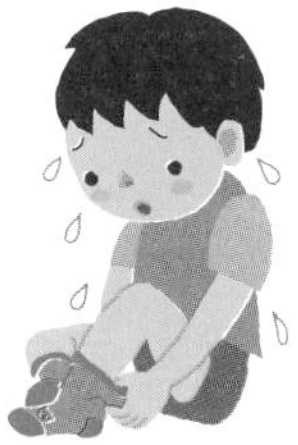

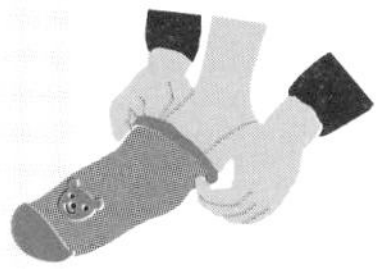

腳底容易冒汗

若是孩子的腳底容易冒汗的話，襪子很容易黏在腳上，造成穿脫不易。可先確實擦乾腳底汗水，或是在腳底沒有冒汗時練習穿脫襪子。若是無論如何都一定要練習的話，可以在已經穿上襪子的腳上，再套上比較大的襪子練習穿脫，不過並不建議這麼做。

孩子無法牢牢抓住襪子

可以讓孩子拿著曬衣夾，夾到厚紙板上來玩（參考P42）。比起取下曬衣夾，必須要確實用力才能夾上曬衣夾，因此效果會很顯著。可以將厚紙板剪裁成圓形，畫上獅子的臉，在周圍夾上曬衣夾當作是獅子的鬃毛，以好玩的情境引導孩子練習。

腳部不便的孩子

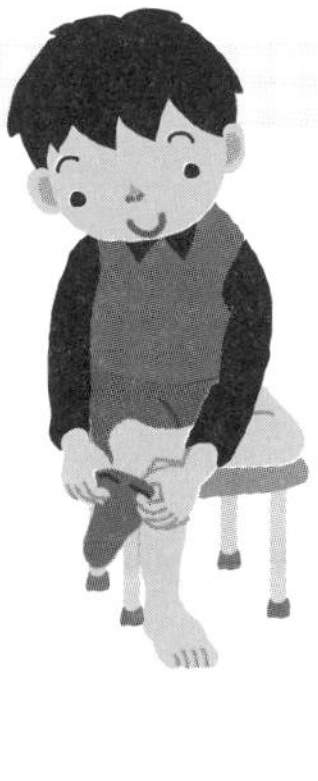

讓孩子坐在穩固的椅子上，把想要穿脫襪子的那隻腳翹在另一隻腳的膝蓋上。拿襪子時不是抓在襪口的左右兩邊，而是要以雙手抓住上下兩側再穿上襪子，讓腳部不便的孩子以這個方式練習穿襪子。

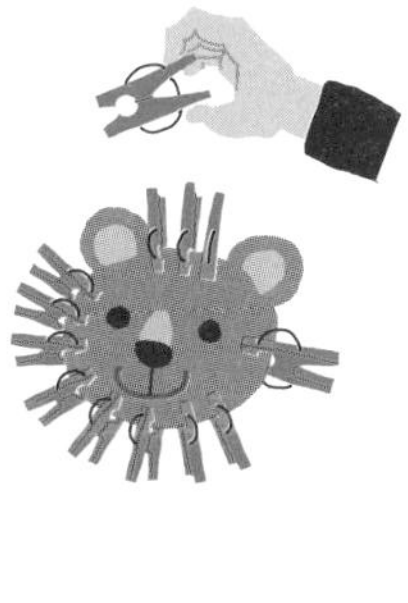

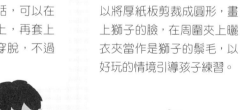

準備

● 附有釦子的外套

請選擇表面比較大、邊緣較厚的釦子，會比較容易抓握。外套則要挑選尺寸較大、具有彈性的材質。

解釦子

步驟 1

輔助者在孩子正前方跪著或跪坐，讓孩子在面前站好，注意衣襬要拉好，不可翻摺起來。

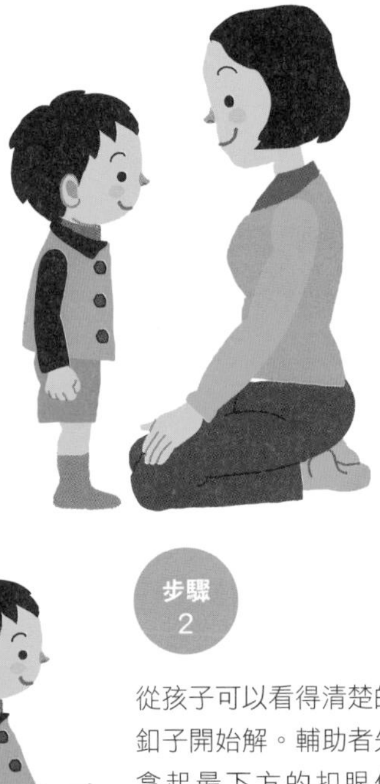

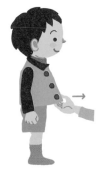

步驟 2

從孩子可以看得清楚的釦子開始解。輔助者先拿起最下方的扣眼位置，傾斜地撐開布料，讓孩子可以從上方看清楚要如何解釦子。

步驟 3

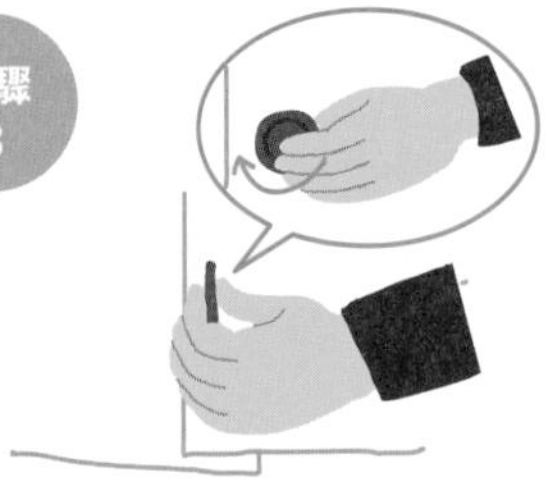

若是扣眼在左側的話，孩子必須以左手的大拇指內側抓住釦子，將釦子立起來，與布面形成垂直狀態，當釦子脫離扣眼時，就把釦子順勢推出去。剛開始只要練習讓釦子脫離扣眼即可。

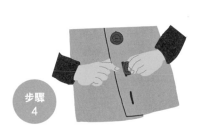

步驟 4

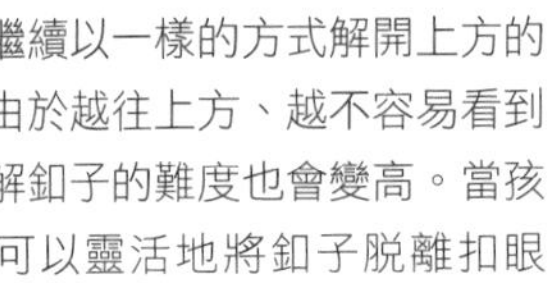

接下來繼續以一樣的方式解開上方的釦子。由於越往上方、越不容易看到釦子，解釦子的難度也會變高。當孩子已經可以靈活地將釦子脫離扣眼後，就可以練習以右手拉住扣眼旁邊的布料，讓釦子更容易脫離扣眼、解開釦子。

扣鈕子

步驟 1

輔助者在孩子正前方跪著或跪坐，讓孩子在面前站好，注意衣襬要拉好，不可翻摺起來。

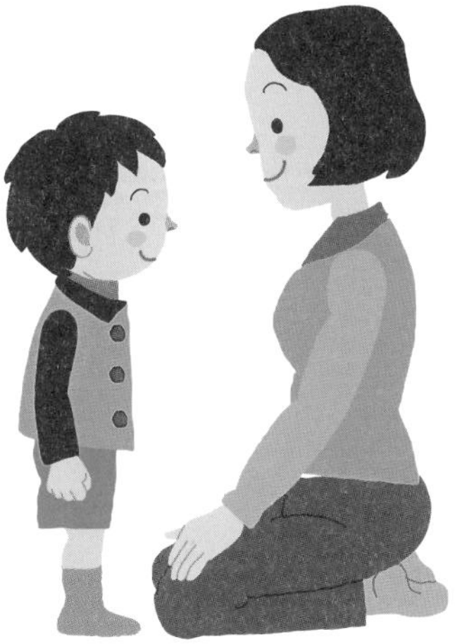

步驟 2

跟解鈕子時一樣，扣鈕子也要從最下方開始扣。輔助者先拿起最下方的扣眼位置，傾斜地撐開布料，讓孩子可以從上方看清楚要扣入鈕子的扣眼位置（內側）。

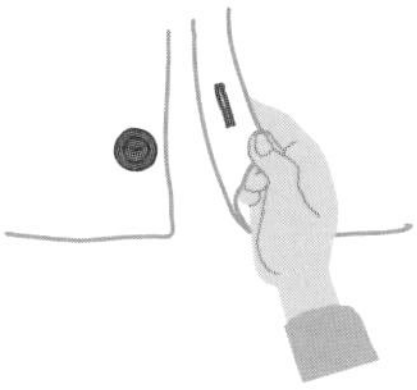

步驟 3

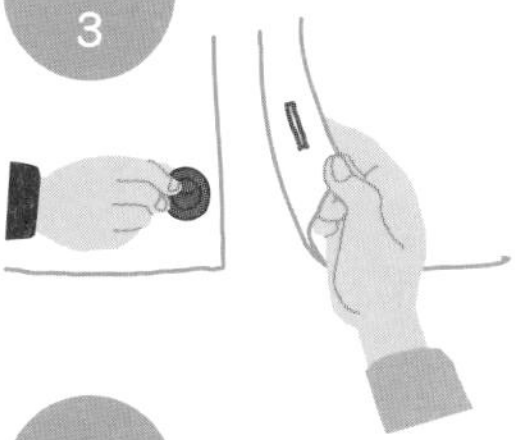

若是扣眼在左側的話，孩子必須以右手大拇指內側抓住鈕子，試著將鈕子放入扣眼。剛開始只要讓孩子把鈕子放進扣眼即可，接著再練習用左手把凸出扣眼的鈕子拉出來扣好。

步驟 4

接下來繼續以一樣的方式扣好上方的鈕子。由於越往上方、越不容易看到鈕子，扣鈕子的難度也會變高。當孩子已經可以靈活地將鈕子放入扣眼後，就可以練習以右手拉住扣眼旁邊的布料，讓鈕子更容易推進扣眼、扣上鈕子。

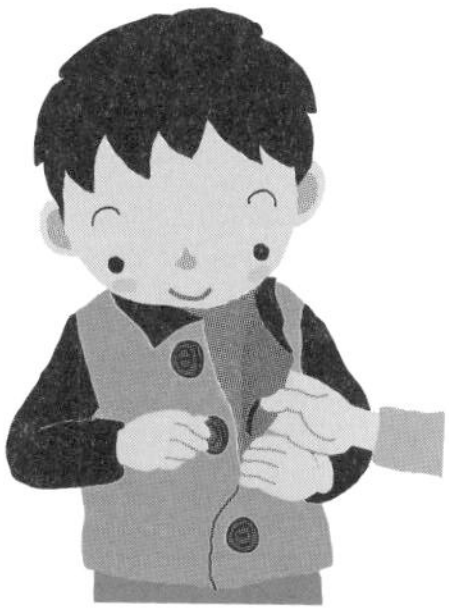

動作的重點

首先要專心把鈕子放進扣眼中

輔助者必須確實固定住扣眼，讓孩子能夠集中精神把鈕子放進扣眼裡。在練習扣鈕子時，輔助者的協助非常重要。

把衣服放在桌上練習

若是孩子不太會在穿著的狀態下把鈕子放進扣眼裡，可以先把衣服放在桌上練習。

多點巧思

- **若是鈕子的縫線較短、鈕子較緊的話，就先將鈕子拆下來，留下較長的縫線重新縫上鈕子，便能讓鈕子比較容易移動。**
- **若是不容易看清楚扣眼的話，可以在扣眼周圍縫一圈與布料不同顏色的線，突顯出扣眼位置。**

接下來的步驟

讓孩子練習自己扣釦子

接下來，就要讓孩子練習自己扣釦子。指導孩子拉住扣眼旁的布料，自己固定扣眼洞口。剛開始練習時，不要一口氣要求孩子自己扣上所有釦子，先練習自己扣起從最下方的釦子後，再慢慢往上增加。

練習只用單手扣釦子

無論是解下或扣上釦子，孩子總有一天可以在不盯著看的情況下輕鬆做到。慢慢地，孩子也能培養出指尖的感覺、了解釦子與扣眼的相互位置與動作，這麼一來，即使只用一隻手也能靈活解下、扣上釦子。

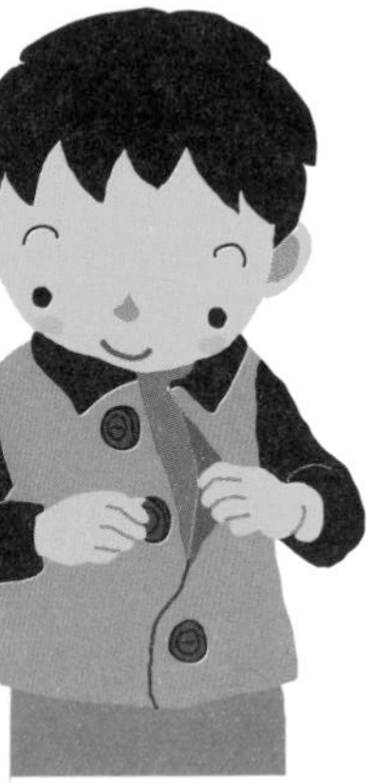

活用小遊戲

使用存錢筒或玩串珠遊戲

用手指捏著硬幣投入存錢筒或是串珠遊戲等，都包含了許多扣釦子的細節動作，建議可讓孩子多玩這類遊戲。至於串珠遊戲，可在線頭上貼一圈透明膠帶，讓線頭變得比較硬挺，串起來會更得心應手。

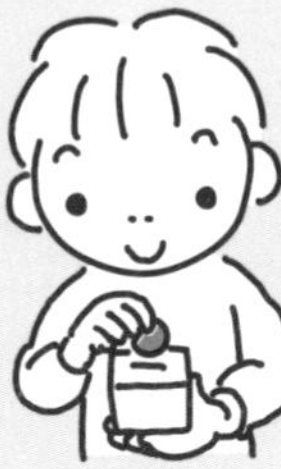

手作扣釦子遊戲

在長寬約5公分左右的不織布或厚紙板上縫上釦子，縫線要稍微留長一點。另外再準備一張同樣大小的不織布或厚紙板，在中央劃開一道比釦子直徑稍長一些的洞口，讓孩子玩扣釦子的遊戲。

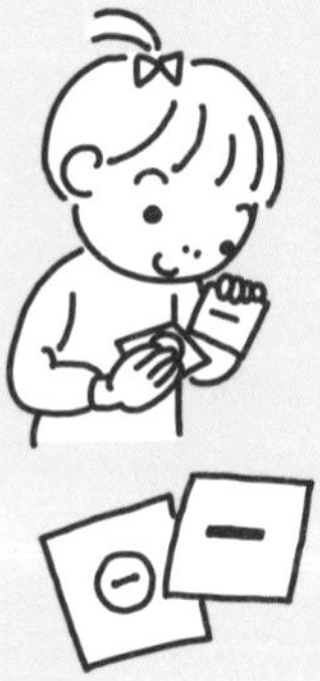

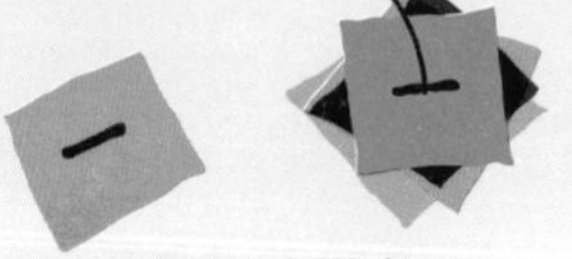

扣釦子遊戲
（親手製作）

各種情況的對應法

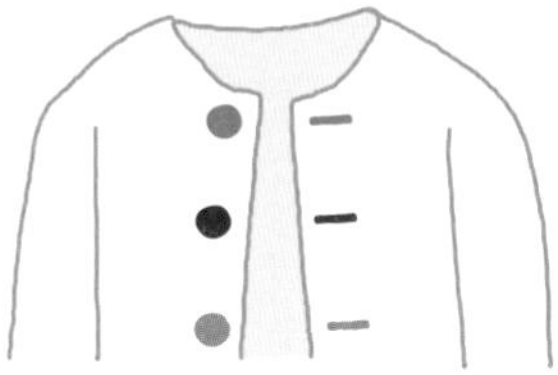

經常扣錯釦子

在扣眼周圍縫上與釦子相同顏色的線條，建議可準備多種不同色彩的縫線，讓每一對釦子與扣眼都分屬不同顏色。除了利用顏色之外，也可以在同一對釦子與扣眼畫上相同的圖案，利用多對不同的圖案幫助孩子對照辨識。

沒有機會穿上有釦子的衣服

可以在布製背袋或布製包包上方縫上一塊蓋子，利用釦子將蓋子扣住。讓孩子將喜歡的書或玩具放入包包內，就能製造機會讓孩子練習扣釦子、解釦子了。

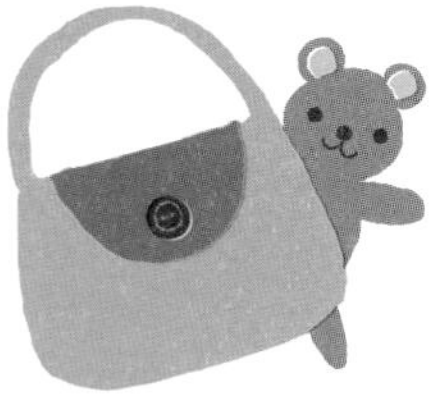

最上方的釦子難以扣上

市面上有推出一種磁吸式的暗釦，使用起來相當方便。先將衣服表面原本的釦子換成裝飾扣，再於內側縫上磁吸式暗釦。接著，將原本的扣眼縫起來，再縫上一個磁吸式暗釦，這麼一來只要靠磁鐵的吸力就能輕鬆扣上釦子，可說是非常方便又很有效的設計。

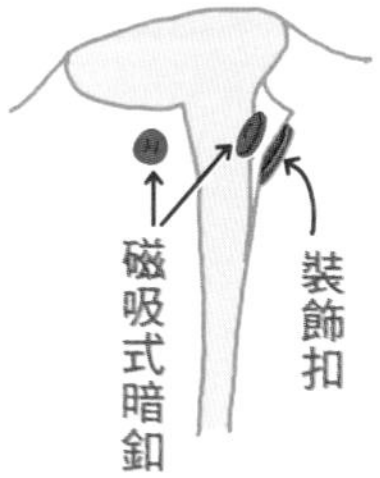

無法將釦子朝著扣眼的方向扣好

請參考第2章第1節中提到的「視知覺能力較差」（P26）。為了準確對照形狀，必須培養孩子的注視能力。建議可使用塑膠盒製作出對照形狀的遊具，在盒蓋上割開可容納硬幣或塑膠幣的縫隙。訓練孩子將硬幣或塑膠幣投入盒中，讓孩子多加練習，即使轉換方向也能配合縫隙的位置正確投入。

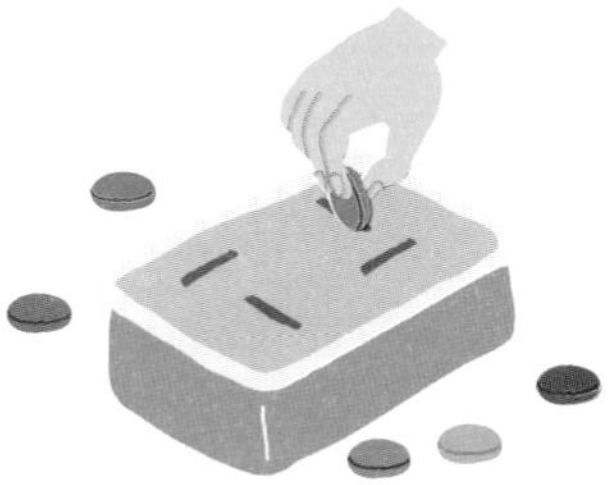

打蝴蝶結

準備

● 不同顏色的 2 條線（較長較粗的線）● 字典等較重的書

為了讓孩子容易辨別，請準備兩條不同顏色、尺寸較粗的線。由於要讓孩子在書上練習打蝴蝶結，因此需準備比較重的書本。至於長度，則必須將兩條不同顏色的線打結後，還能各留下50公分左右的長度。

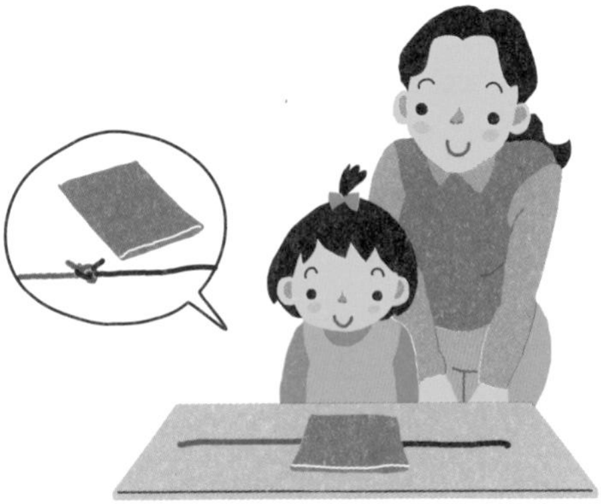

步驟 1

讓孩子坐在椅子上，在桌上練習打蝴蝶結；輔助者則站在孩子背後。先將兩條不同顏色的線打一個結，在打結處放上書本，將線往左右兩旁拉直放好。

步驟 2

首先，將左側線（在此以紅色示範）放到右邊，再將右側線（在此以黑色示範）放到左邊，讓右側線處於上方，讓兩條線像是十字架一樣呈現交錯狀。

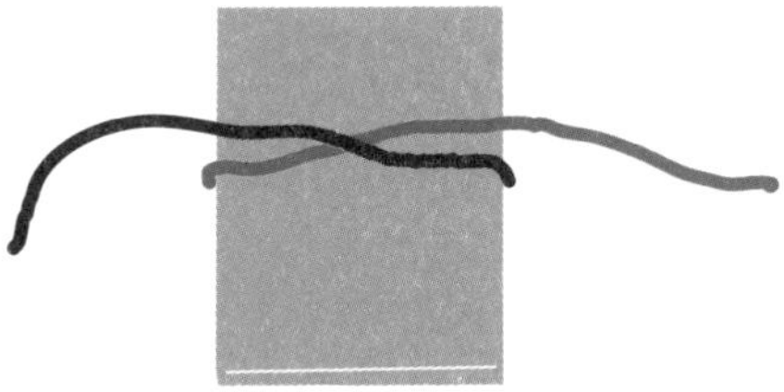

多點巧思

● **由於打蝴蝶結是非常複雜的動作，可以讓孩子先從快要完成的步驟❺開始練習，只要將圓弧形的線拉出來就能完成蝴蝶結，可讓孩子獲得成就感。當孩子可以做到這個步驟後，再一一往前一個步驟慢慢練習。**

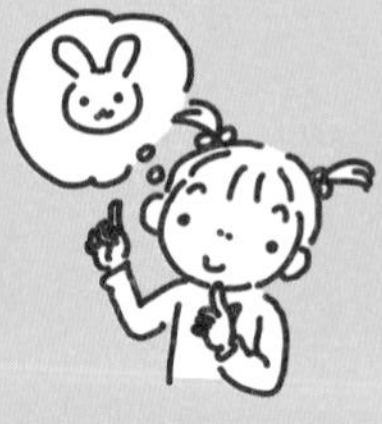

步驟 3

將黑線放到紅線下方再往上拉，再將紅線與黑線往左右兩邊拉平擺好。

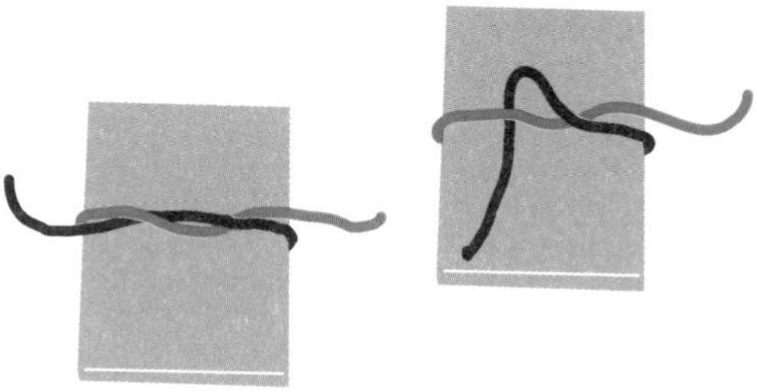

步驟 4

將紅線與黑線在靠近打結處繞出兩個像是兔子耳朵的形狀，左右兩邊各放一個長形的環狀。

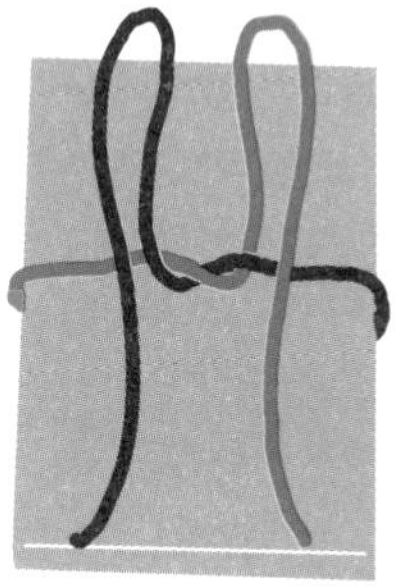

步驟 5

將黑色長環放在紅色長環上，呈現交錯狀。

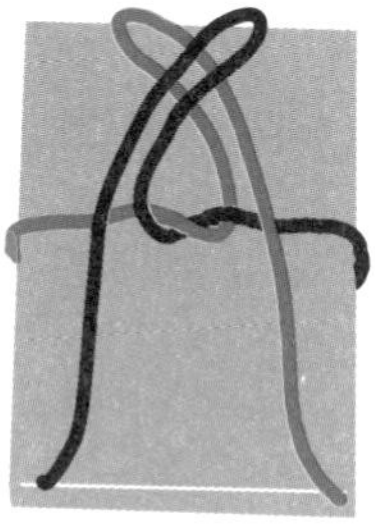

步驟 6

現在，在黑色與紅色長環之間形成了一個空隙。將黑色長環從下方套進空隙中再往上拉出，並將紅色與黑色長環往左右兩邊牢牢拉緊、讓空隙消失。

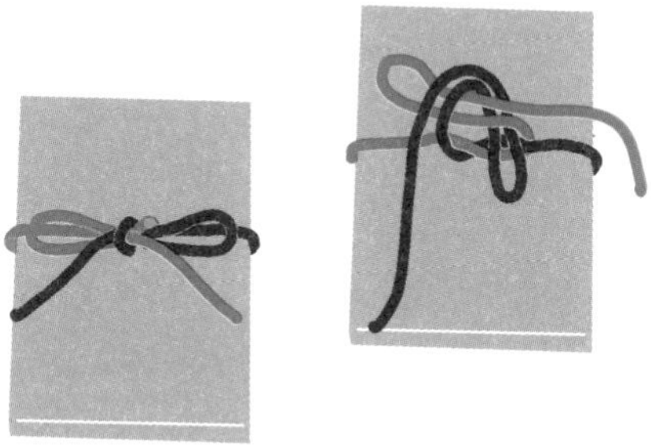

動作的重點

容易想像的形狀

在孩子身旁出聲提點，用顏色、十字架、兔子耳朵等簡單易懂的形容，讓孩子能夠輕易想像，有助於練習打蝴蝶結。

把線整齊拉好

在練習時，必須時時把線整齊拉好，孩子才能看得清楚線的位置。此外，最重要的是一定要把兔子耳朵確實交錯位置綁好。為了避免交錯的部位跑位，可從旁協助孩子固定位置、維持正確的形狀。綁蝴蝶結時一定要讓孩子牢牢抓住兩邊長環，別讓手指離開線。

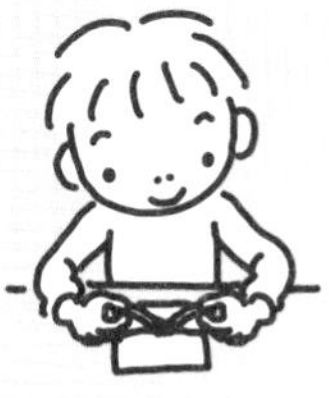

接下來的步驟

一般的蝴蝶結

如果慣用手是右手的話，在一開始將紅線與黑線打結後，只要將紅線做出長環，利用右手抓住長環根部，用左手將黑線以逆時針方向繞住長環根部。在紅線與黑線之間形成的空隙中，放進一半的黑線，再從左右兩邊同時拉緊長環即完成。

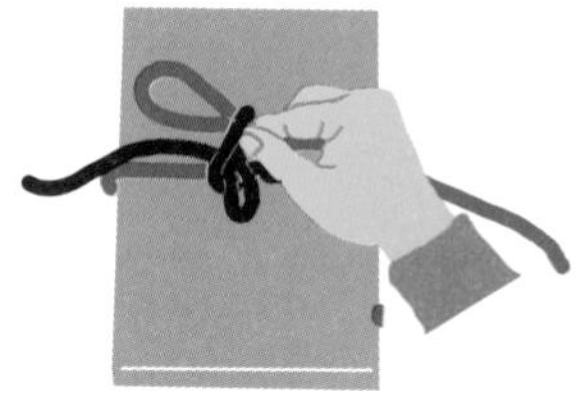

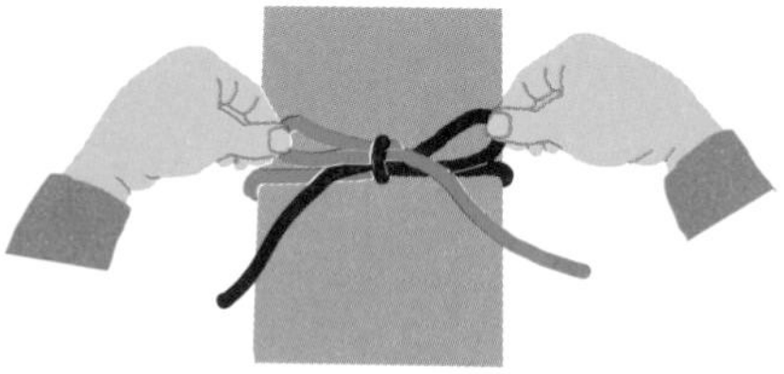

活用小遊戲

使用2色繩子

將兩條不同顏色的繩子穿進空箱內，加以固定讓繩子不易脫落。讓孩子利用這兩條繩子來練習打蝴蝶結，由於不易變形，能讓打結的動作變得更簡單。

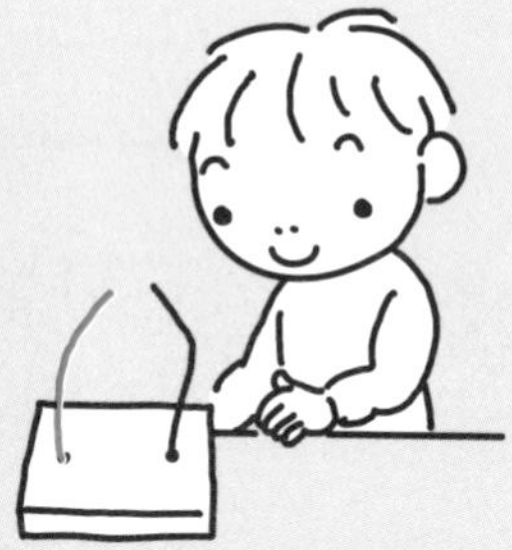

練習打平結

在練習打蝴蝶結之前，可先使用1公尺長的粗繩，練習打平結。建議將左右兩端以不同顏色的膠帶纏起來，能讓孩子更容易辨別。

將繩子放在孩子面前，如果孩子的慣用手是右手的話，就用右手拿著繩子右端（此處貼上紅色膠帶），引導孩子用繩子繞成圓形，並將繩子交錯擺放。接著將紅色端從下方往上穿過圓形，雙手分別抓住紅色與白色兩端，往左右兩邊拉緊。孩子要先能完成此動作，才有可能打好蝴蝶結。

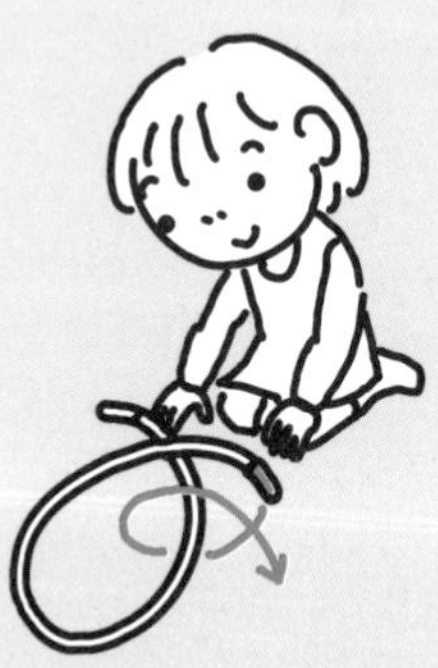

各種情況的對應法

孩子不會打蝴蝶結，但想穿繫鞋帶的鞋子 ❶

將鞋子上原本附的鞋帶拆下，選擇長度適合、孩子喜歡的彈力線，以同樣的方式繫上鞋子。由於彈力線具有彈性，因此在穿著時無須重綁。

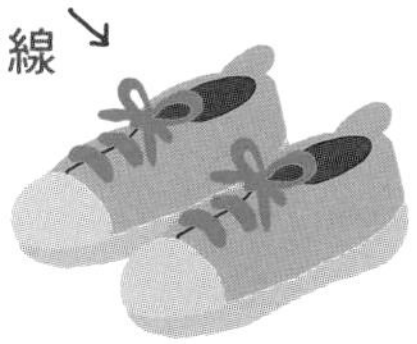

孩子不會打蝴蝶結，但想穿繫鞋帶的鞋子 ❷

市面上有一種名為CATERPYRUN的豆豆鞋帶，在鞋帶上有許多像是佛珠般的圓形突起物。只要將原本附的鞋帶拆下，配合雙腳的尺寸綁上這種豆豆鞋帶，每次穿脫時就無需重新打結，非常方便。這種鞋帶非常牢固，即使跑步也沒問題。

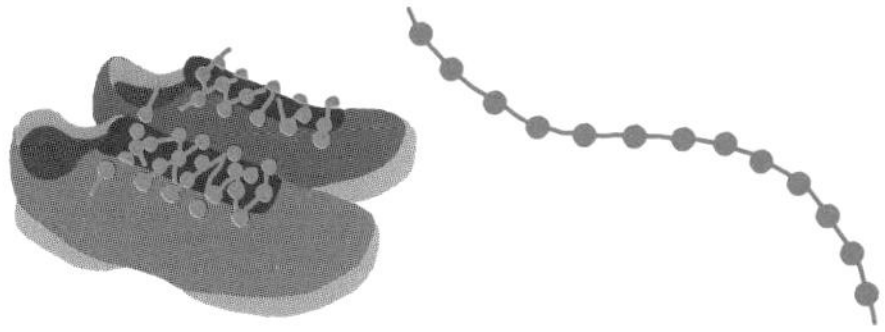

活用小遊戲

圍裙

一開始就要挑戰在背後打結，是一件非常困難的動作。可以將圍裙預留比腰部更大的空間，事先打好蝴蝶結，再直接套上身即可。

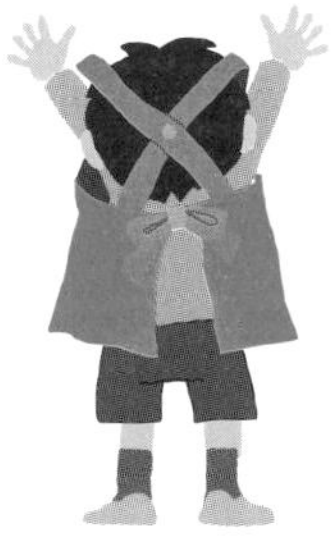

使用打結機

市面上也有販售能輕鬆打結的輔助工具。可以先試著利用這些輔助工具，把報紙或雜誌打結綁好。此時請孩子一起幫忙，就能讓孩子體驗到成功打結的成就感，讓孩子生出自信，產生想要挑戰其它綁法的念頭。也別忘了謝謝孩子的幫忙喔！

綁頭巾

由於頭巾也是要從後方綁起，是比較困難的動作。因此，可以先配合頭部寬度綁好頭巾，再套上頭部。為了讓孩子學會打結，這麼做會比較有效率。

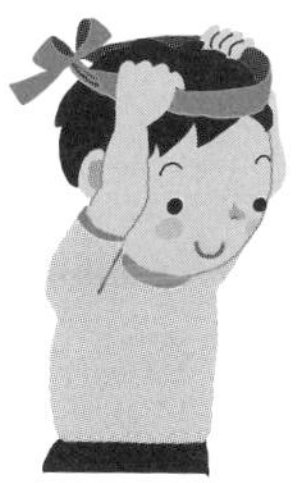

跳繩

在使用跳繩時也必須打結、拆開。詳細方法請參考P151。

如廁動作的發展過程

從2歲左右可以開始練習上廁所

當孩子滿1歲6個月之後，就能認知到自己尿尿或大號了；大約到了2歲，在排泄出來之前就會感覺到自己快要尿尿或大號了。隨著位於背後的脊髓神經慢慢發展完成，與排泄相關的訊息就會傳達到大腦。

排泄與語言的理解發展也有很深的關聯。當孩子滿1歲後，便能理解「給我」、「過來」等詞語的意義，到了1歲6個月左右，只要跟孩子說他了解的事物，比如說：「把球拿過來」，孩子就可以走去拿放在遠處的球，再把球帶回來。此外，到了2歲左右，若是問孩子：「眼睛・鼻子・嘴巴・手・腳」等身體部位，孩子便能用手指指出該部位。因此，當孩子發展到2歲左右時，就可以開始進行尿尿與大號的如廁練習了。

但是，若是發展較慢的孩子，並不能光以年齡來評估，必須考量到孩子實際的發展情況。建議向職能治療師等專家諮詢後，再進行訓練。

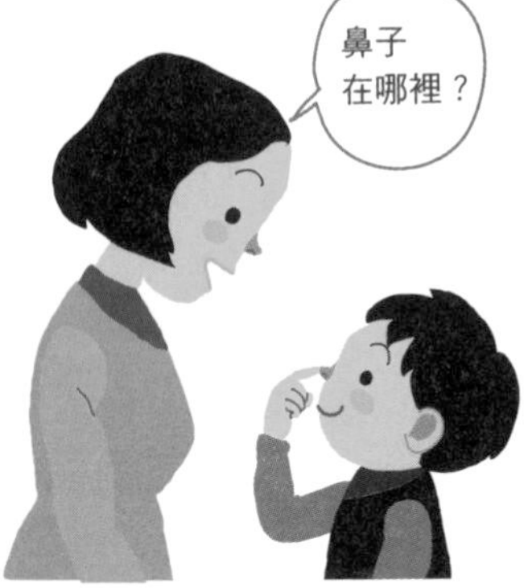

等到孩子會過來找父母時再開始引導孩子如廁

大多數的孩子會以站姿或是待在房間角落與窗簾遮蔽處進行排泄。孩子之所以會站著，是因為這樣肚子比較容易用力；待在隱密處是因為在排便時身體處於沒有防備的狀態，可說是一種動物本能。

有些習慣站著排便的孩子，即使讓他坐下來排便，肚子也可能會變得無法用力，導致排不出來。此外，若是硬是把孩子從隱密的角落帶到廁所，孩子也無法順利排便。

當孩子排便之後，尿布的不適感會讓人覺得心情不好，因此孩子在此時會過來向父母尋求幫助。等到孩子出現這樣的舉動後，再開始安排如廁訓練會比較適合。

由於現在的尿布都很好用，即使尿尿或大號了也不太會覺得很不舒服。因此，白天可讓孩子穿上學習褲再加上襯墊，讓孩子感受到尿尿後的不適感，這麼一來輔助者也比較容易引導孩子學習上廁所。

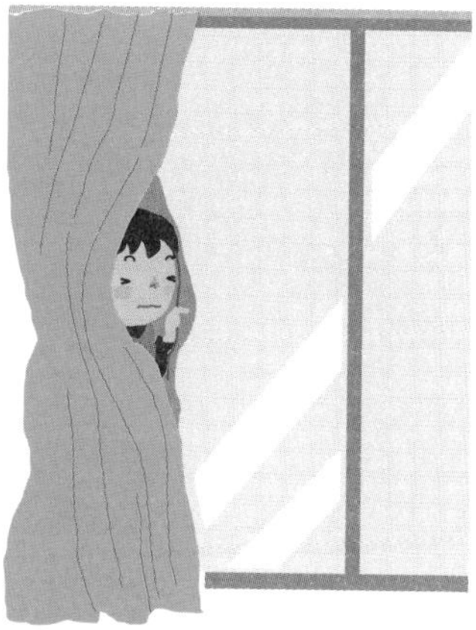

解決便秘的問題

當孩子因為便秘使得大便太硬，導致肛門撕裂，就必須進行灌腸，讓孩子產生每次排便時就很痛苦的印象。這麼一來，會使得孩子變得討厭排便、陷入惡性循環。平時不只要讓孩子多吃優格與纖維質，也要確認孩子是否有補充足夠的水分、運動量是否充足。

若是孩子有便秘的困擾，請向醫師諮詢，使用能夠軟便的藥物，調整孩子的排便狀況。

不要讓孩子產生排斥感

在練習上廁所時，最重要的關鍵就是「不斥責」、「不焦急」。孩子一旦被斥責，就會誤以為排泄本身是不好的事，反而遲遲無法順利學會上廁所。

即使孩子的尿尿或大號不小心外漏了，只要有在事前先告訴父母，就必須要給予讚美。此外，在幫孩子換尿布時，也要告訴孩子：「現在變得很乾淨囉」，讓孩子意識到屁股變乾淨了非常重要。即使只是偶爾一次，只要孩子成功在廁所裡尿尿或大號了，也一定要大力稱讚孩子。

大部分的孩子就算順利上了一次廁所，接下來也無法持續每次都成功。因此最重要的就是不要心急，慢慢陪著孩子練習上廁所吧！

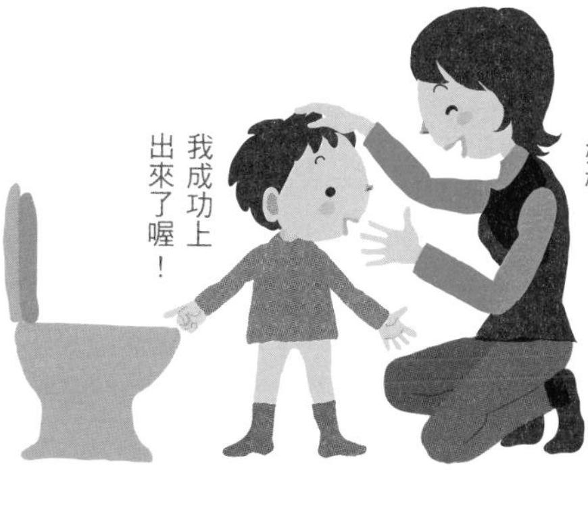

練習如廁時的注意事項

避免從寒冷季節開始練習如廁

請在溫暖的季節開始訓練孩子上廁所，等到孩子已經可以自主尿尿後，再開始練習排便會比較好。若是還很冷的話，光是接觸冷空氣就會讓孩子變得討厭上廁所了。

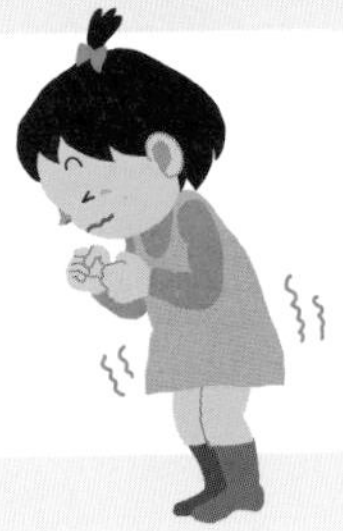

別讓孩子長時間枯坐馬桶上

若是在孩子排泄出來的這段期間都一直讓孩子待在馬桶或兒童便座上，並不是很恰當的作法。建議把時間控制在從1數到10，或是唱一首歌的時間內即可。

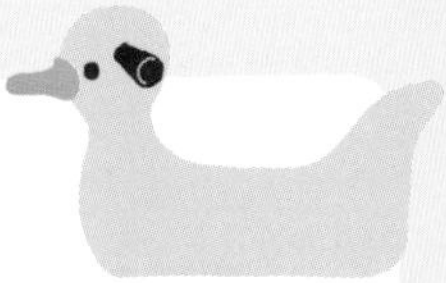

不要太常去廁所

孩子是藉由累積尿液才能讓膀胱的容量變大。若是因為孩子每30分鐘會尿尿，就每30分鐘去上一次廁所，不僅沒辦法讓孩子成功上廁所，反而還會阻礙膀胱儲存力的發展。

因此，必須先培養膀胱的儲存力，累積尿液2小時左右再去上廁所，也是很重要的一環。

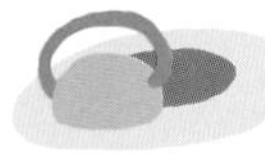

以容易理解的時間設定讓孩子習慣上廁所

雖然一般而言要等到孩子開始說話，能以語言表達後才要開始訓練如廁，不過也有些孩子即使尚未學會說話但已經可以理解大人意思；或是儘管難以理解但由於已經養成了習慣，便可以在廁所裡排泄。

基本上，訓練孩子上廁所時一定要在不斥責、不焦急的前提下；在孩子睡飽起床後，第一件事就先帶去上廁所，或是在用餐後帶去上廁所，從一天1次開始練習。關於時間設定方面，若是在用餐前或出門前帶去上廁所，對孩子而言其實是比較難以理解的時間點。若是一早起床就去上廁所或是用完餐後去上廁所，就能讓孩子體驗到「做完〇〇後就要去上廁所」的流程，自然而然養成習慣。排便也是一樣，只要持續在吃完早餐後帶孩子去上廁所，就能讓孩子養成固定的排便習慣。

不要設定達成日期等目標

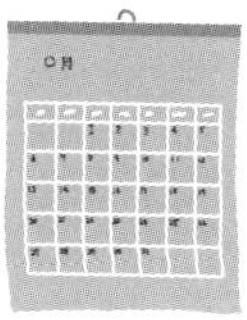

若是期許孩子要在進入幼兒園之前擺脫尿布等，事先設定好達成日期，通常都無法順利如願。當孩子達成不到父母的要求時，父母可能會不由自主流露出焦急的態度，這份焦慮也會傳達給孩子，造成不良的影響。等到孩子進入幼兒園後，不妨與老師聊聊，不慌不忙地採取應對措施吧！

夜間還是要穿上尿布

不要強行要求孩子在夜晚睡覺時不穿尿布，請把讓孩子在夜間熟睡放在第一要務。此外，也不要在半夜起來帶孩子去上廁所，因為當睡眠變淺時，反而容易持續漏尿。若是到了小學高年級，孩子還是會頻繁在半夜上廁所的話，請前往泌尿科就診。

不要讓孩子玩廁所的設備

請制止孩子在廁所反覆沖水或是玩衛生紙；也不要把兒童便座隨意擺放在廁所，而是只有在要使用時才拿出來。必須讓孩子意識到，廁所是尿尿或大號的地方，這點非常重要。

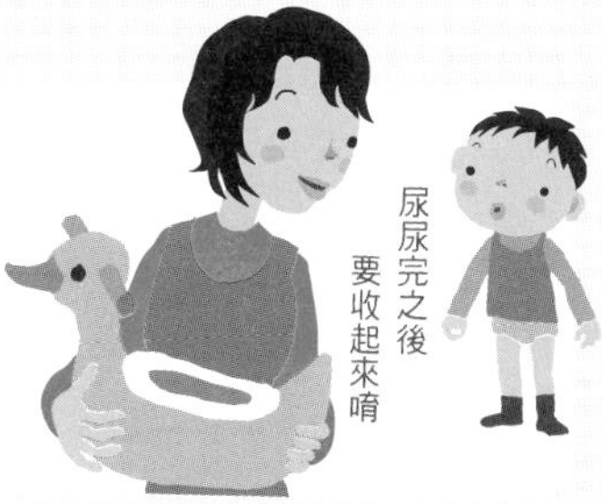

放鬆是最重要的關鍵

若是孩子的身體不方便的話，則建議使用可以穩定坐姿的專用便座，或是前方有扶手設計的heart leaf®馬桶專用扶手等產品。要是坐姿不穩，便無法好好放鬆，使得排泄不順暢。此外，不僅是姿勢而已，在精神方面也必須放輕鬆，才能讓副交感神經優先作用，讓身體處在容易排泄的狀態。

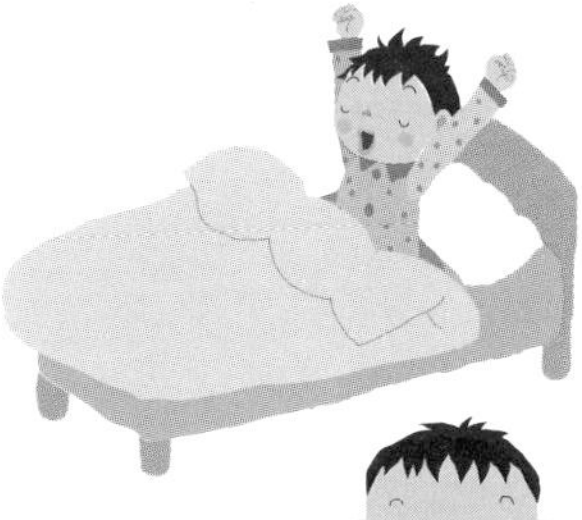

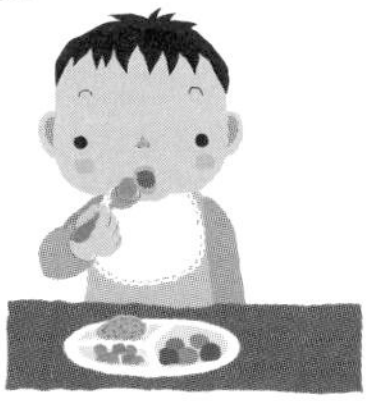

準備

● 兒童專用的輔助便座、兒童便座　● 學習褲　● 襯墊（● 腳踏凳）

使用兒童專用的輔助便座，可以讓孩子直接坐在馬桶上排泄，使用起來非常方便；不過，若孩子對廁所抱有懼意的話，採用兒童便座也是不錯的選擇。若是使用輔助便座的話，也要同時準備腳踏凳才行。

使用輔助便座

步驟 1

在氣候溫暖、孩子身體狀況不錯時，可開始練習上廁所。在穿著尿布的狀態下開始練習吧！

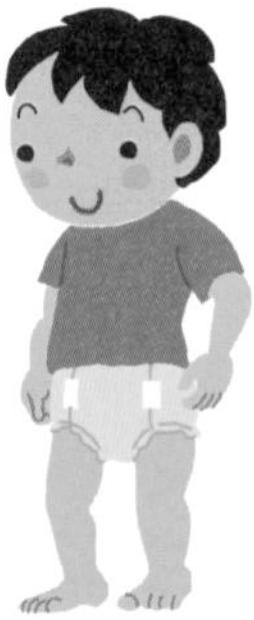

步驟 2

當孩子早上有睡飽時，一起床就立刻帶孩子去廁所，讓孩子坐在輔助便座或兒童便座上練習。若是早上沒有睡飽，就在用餐後帶孩子去上廁所，從一天1次的頻率開始練習。

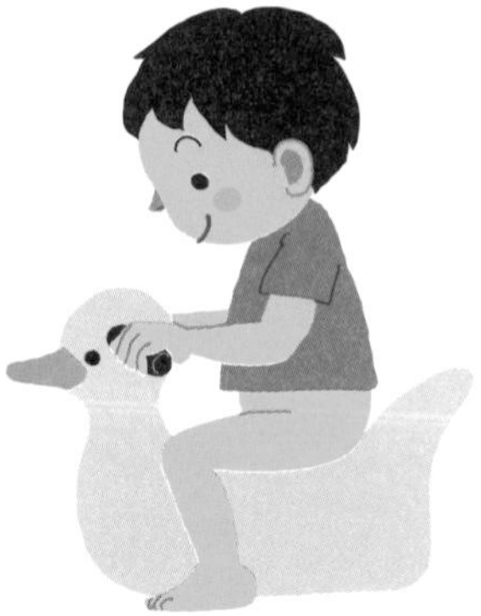

步驟 3

若是當孩子坐在輔助便座或兒童便座上時，看起來坐姿不穩的話，可以扶著孩子的腰部，幫助固定姿勢，讓孩子感覺比較安心。

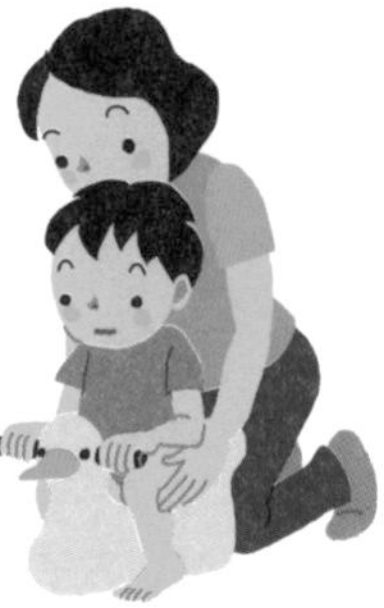

步驟 4

可以從1數到10或是唱著孩子喜歡的歌曲，在這段期間內讓孩子坐在兒童便坐上。

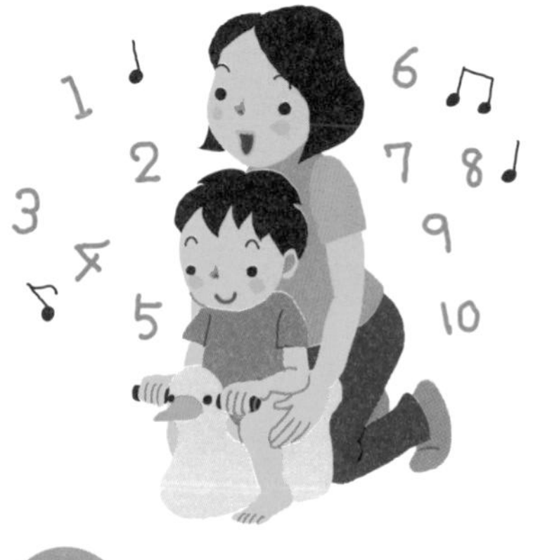

步驟 5

無論孩子有沒有排泄出來，都要結束如廁。

使用學習褲與襯墊

步驟 1

在氣候溫暖、孩子身體狀況不錯時，可讓孩子開始練習穿著學習褲並加上襯墊；在輔助者的心情有餘裕時開始練習也不錯。

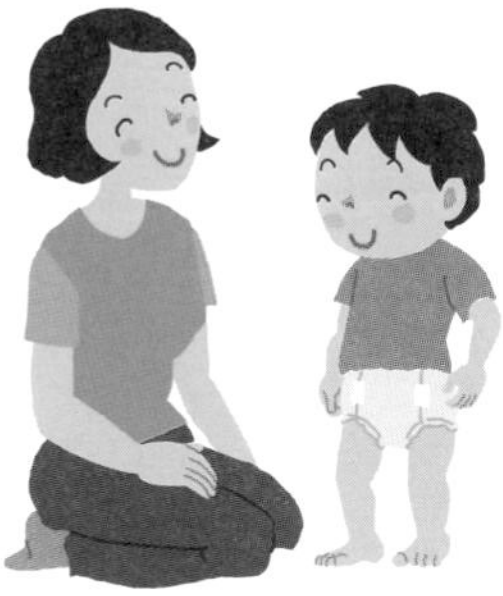

步驟 2

讓孩子穿上學習褲時，若能告訴孩子：這是哥哥、姊姊的內褲唷！孩子便能開心地接受。若是孩子流露出排斥的態度，就先暫緩練習計畫吧！

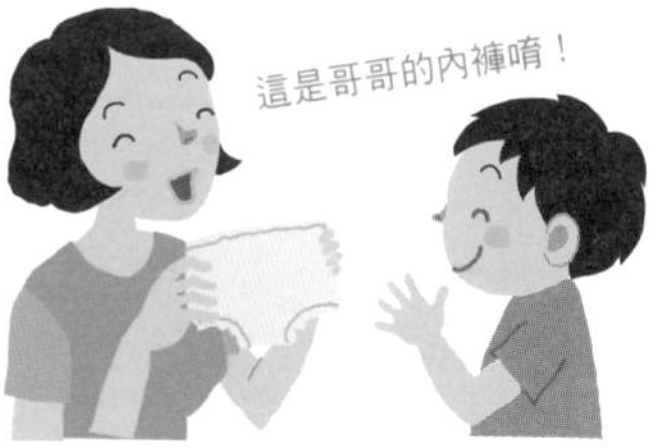

步驟 3

觀察孩子的舉止，若是發現學習褲或襯墊已經濕了或是尿液從襯墊中漏出來的話，可以溫柔地告訴孩子：「你尿出來了呀」，讓孩子意識到這件事。

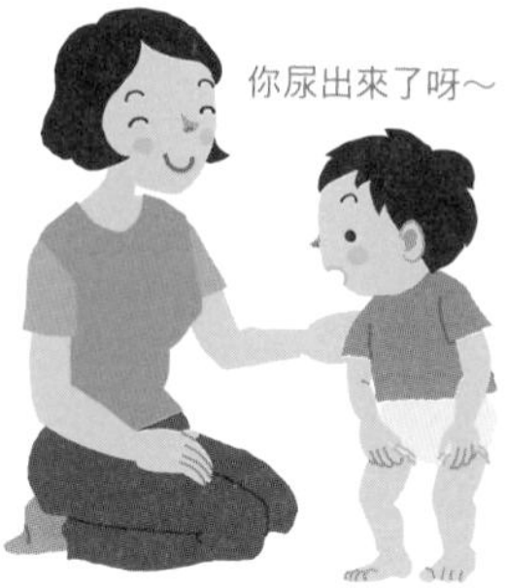

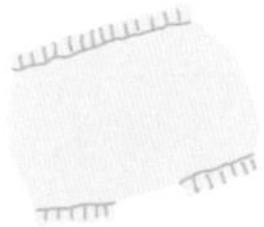

步驟 4

幫孩子更換襯墊、或是脫掉學習褲，重新換上一件乾淨的學習褲。

多點巧思

- **可在廁所的牆壁貼上孩子喜歡的卡通圖案，或是在孩子去上廁所時給孩子一張貼紙等，多花點巧思讓孩子可以直接看到令人開心的事物，也是不錯的方法。**

動作的重點

靈活運用腳踏凳

若是當孩子坐在輔助坐墊上，會因為腳部懸空而感到害怕的話，建議準備一個腳踏凳。輔助者可幫忙支撐住孩子的身體，讓孩子感到安心。

讓孩子知道上廁所的時機

在用餐或飲水後，身體會處於容易做出反射動作的狀態，可說是上廁所的大好時機。此外，讓孩子養成習慣，起床後第一件事就是直接上廁所或是在用餐後去上廁所，也能讓孩子比較容易理解上廁所的時機。

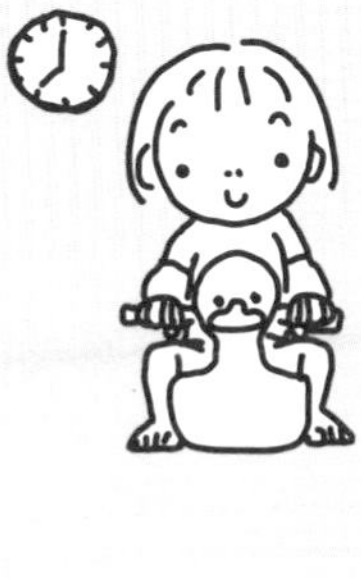

接下來的步驟

穿上真正的內褲

當天氣漸漸變暖和之後，就可以試著讓孩子穿上真正的內褲，直接跳過學習褲也無妨。不過，當孩子尿床或尿尿不小心漏出來弄髒衣物時，輔助者此時是否能保持冷靜，就是最重要的關鍵。

在孩子泡澡之前，可以在浴室裡先讓孩子尿尿，就能讓孩子加強意識到洗澡前要先尿尿。

此外，吃完正餐與點心後都要養成孩子去上廁所的習慣，這也是很重要的一環。若是孩子非常排斥穿上真正的內褲，就不要勉強孩子非穿不可。等到孩子上幼兒園或托兒所後，可先從在園內穿學習褲開始，循序漸進地回到家之後也能自己上廁所，這麼一來會比較順利一些。同時也別忘了向幼兒園的老師確認孩子在園內的如廁情形喔！

活用小遊戲

玩洋娃娃

讓孩子玩幫洋娃娃換內褲的遊戲吧！「洋娃娃尿尿了，她覺得好不舒服，想要請你幫她換一件內褲喔！」輔助者可在一旁這麼提示孩子，讓孩子幫洋娃娃換內褲。當孩子換好之後，也要在旁邊跟孩子說：「謝謝你幫忙換內褲，現在覺得舒服多了呢！」與孩子一起玩扮家家酒的遊戲。孩子滿3歲後會開始喜歡玩扮家家酒，此時最適合用扮家家酒來引導孩子。

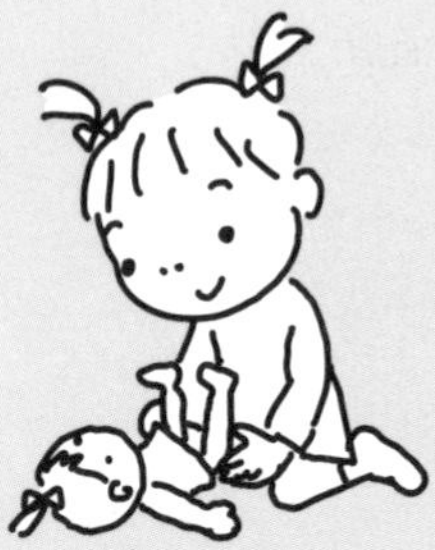

穿內褲玩水

在夏季炎熱的日子裡，可以讓孩子穿著真正的內褲玩水。在玩水的過程中，即使沒有尿尿，內褲也會弄得濕答答的，此時就能讓孩子認識到「內褲濕了」的感覺。不需要一弄濕內褲就立刻換掉，等到結束玩水後再一次換上乾淨的衣物即可。

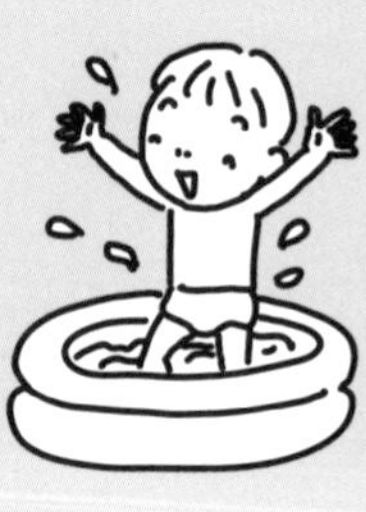

使用遊具

讓孩子玩翹翹板等需要以兩腿跨坐的遊具，也是不錯的方法。

各種情況的對應法

孩子討厭換尿布

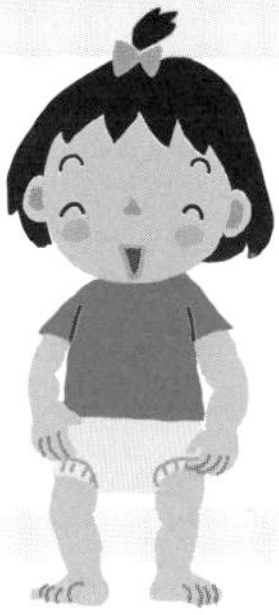

可以等到尿量累積到一定程度、尿布變得很重，導致孩子不方便活動後再換。讓孩子體驗到換完尿布後又可以輕鬆玩耍、穿上新的尿布後清爽的感覺。

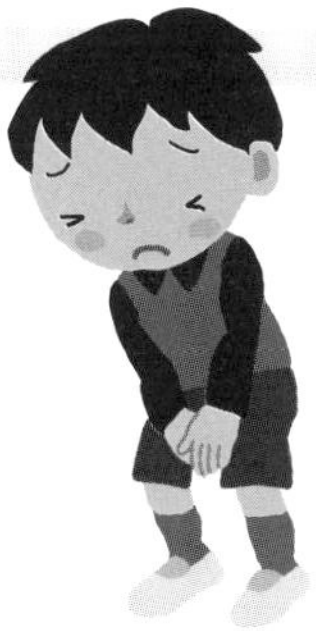

孩子憋尿

許多在精神上比較容易緊張的孩子，經常會忍住不在幼兒園或外面上廁所，一回到家就馬上漏出來了。如果孩子有這樣的情況，首先一定要培養出一位能讓孩子信賴的輔助者以及能讓孩子感到放鬆的事物。同時調整外出時間，讓孩子可以在家裡安心上廁所。

只願意在尿布上排泄

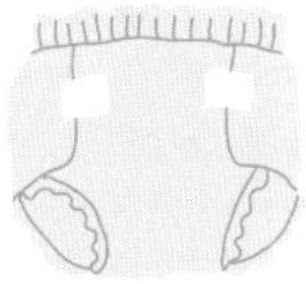

有些孩子會很強烈地排斥穿著學習褲、也完全不願意去廁所，此時必須等待孩子繼續成長。可向職能治療師等專家諮詢。

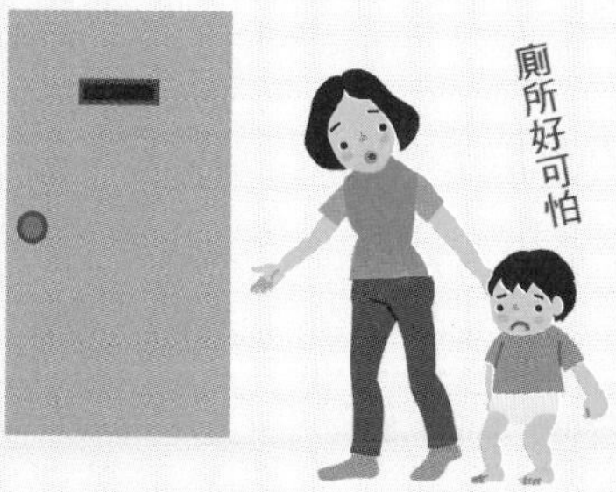

排斥進入廁所

若是孩子對於進入廁所表現出極度抵抗時，先不要勉強孩子進去，再進一步了解孩子不願進去的原因。有些孩子是因為對味道比較敏感而排斥進廁所，若是這種情況的話，請不要使用芳香劑掩蓋臭味，而是要確實清掃廁所。另外，也有些孩子是因為怕黑或是不喜歡狹窄的地方，而排斥進入廁所。

從小步驟開始引導

大號

準備

- 兒童專用的輔助便座、兒童便座　● 學習褲　● 尿布
- 真正的內褲　● 襯墊（● 腳踏凳）

　無論穿著哪一種內褲或尿布，都可以開始練習在馬桶上大號。若是使用輔助便座的話，也要同時準備腳踏凳才行。

步驟 1

吃完早餐後就讓孩子去上廁所。因為進食過後腸胃會處於容易反射的狀態，會比較容易排便。

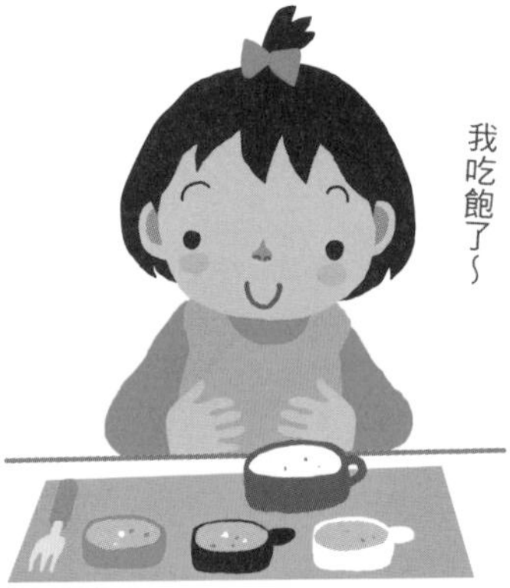

步驟 2

讓孩子坐上便座後，跟孩子一起發出「嗯～」的聲音。讓孩子以肚子用力，會比較容易排便。

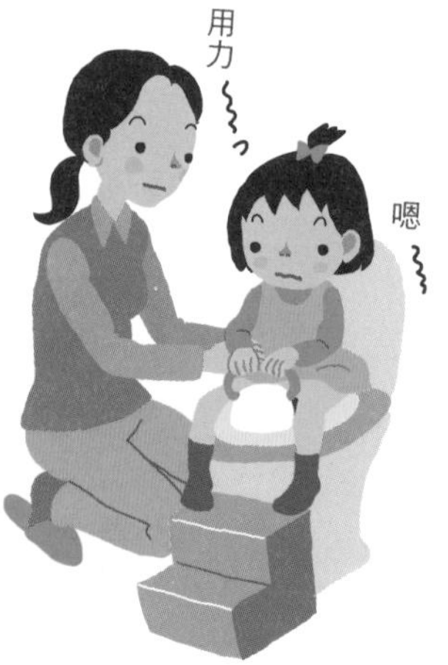

多點巧思

- 帶孩子一起去廁所，把尿布裡的大便沖進馬桶裡，這樣就能讓孩子認知到大便是要沖進馬桶裡的東西，沖掉的時候也可以跟孩子一起說：「大便掰掰～」。這麼一來也會讓孩子產生想要在馬桶上試試看的想法。

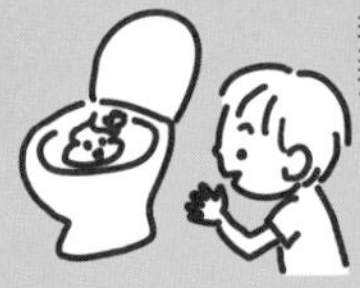

- 幫孩子按摩肚子，按摩時就像是在寫平假名「の」字型一樣，以柔和的力道輕輕按摩。

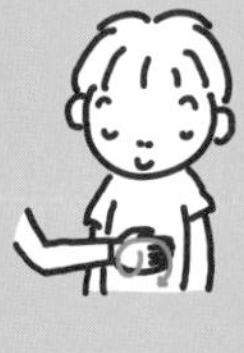

步驟 3

掌握孩子容易大號的時間，當孩子上在尿布裡時要注意到。

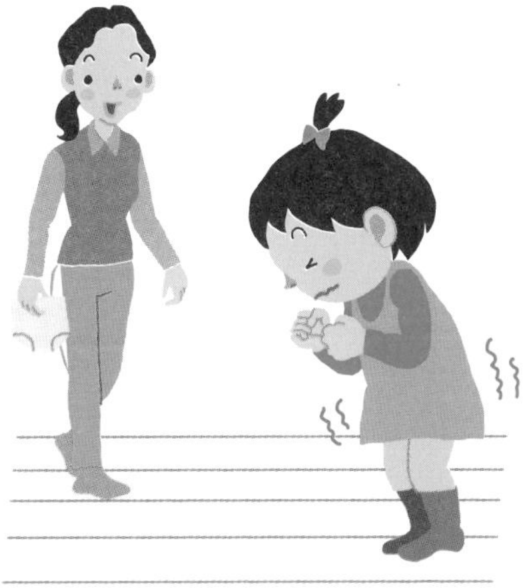

步驟 4

當孩子開始顯現出在用力的模樣時，可試著引導孩子去廁所，若孩子並不排斥的話，就可以讓孩子坐在輔助便座或兒童便座上。當孩子上出來之後，輔助者要幫孩子把屁股擦乾淨。

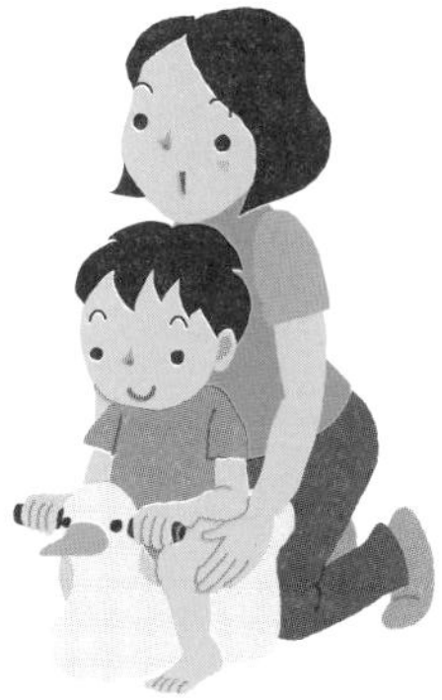

步驟 5

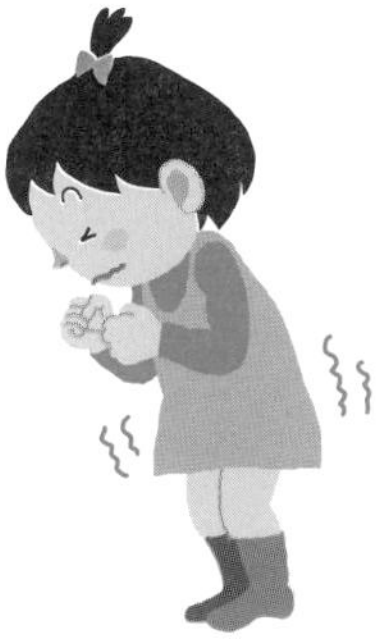

若孩子排斥去廁所的話，就不要勉強孩子，請在一旁默默等待孩子上出來。

步驟 6

等孩子上完之後，出聲告訴孩子：「現在幫你清乾淨喔～」，迅速幫孩子把弄髒的尿布換下來。若是孩子不願意躺下來的話，就直接以站姿幫孩子替換尿布。

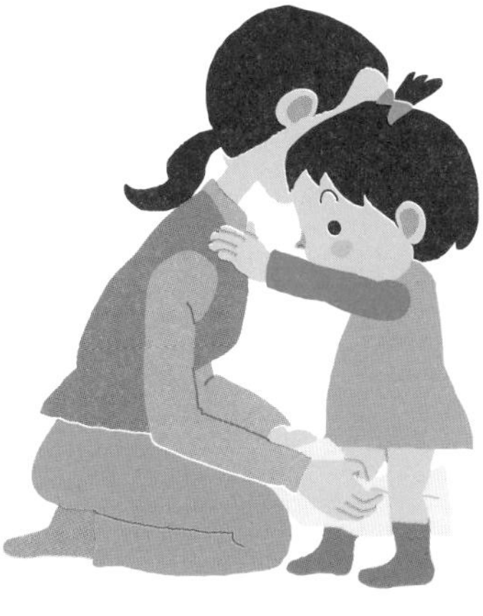

動作的重點

如何使腸胃蠕動

只要使用腹肌，就能讓腸胃蠕動。此外，也要攝取充足的水分，早上起床後就讓孩子進行可以使用到全身的遊戲，也是促進腸胃蠕動的關鍵。

若是孩子整天都在看電視、影片，盯著智慧型手機或平板的話，則無法使用到腹肌。天氣好的日子就帶著孩子去公園，盡情活動身體遊戲吧！

當孩子流汗時，也別忘了讓孩子補充比平常更多的水分喔！

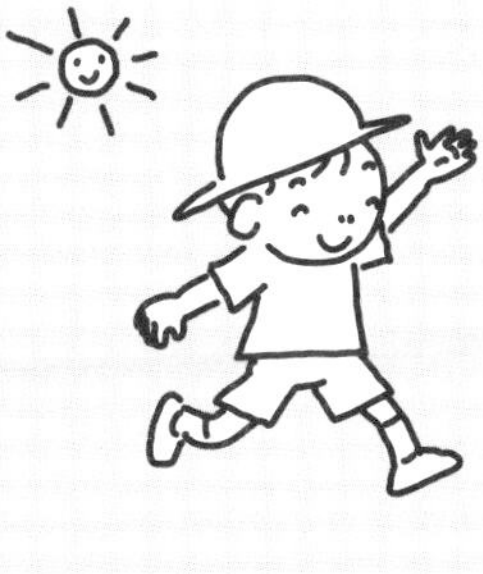

接下來的步驟

在廁所大號

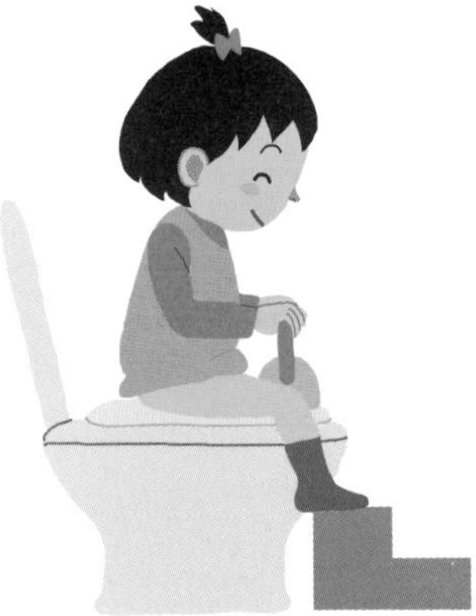

接下來，就要讓孩子學會在廁所裡大號。為了促使大號更順暢，平時一定要在日常生活中多用心，進行充足的運動、補充足夠的水分，攝取均衡的飲食，讓孩子能津津有味地用餐。此外，最重要的就是讓孩子習慣廁所的環境，意識到要在廁所上大號。不過，若硬是勉強孩子在廁所裡大號，不僅無法讓孩子順利學會，反而還會造成孩子的退化。另外，輔助者在心情比較寬裕時陪孩子練習上廁所，也是很重要的一環。

活用小遊戲

利用繪本或玩洋娃娃讓孩子意識到上廁所

可以讀一些有關如廁練習的繪本給孩子聽，或是運用洋娃娃玩扮家家酒的遊戲，假裝洋娃娃在廁所上大號的場景，與孩子一起開心玩遊戲。因為養成孩子在廁所排泄的觀念非常重要。當孩子做好心理準備之後，便自然而然能在廁所裡排泄了。

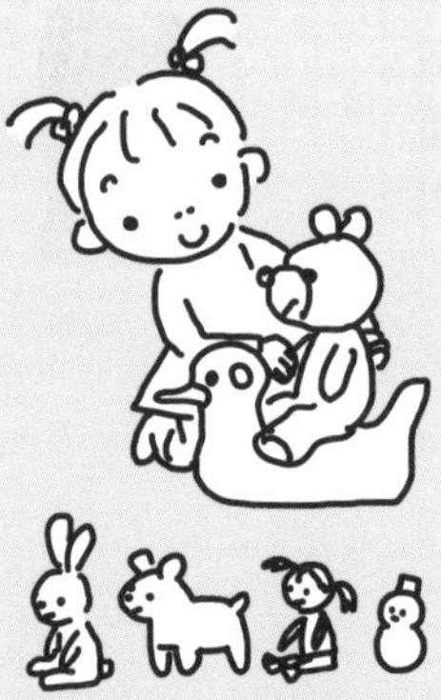

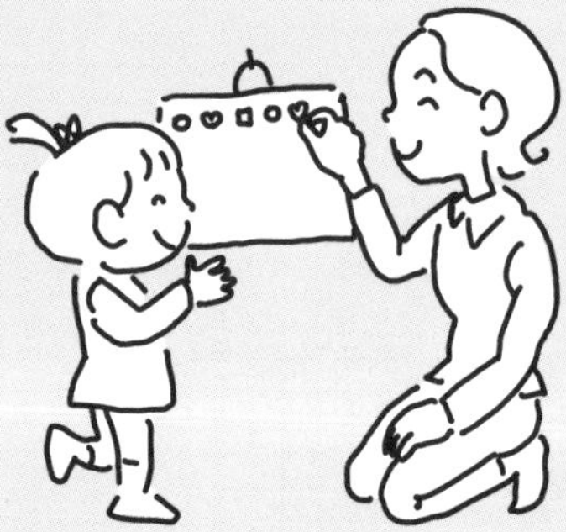

獎勵貼紙

準備一張可以用來貼貼紙的底座，當孩子成功進廁所使用輔助便座或兒童便座之後，就在上面貼上一張獎勵貼紙。

若是順利上出大號，可以多貼幾張貼紙或是貼上一張比較特別的貼紙來獎勵孩子。

各種情況的對應法

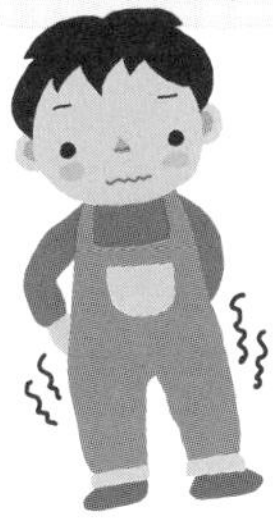

孩子會拿大便來玩

在一開始的時候，孩子並沒有大便不能拿來玩的概念。當大便從尿布裡掉出來時，孩子有可能會把大便撿起來玩。因此一定要及早注意到孩子已經大便了。此外，也有些孩子會把手伸進尿布或內褲裡，可以試著給孩子穿上連身的服裝，防止孩子把手伸進尿布或內褲。

孩子容易緊張

有些孩子只要離開家裡就絕對不會上大號，遇到這種情況時，必須先讓孩子放輕鬆才行。就像小嬰兒一泡澡獲得放鬆後就容易大便一樣，小孩與大人也都只要放鬆，就能使副交感神經優先作用，會比較容易排便。讓孩子在除了自家以外的地方也能放鬆，便自然而然可以在別處大號了。

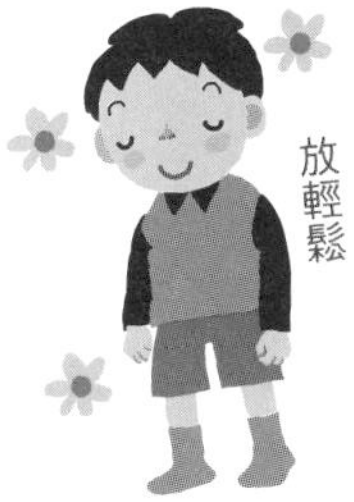

躲起來上大號

孩子之所以會躲起來上大號，是出自本能的驅使、在身體沒有戒備的狀態下想要保護自己的方式。此時千萬不要硬逼孩子去廁所，只要跟孩子說一聲：「大好了要跟我說喔！」，當孩子排泄完畢告訴大人時，也別忘了要好好讚美孩子。由於此時孩子已經認知到自己大便的行為，在廁所裡大號也是指日可待的事了。

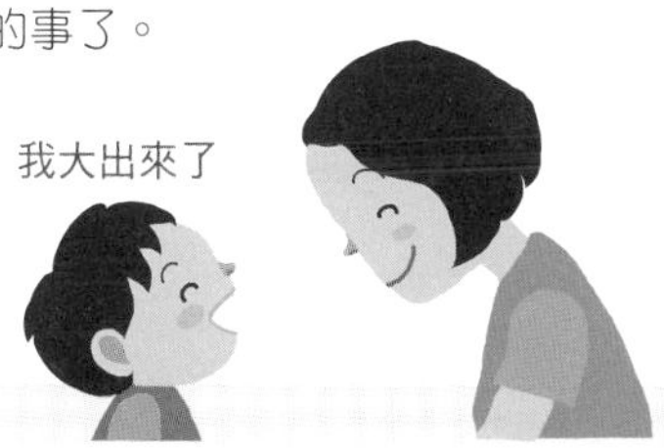

大便太硬 排便會痛而不想大號

首先，請先確認孩子一整天內攝取了多少水分，有時觀察後才會發現孩子喝的水太少了。若是已經攝取了充足的水分，大便還是很硬的話，則必須請醫生診斷。若有需要的話，醫師會開軟便藥，讓孩子養成排便的習慣。只要養成習慣後，就不需要再繼續服藥了。

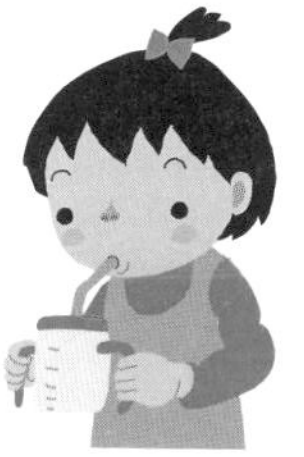

擦屁股

準備

● 兒童專用的輔助便座、兒童便座　● 衛生紙（● 腳踏凳）

剛開始由輔助者幫忙孩子擦拭，慢慢地就可以讓孩子自己試試看。若是使用輔助便座的話，也要同時準備腳踏凳才行。當孩子已經習慣在廁所排泄後，就可以開始練習自己擦屁股了。

步驟 1

不要讓孩子一開始就練習自己擦屁股。在剛開始練習上廁所時，當孩子排泄完後，輔助者要跟孩子說：「要擦屁股囉～」，幫孩子把屁股擦乾淨。

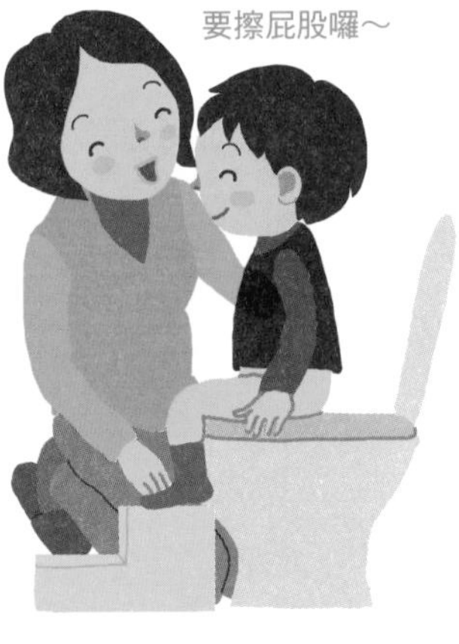

步驟 2

接著，輔助者差不多擦乾淨之後，可以讓孩子拿著摺好的衛生紙，扶著孩子的手跟孩子一起練習擦屁股。

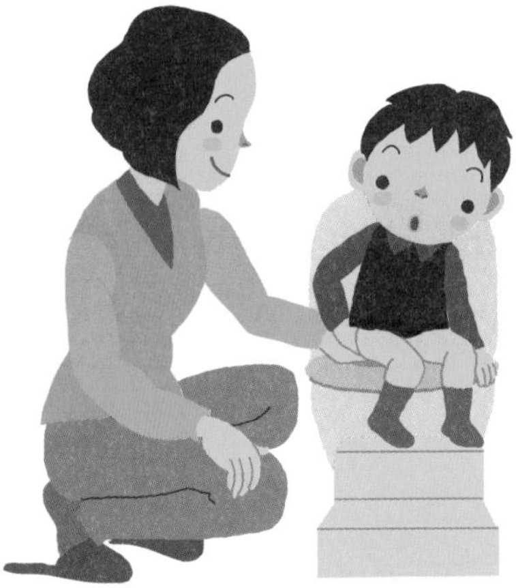

多點巧思

● 由於從自己的方向看不見肛門在哪裡，因此不容易分辨出該從哪裡擦到哪裡才好，對孩子而言，擦屁股是一個很難以掌握的動作。因此，可以利用濕紙巾擦拭，讓孩子感覺到冰涼感，就能比較容易掌握該擦拭的部位在哪裡。

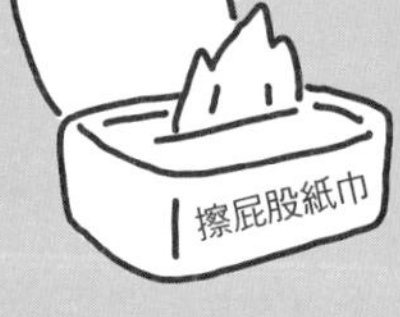

步驟 3 讓孩子試著自己摺好衛生紙。先取下大約30公分長的衛生紙，放在大腿上對摺再對摺，約對摺2～3次。

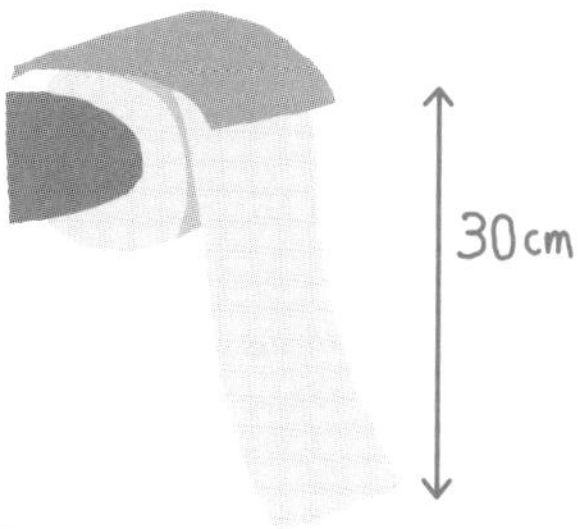

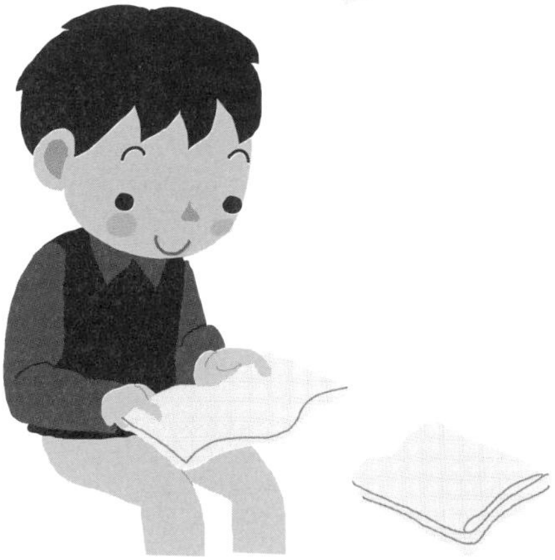

步驟 4 以大拇指與其他的手指拿住摺好的衛生紙，引導孩子以大拇指方向靠近臀部。

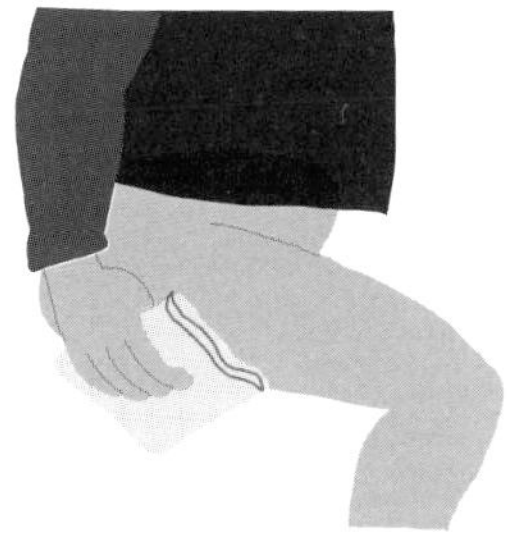

步驟 5 最後，輔助者再幫忙孩子把屁股完全擦乾淨。

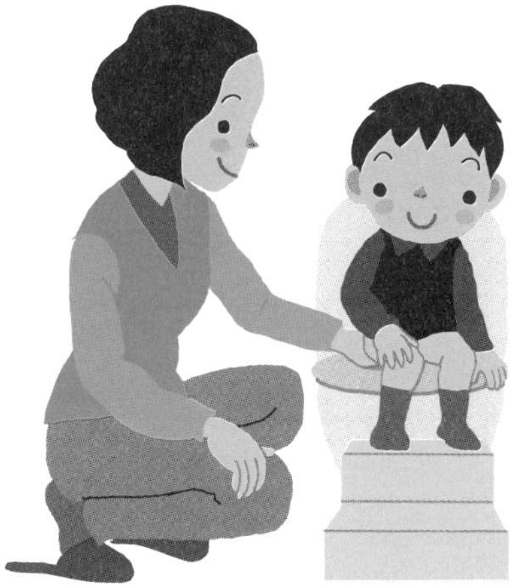

動作的重點

由前往後擦拭

擦屁股時，方向是由靠近腹部的那側、朝向背後擦拭，擦拭時要讓手部往後畫圓。

特別是女生，若是由後往前擦拭的話，會使排泄物附著至陰道與尿道導致感染。因此，一定要在一開始就教導孩子正確的動作。

擦屁股時要讓下半身稍微離開馬桶，以稍微彎腰的姿勢，坐著把屁股擦拭乾淨。

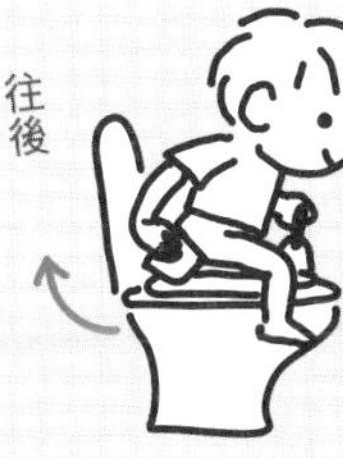

接下來的步驟

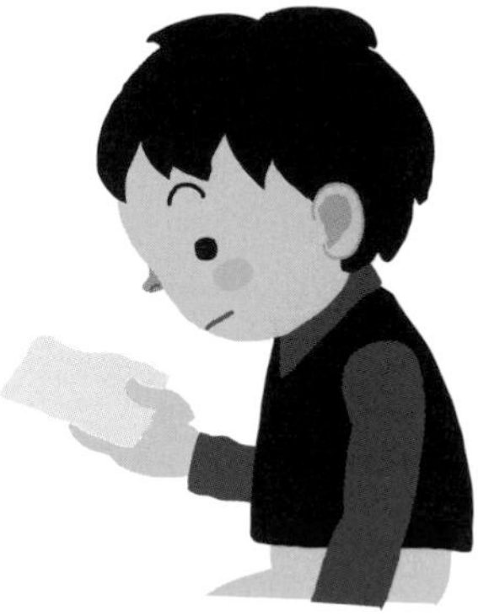

自己擦擦看

若是孩子拉肚子的話，先不要讓孩子自己擦拭；當孩子排出適當硬度的大便時，則可以讓孩子自己練習擦擦看。擦過屁股後，要讓孩子親眼確認衛生紙的狀態。

試著將用過的衛生紙摺起來

當孩子用衛生紙擦過屁股後，引導孩子將衛生紙再對摺一次，把上面沾到的大便隱藏起來，接著再用對摺好的衛生紙再擦拭一次。若是孩子難以做到的話，只要確認孩子已經擦拭過一次屁股，就可以丟進馬桶裡了。有需要的話請讓孩子再拿取衛生紙，摺好之後再繼續擦拭。

教導孩子取衛生紙的方法

引導孩子拉出衛生紙，把手壓在衛生紙架的蓋子上，沿著蓋子撕下衛生紙。

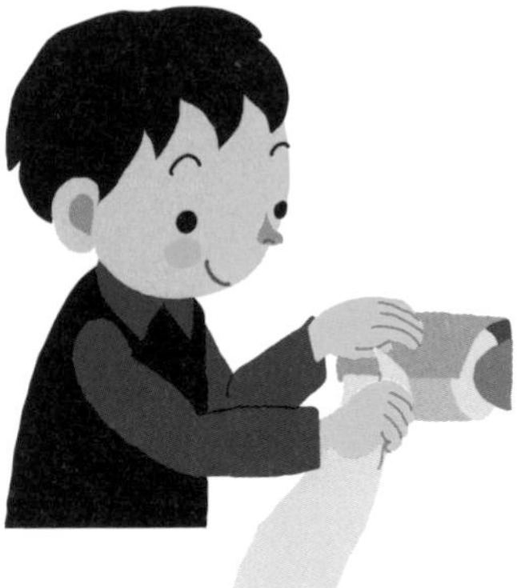

活用小遊戲

運用貼紙

輔助者可以在孩子穿著褲子的狀態下，將貼紙貼在屁股或肛門等從孩子的方向看不見的位置。讓孩子用手尋找貼紙在哪裡，一起玩把貼紙撕下來的遊戲。

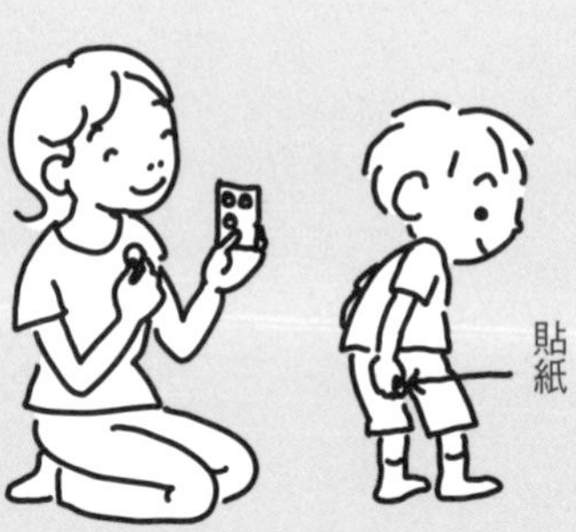

各種情況的對應法

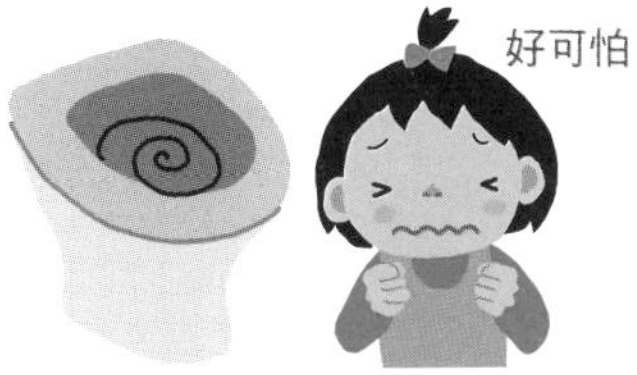

孩子排斥坐在馬桶上

有些孩子會對馬桶感到害怕，這應該是因為本能上害怕自己掉進馬桶裡面。此時千萬不要勉強孩子，先從兒童便座開始練習吧！當孩子慢慢長大，就可以逐漸接受坐在馬桶上了。

一直拉肚子導致無法練習

若是孩子一直在拉肚子、導致遲遲無法開始練習擦屁股的話，應先確認孩子平時的飲食中是否有攝取均衡的營養，身體是不是有不舒服的地方。要是遲遲無法改善的話，就必須看醫生接受診療。若有需要的話，應服用能調整腸胃狀況的藥品，改善大便的狀態。

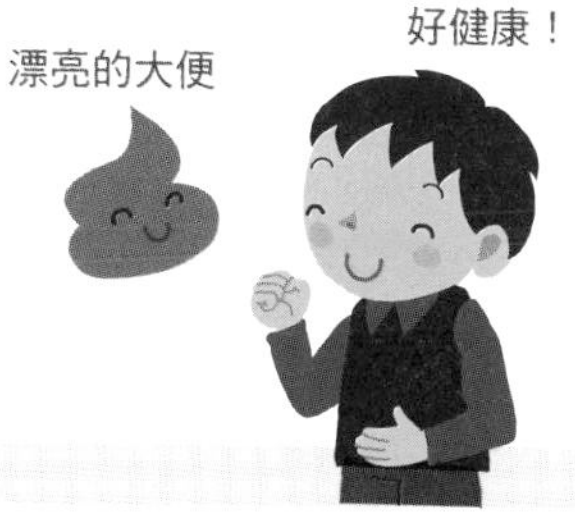

不想讓手沾到大便而排斥擦屁股

若是孩子因為不想讓手沾到大便而排斥擦屁股的話，最重要的是平常應多注意不要強調「大便很髒」的觀念。告訴孩子大便是由吃下肚的食物變成的東西，對人類而言是非常重要的。同時，不要勉強孩子擦拭，輔助者可以先幫孩子擦過屁股後，在大便不至於沾到手的狀態下，再讓孩子練習擦拭。此外，上完廁所後也要養成洗手的習慣。

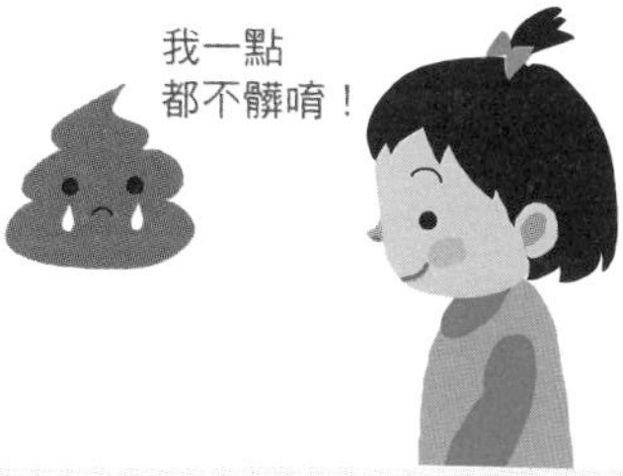

不知道要擦哪裡才對

在孩子洗澡時，可以讓孩子練習用毛巾擦拭肛門。在每天反覆擦拭的過程中，就會漸漸明白位置在哪裡了。

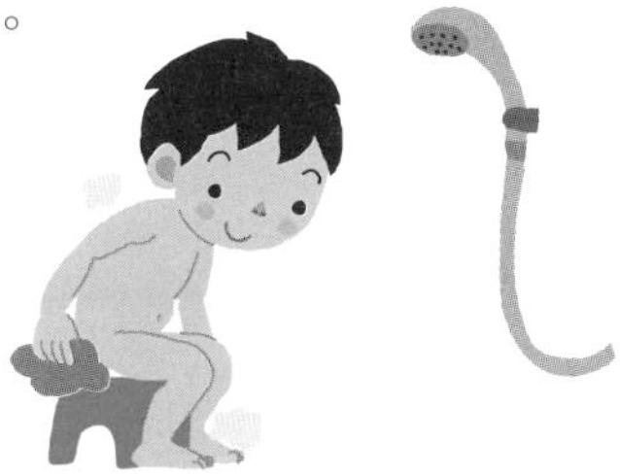

4 使用物品的動作

使用物品動作的發展過程

一開始感覺就像是在玩一樣

嬰兒從4～5個月大開始，就會搖動手搖鈴來玩，不過，這個動作與其說是在操作物品，倒不如說比較近似於在聆聽手搖鈴發出的聲音，尚處於感覺遊戲的階段。到了10個月左右，就會開始模仿大人說再見的動作；這時候也學會了打開蓋子再蓋上的動作，漸漸可以記住玩具的操作方式。

漸漸學會操控物品

到了1歲左右，寶寶就會以大拇指與食指抓捏物品，利用蠟筆等畫筆塗鴉，用餐時也可以抓住湯匙，做出將食物送到口中的動作。此時正是寶寶從感覺運動遊戲的階段，發展為真正操作物品的時期。到了1歲6個月左右，孩子便能從錯誤中學習，會玩簡單的對應圖案遊戲。到了3歲左右，孩子就能使用剪刀剪開紙張，看到任何東西都想要喀嚓喀嚓剪下來，就算是剪下自己的頭髮也很常見。

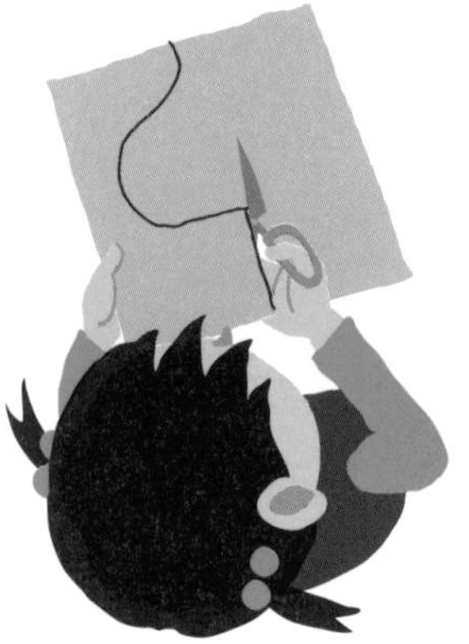

在這個時期，只要是比較簡單的衣服，孩子便已經可以自行穿脫；若是比較大的釦子，孩子也能漸漸學會自己扣上、解下了。

為了更靈活操控物品所需的能力

當孩子滿4歲之後，便可以拿剪刀沿著直線剪開紙張，也能使用3隻手指握住鉛筆。到了5歲左右，自行穿脫衣物幾乎不成問題，能動動指尖以鉛筆畫出小小的圓形，同時也會使用筷子了。

在使用物品動作的發展過程中，不僅只是學會拿取物品而已，也與用餐、更衣所需的力氣很有關聯。

要靈活使用物品的前提是，必須能清楚掌握自己的身體概念，靈活運用雙手，皮膚與肌肉的各種感覺漸漸發展完成後，才能明瞭自己正在觸碰什麼東西，拿捏調整力量；也就是在第2章第1節中所提及的5個重要因素，都獲得平均發展就是關鍵。

除此之外，像是區分形狀、掌握動作的方向等，也需要許多種不同的能力。

該如何靈活地操控物品？

要靈活使用物品，首先要從練習使用開始。不能只是光說不練，必須實際上動動雙手，獲得體驗才行。此時輔助者必須先示範給孩子看，並實際指導孩子物品的使用方式。

當孩子進入小學、到了2年級之後，在數學課上會使用到尺。使用尺的時候，必須以滑動的方式移動位置；用尺畫線時則必須以一隻手壓住尺，再以另一隻手移動鉛筆畫線，協調地運作雙手。此外，使用時也必須牢牢壓住尺，才能正確辨別刻度。

升上3年級後，則會開始使用到圓規。使用圓規時的手指動作跟玩陀螺時非常接近，只不過，施力點必須放在圓規針上，再輕輕移動圓規筆畫出圓圈，可說是非常複雜的動作。

要靈活操作尺與圓規，不只需要靈活的指尖而已，更需要大腦發展到能夠理解數學的程度才行。

必須為孩子準備容易使用的物品

即使大腦發展方面沒有問題，但有許多孩子會因為動作能力發展不佳，而無法靈活使用物品。面臨這種情況時，千萬不要一味要求孩子練習使用該項物品，有時候更重要的是，要為孩子準備比較容易使用的物品。

目前，日本實行「消除因障礙而起的霸凌相關法律」，在校園中的學生都能受到「合理的照顧」。無論身心方面是否有障礙，這項法律目的是保障所有人都能得到受教育、就業、參與社會的機會，並考量到每一個人的特質，讓孩子的各項活動與求學目的變得更加明確，將整體環境整頓成更適合孩子活動與求學的環境。（註：台灣為「校園霸凌防制準則」。）

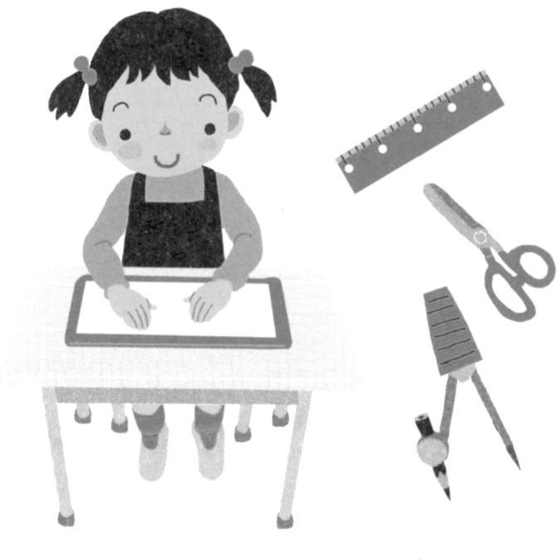

尺

準備

●尺　●鉛筆　●紙　●符合孩子身材的桌子及椅子（參考P48）

●防滑墊

建議使用防滑輔助工具（參考P157）所推出，以矽膠包住的防滑尺，讓孩子使用起來比較容易。此外，為了固定住紙張，建議同時使用桌墊，效果會更好。

步驟 1　讓孩子以正確的姿勢好好坐在符合身材的桌子及椅子上。

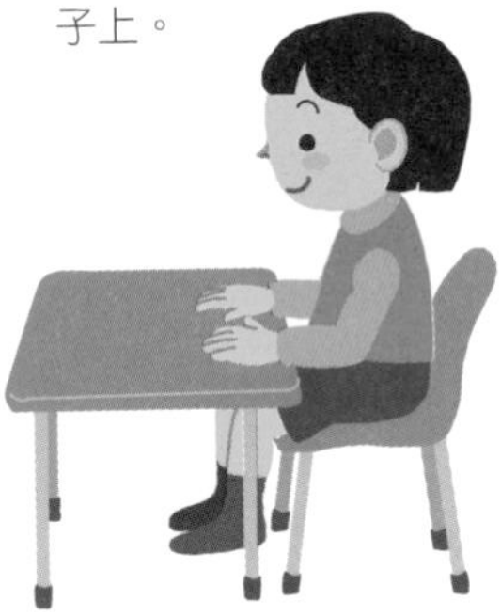

步驟 2　在桌面鋪上防滑墊，並在防滑墊上放上一張紙。

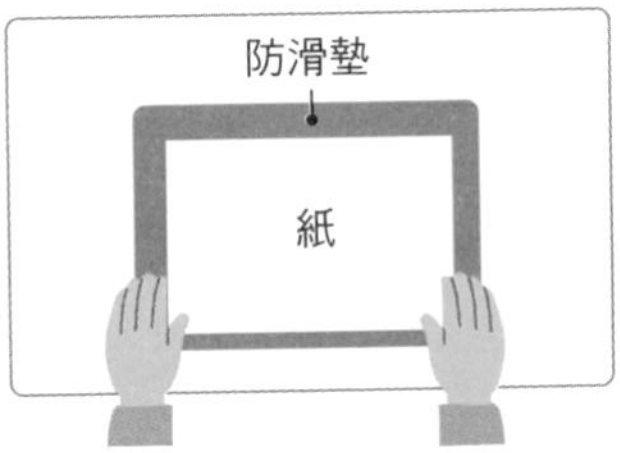

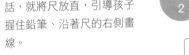

步驟 3　在畫橫線時，要將尺放橫，引導孩子握住鉛筆、沿著尺的上方畫線。

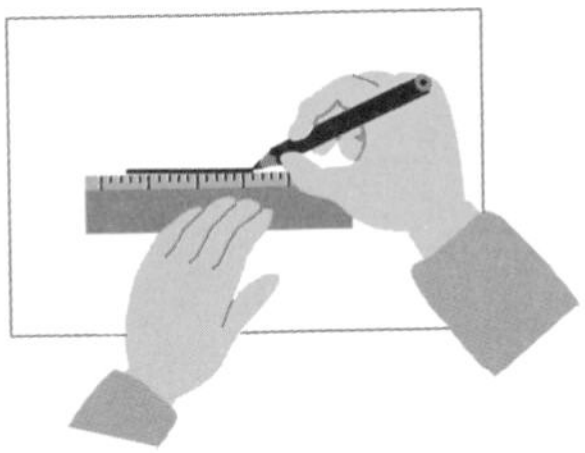

步驟 4　在畫直線時，若是右撇子的話，就將尺放直，引導孩子握住鉛筆、沿著尺的右側畫線。

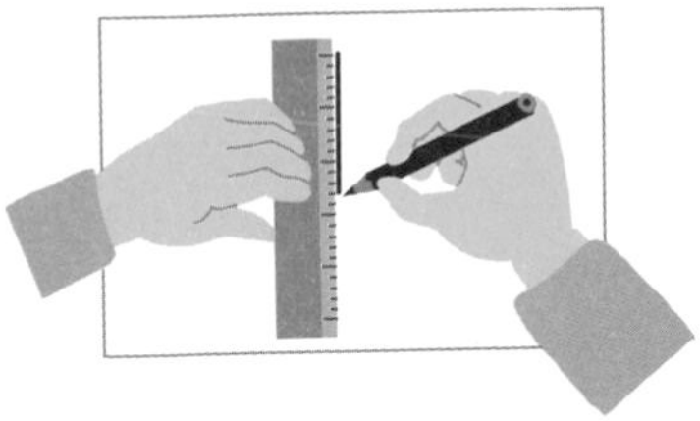

多點巧思

- **若是手邊沒有防滑尺的話，可以在尺的背面（與紙張接觸的那一面）貼上絕緣膠帶，藉由絕緣膠帶發揮防滑效果。**

尺

步驟 5

如果是右撇子的話，畫橫線時要從左到右、畫直線要從上到下。

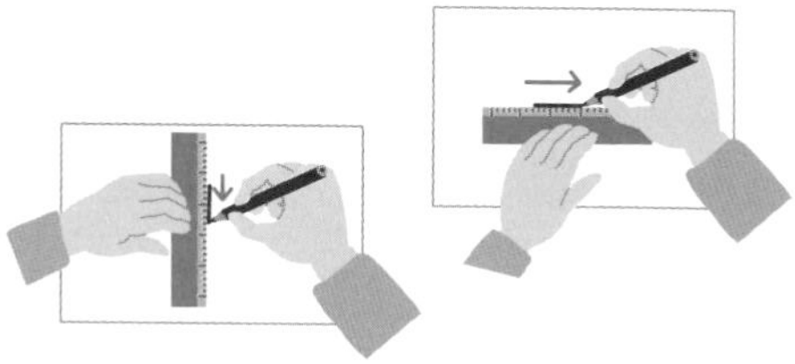

步驟 6

在用尺畫線時，必須維持鉛筆的角度不能太偏，要是角度太偏的話就很容易偏離尺。

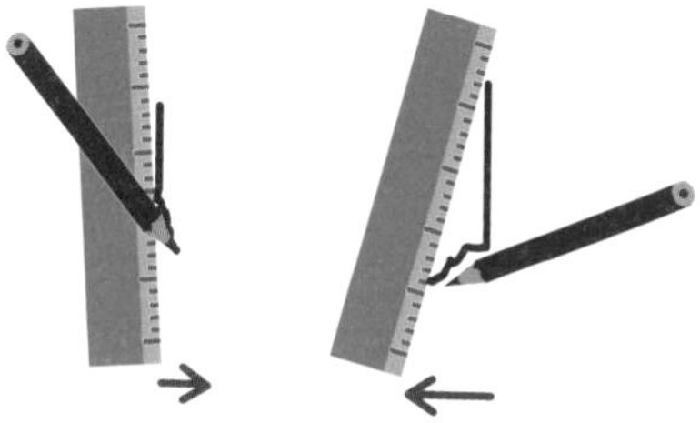

步驟 7

剛開始練習用尺時，必須從正上方注視線條、小心畫線。

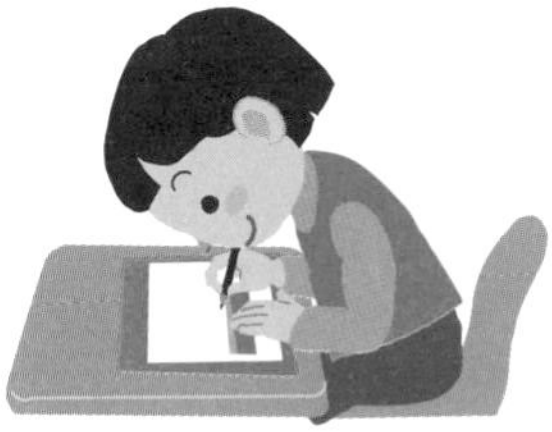

步驟 8

左手基本上都必須牢牢壓住尺的正中央，沿著尺的中央位置畫線。

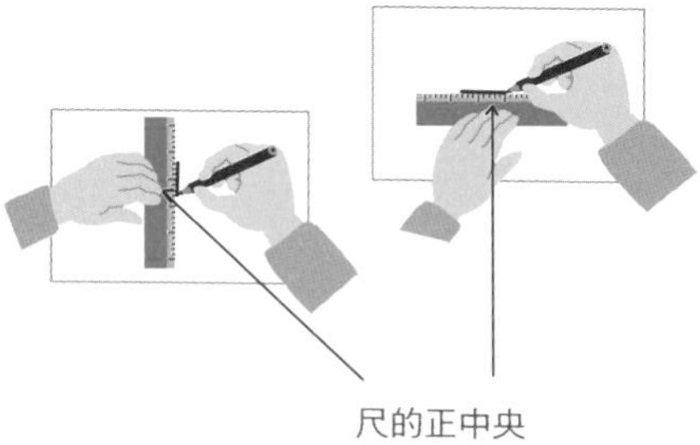

尺的正中央

步驟 9

若要從刻度0的位置開始畫線的話，則必須以左手壓住尺的線條中央位置。這麼一來就能避免尺不小心翻轉、歪斜。

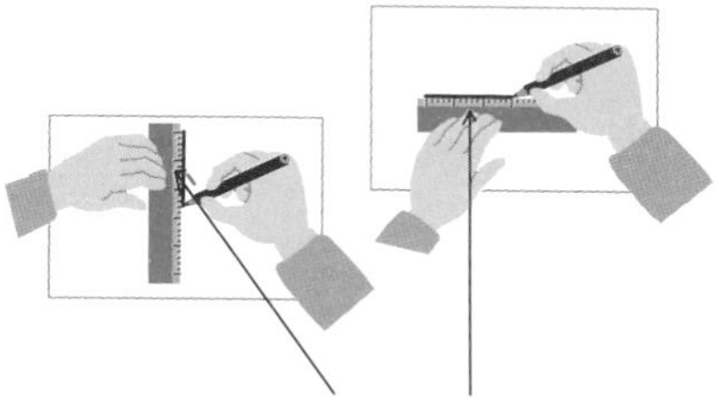

線條中央位置

動作的重點

從正上方確認角度是否傾斜

在利用尺畫線時，只要從正上方注視，就能確認鉛筆與尺之間的角度會不會太過傾斜。

尺的位置必須在腹部正前方

把尺放在腹部正前方的位置，不僅能從上方看得清清楚楚，也比較容易把尺牢牢壓住。

接下來的步驟

拿掉防滑墊

當孩子利用防滑尺與防滑墊時，已經可以把線條描得很好之後，則可以試著拿掉防滑墊，練習拿尺畫線。

試著使用一般的尺

當孩子已經可以牢牢壓住尺，使用鉛筆沿著尺的邊緣描出整齊的線條時，就可以在鋪著防滑桌墊的狀態下，試著練習使用一般的尺。剛開始練習時，請使用15公分左右的尺。等到孩子可以使用一般的尺畫線後，再拿掉防滑桌墊練習。當孩子真的完全沒問題之後，再讓孩子挑戰下一個階段。最重要的目標就是要讓孩子能沿著尺的邊緣正確畫線、並學會讀取刻度。

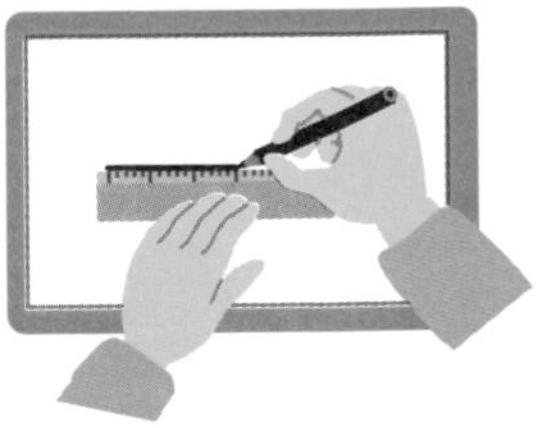

活用小遊戲

玩人體推車

有些孩子無法把尺牢牢固定住，可能是因為坐姿不穩、或是無法調整施力方向的緣故。請以繞行房間一圈為目標，每天都練習人體推車的動作吧！

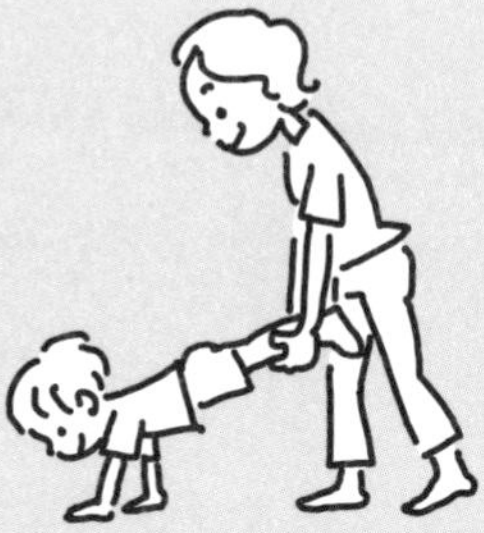

讓孩子幫忙擦桌子

讓孩子拿著濕的抹布擦拭桌子，這麼一來就能讓孩子體驗到壓住物品施力的感覺。引導孩子從桌沿依序把桌面擦拭乾淨，效果會更好。

沿著尺的邊緣把紙撕下來

讓孩子試著用尺，沿著尺的邊緣把紙撕下來看看。準備一張比尺更短一些的紙，若是右撇子的話，要以左手壓住尺，用右手撕下紙張。這個動作不僅可以讓孩子練習把尺牢牢壓住，還可以訓練雙手的協調感，是非常好的練習。

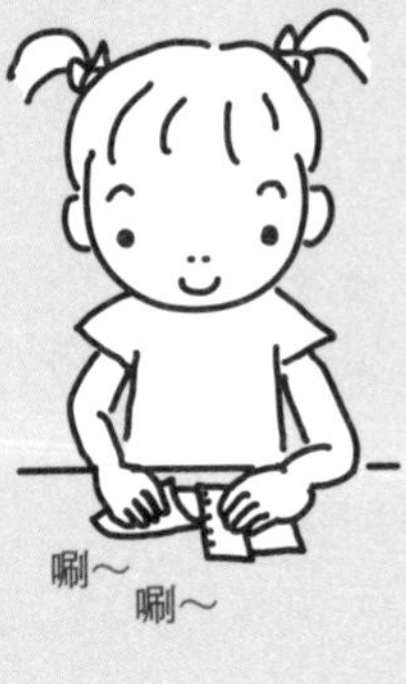

尺

各種情況的對應法

孩子不太會辨別刻度

Q防滑尺15（參考P157）的設計為黑色底，刻度與數字則呈現白色。而且刻度的長短不一、屬於階梯型的設計，能讓孩子看得更清楚、更容易辨別出正確的刻度。若是使用了Q防滑尺還是很難辨別的話，則可以將刻度的部分拍照下來，將照片放大給孩子看，讓孩子練習辨別，接著再慢慢縮小，讓孩子循序漸進地練習。

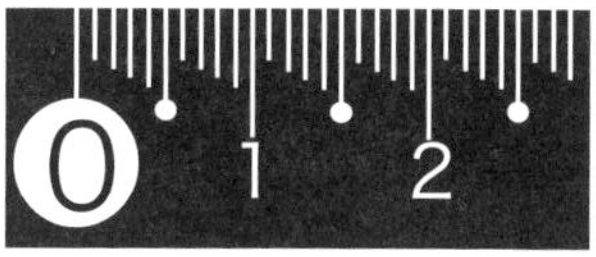

尺面容易翻轉

讓孩子壓住線條的正中央，確認孩子是否了解正中央的定義，同時也能確認孩子是否能預測線條的長度。

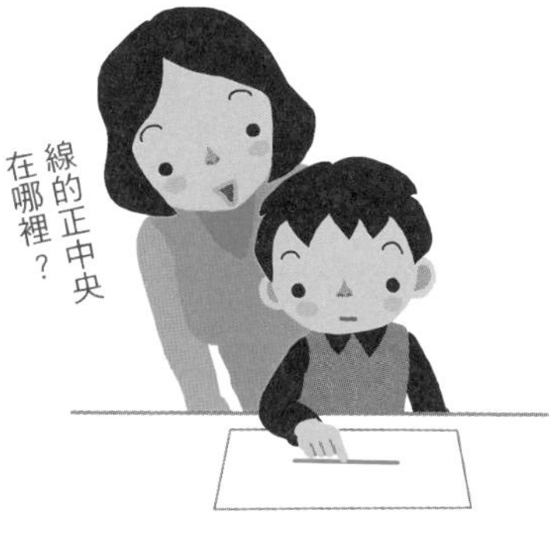

線條歪斜

當鉛筆與尺之間的角度太偏，就會發生線條歪斜的情形。首先請將尺直放，從正上方確認鉛筆的傾斜度，練習從上到下畫出線條。

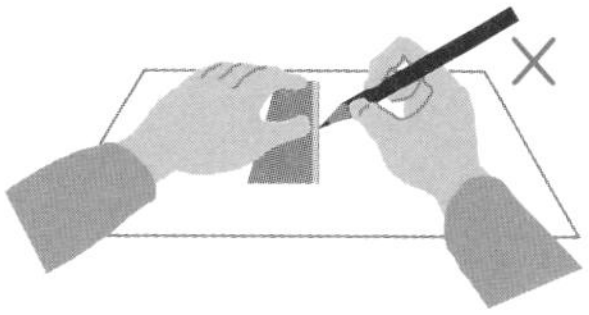

左撇子應如何使用

市面上有推出一種專為左撇子所設計、刻度標示與一般相反的尺。若是使用一般的尺有困難的話，則不妨試試這種左撇子專用尺。另外，若是壓住尺的兩側邊緣，在畫線時很容易導致尺面翻轉，因此必須引導孩子壓住尺的正中央位置。

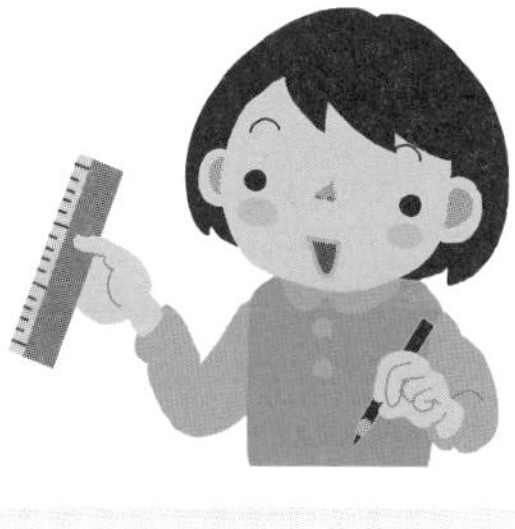

剪刀

準備

- **附有彈簧的兒童安全剪刀**
- **紙**
- **符合孩子身材的桌子及椅子（參考 P48）**

市面上有販售一種名為KICCHON的兒童安全剪刀，利用塑膠將外側刀刃完整包覆住，使用起來相當安全。雖然只有推出右撇子專用剪刀，不過由於中間附有容易開闔的彈簧，最適合在孩子剛開始學習使用剪刀時使用。

步驟 1

讓孩子以正確的姿勢好好坐在符合身材的桌子及椅子上。

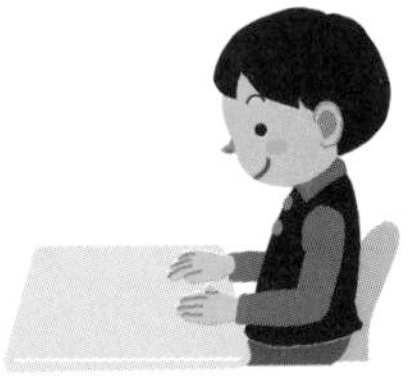

步驟 2

若孩子是右撇子的話，引導孩子握住右手再鬆開，比出石頭、布的形狀，重複幾次這個動作。

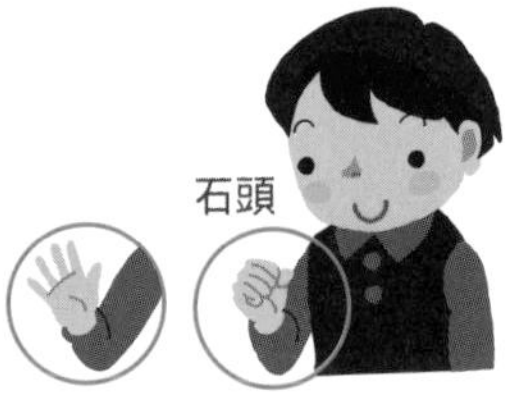

步驟 3

接著，讓孩子用右手拿剪刀。將大拇指放在較小的洞裡，並將食指．中指．無名指．小指依序放在較大的洞裡。

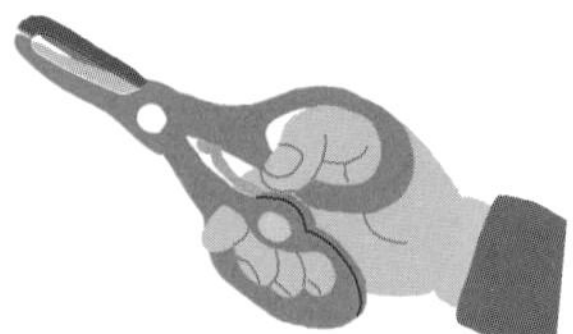

步驟 4

將握住剪刀的手放在腹部前方，以大拇指朝上、刀尖朝前的方向拿好剪刀。只要併攏手臂，就能自然而然形成這個姿勢。

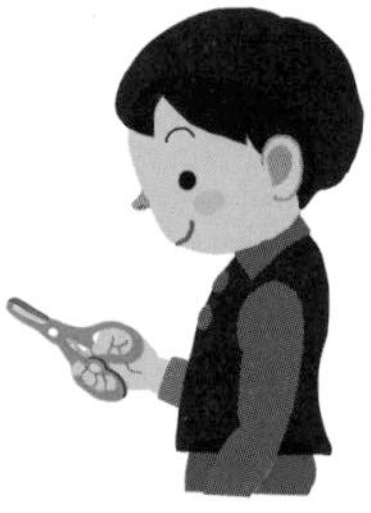

動作的重點

讓孩子清楚看見需剪下的線條

如果孩子是右撇子的話，必須將要剪下的圖案置於剪刀左側。這麼一來，即使不小心剪到圖案，也能很快察覺到。

剛開始先練習剪直線

請從剪直線開始練習。等到孩子漸漸習慣操作剪刀後，再挑戰剪彎曲的線條或複雜的形狀。

要移動的是紙張、而不是剪刀

在使用剪刀時，並非沿著線條移動剪刀，而是要用左手拿著紙張移動。

步驟 5

在一旁跟孩子說：布、石頭，引導孩子在握著剪刀的狀態下把手掌打開、闔起。若孩子無法順利打開手掌的話，使用附有彈簧的剪刀會比較容易打開。

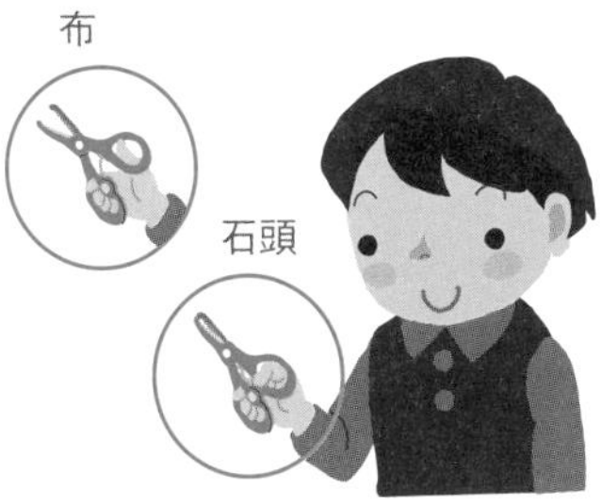

步驟 6

讓孩子以左手拿著約2公分寬度的長條紙，拿著剪刀的右手要以大拇指朝上，併攏雙臂。

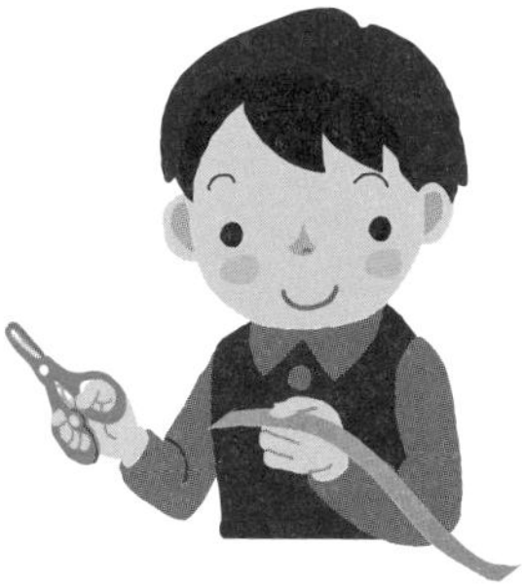

步驟 7

若是雙手不穩的話，可以將兩邊的手肘或手腕靠在桌上。

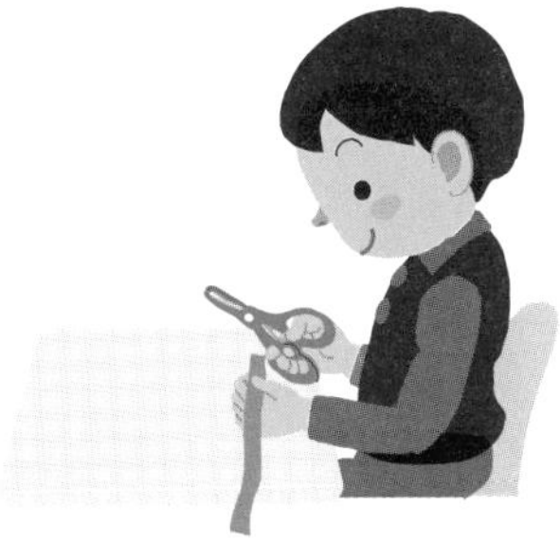

步驟 8

讓孩子用剪刀試著剪斷長條形。

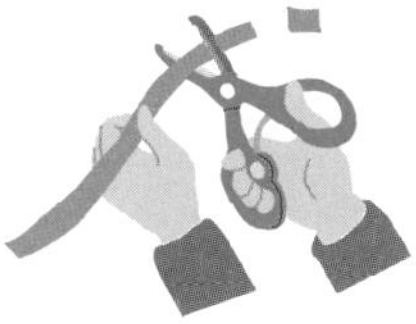

步驟 9

接著讓孩子繼續剪，試著把剪下紙條的幅度越剪越寬。

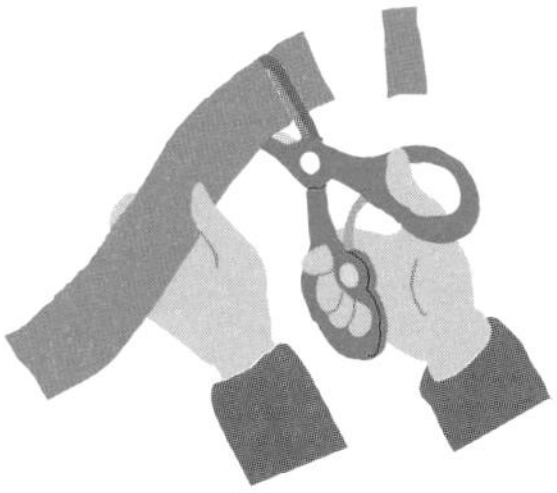

多點巧思

- 若是孩子無法一手拿著紙張、一手拿剪刀剪的話，輔助者可以幫忙扶住紙張，讓孩子先專注在剪的動作上。剛開始先讓孩子嘗試只要剪一次就能完成的任務，讓孩子享受剪東西的感覺。
- 可以在紙張上畫上線條，讓孩子沿著線條剪。使用粉紅色的螢光筆畫線，能讓孩子更清楚辨別該剪的位置在哪裡。

從後方協助孩子

如果孩子需要幫助的話，就站在孩子的後方，用右手支撐住孩子的右手，並以左手引導孩子慢慢移動紙張。同時也要提醒孩子把雙臂併攏。

接下來的步驟

挑戰剪四邊形

先從四邊形開始挑戰。使用粉紅色螢光筆在紙上畫上較大的四邊形，四邊形的延長線要畫到紙張的兩端（也就是所謂的引導線）。

先從一邊的引導線開始剪，剪到尖角位置時也不要彎曲，直接以直線的方式剪到紙張的另外一端。接著另外一邊也以同樣的方式剪下，將每個邊都剪下來。關鍵在於遇到尖角不要彎曲，只要直直地剪就能剪出四邊形。

使用刀尖剪尖角部位

若是在紙張中央就停止的線條、或是遇到轉彎等部分，一般來說都要使用剪刀的刀尖來剪。

通常使用一般的剪刀，就可以從紙張邊緣一直剪到線條彎曲的部分，再使用刀尖剛剛好地剪到兩條線交錯的位置。等到孩子可以剪出星星等比較複雜的圖案後，再讓孩子有意識地用刀尖剪尖角部位。

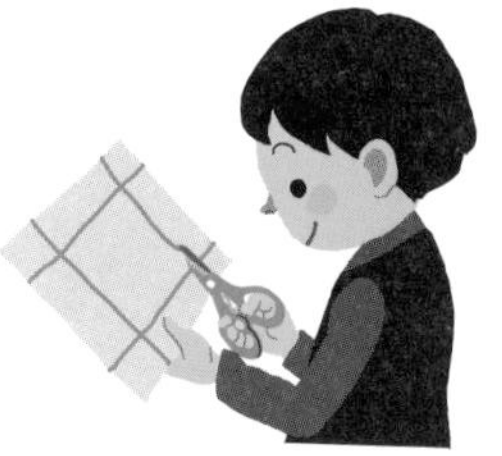

剪尖角時

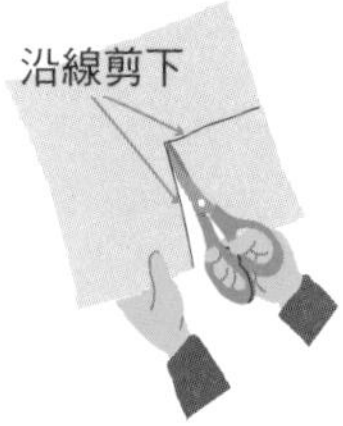

❶剪刀的位置要維持在腹部前方。利用刀尖剪尖角部位。

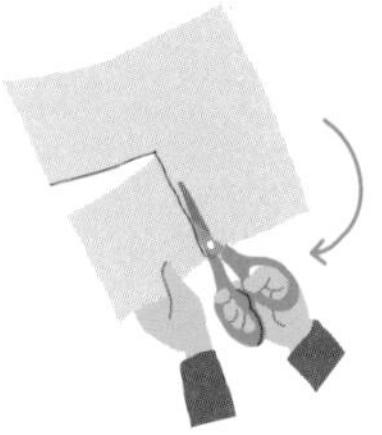

❷左手換一個角度拿紙，從腹部前方將還沒剪完的地方，沿著線條剪下。

活用小遊戲

使用剪刀剪各式各樣的東西吧！

讓孩子使用剪刀剪剪看各式各樣的東西，可以準備從薄到厚的多種紙張，讓孩子試著剪剪看。無須堅持一定要用另一隻手拿著要剪的東西，可以讓孩子試著剪垂下來的紙膠帶或是釦子等物品。在剛開始練習時，最重要的是要讓孩子體驗到使用剪刀的樂趣。

試著用雙手撕

接下來不要使用剪刀，讓孩子直接用手撕出圖形吧！利用色彩鮮豔的馬克筆，在報紙、日曆、傳單上，畫出直線、大四邊形與圓形等各種圖形，再用雙手沿著線條撕下來，就算撕歪了也無妨。這個遊戲可以讓孩子練習用雙手做出協調的動作。

各種情況的對應法

左撇子的孩子

左撇子的孩子一定要使用左撇子專用剪刀。由於左撇子專用剪刀的刀刃，重疊方向與一般剪刀完全相反，若左撇子沒有使用專用剪刀的話，可能會無法在紙上好好施力，不僅如此，也會無法看見自己該剪的線條，造成孩子沒辦法剪得很好。

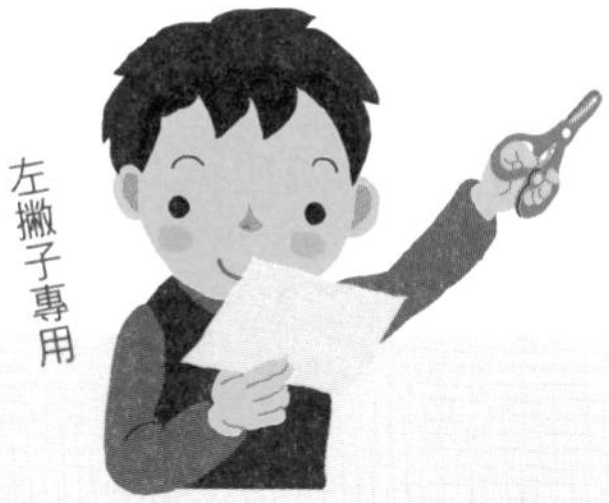

擔心危險的話 可使用刀尖有塑膠罩的剪刀

有些家長會因為擔心危險，而讓孩子使用塑膠製的剪刀。不過，由於塑膠製的剪刀並不好剪，其實並不適合用來練習。一開始練習時，務必要在輔助者的陪同下，讓孩子使用刀尖有塑膠罩的剪刀。此外，也必須一併指導孩子安全的剪刀使用方式。

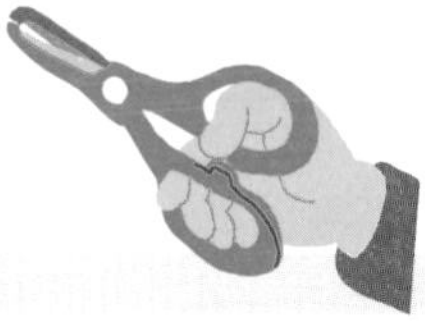

孩子不想拿紙、想放在桌上直接剪

這時候可以讓孩子離開桌面。雙手沒有靠在桌面上，會比較容易併攏手臂。運用雙手在空中剪紙，坐姿也會變得比較端正。

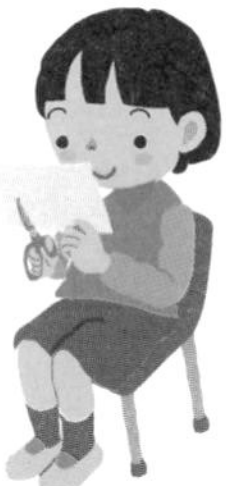

無法靈活移動紙張

先讓孩子只要用剪刀剪紙就好，輔助者在一旁協助孩子拿好紙張並慢慢移動。不過，就算孩子沒辦法剪得很好，只要孩子樂在其中的話，就可以讓孩子自己拿著紙張剪剪看。因為，最重要的是要讓孩子喜歡上剪東西這個活動，之後再慢慢指導孩子如何正確又輕鬆地使用剪刀。

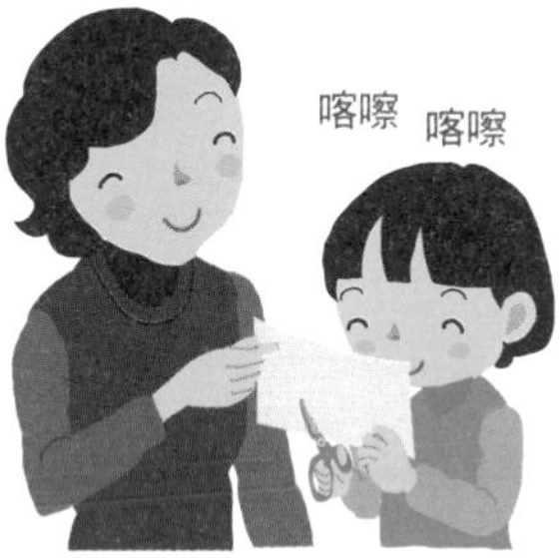

準備

●圓規（或是 Q 圓規）●符合孩子身材的桌子及椅子（參考 P48）

●紙　●防滑墊（或是 Q 桌墊）※Q 系列產品請參考 P157。

不要選擇太便宜的圓規。在文具店裡販售的產品，由於螺旋轉得比較緊，在使用時不會突然鬆開，使用起來比較順手。請準備一個軸心沒有彎曲、簡單好用的圓規。

若孩子可以像旋轉陀螺般轉動圓規

步驟 1　讓孩子以正確的姿勢好好坐在符合身材的桌子及椅子上。

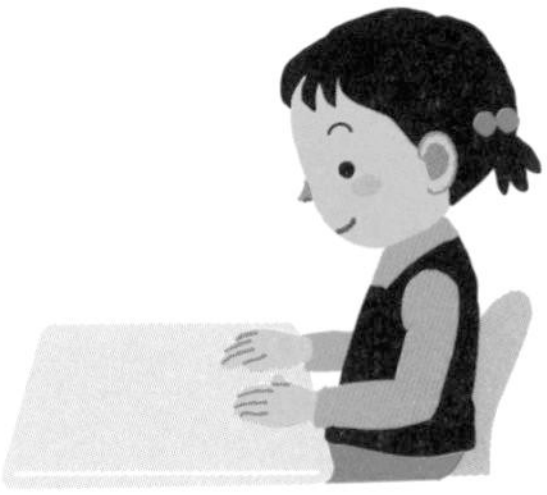

步驟 2　若孩子是右撇子的話，請讓孩子以右手握住圓規的握柄，把圓規整個往上提起，確認孩子是否能像旋轉陀螺般轉動圓規，要是孩子做不到的話，則請參考P126「若孩子無法像旋轉陀螺般轉動圓規」的內容。

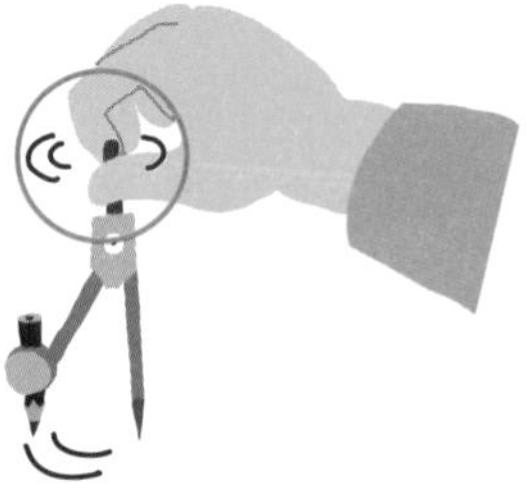

步驟 3　在桌面鋪上防滑墊，讓圓規針可以刺進防滑墊。將紙張擺在防滑墊上。

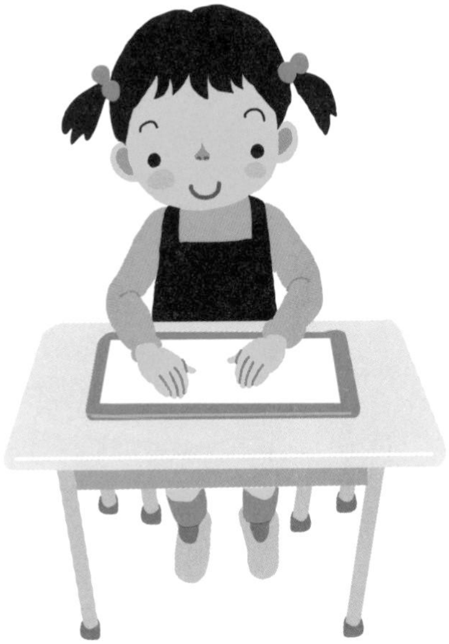

步驟 4

首先，將圓規打開至半徑3公分的大小，確實刺好圓規針。若是右撇子的話，建議從4點鐘方向開始畫圓；若是左撇子則要從8點鐘方向開始畫圓。右撇子以順時針方向，左撇子則以逆時針方向畫圓。請慢慢畫圓，避免圓規針脫落。

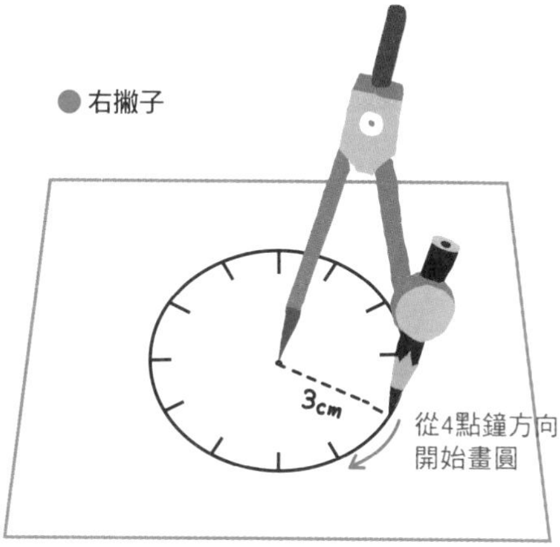

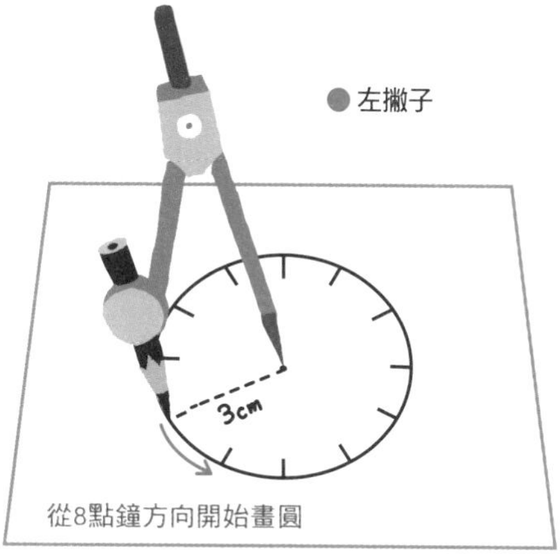

步驟 5

在畫圓時，要留意將圓規稍微傾斜至圓規筆的前進方向，會比較好畫。

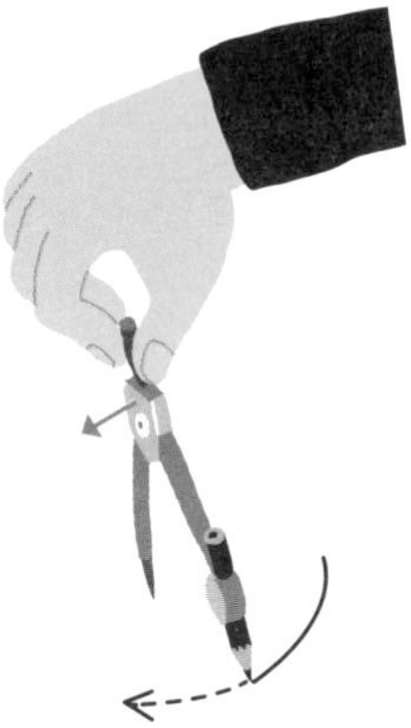

步驟 6

畫出半圈圓形後，請用左手握住圓規針的握柄，讓右手換一個方向、畫起來比較順手後，左手再抽離圓規，繼續畫剩下的半圈。若是覺得一鼓作氣畫完比較順手的話，則不需要用左手輔助。

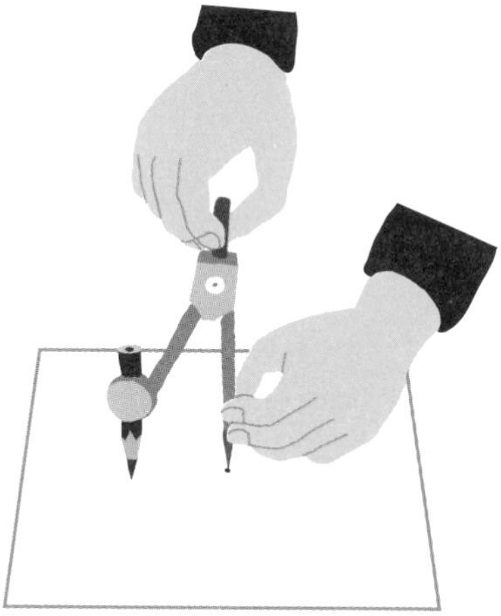

若孩子無法像旋轉陀螺般轉動圓規

步驟1 讓孩子以正確的姿勢好好坐在符合身材的桌子及椅子上。

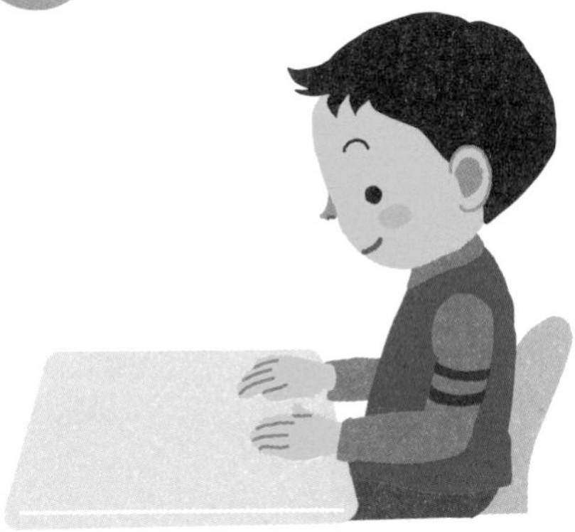

步驟2 若是右撇子的孩子，請以右手握住圓規針與圓規筆在上方交會的部位。

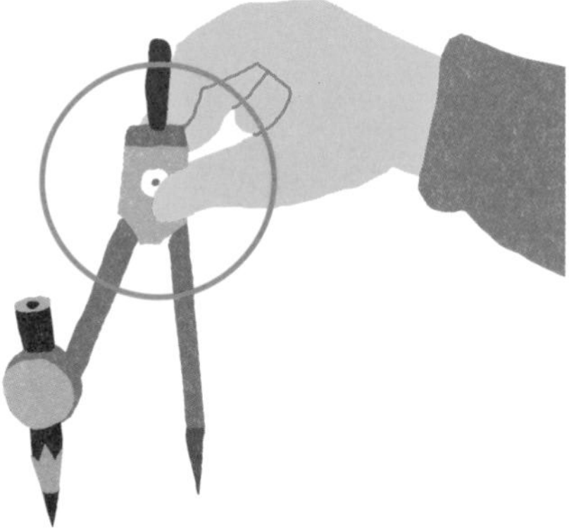

步驟3 在桌面鋪上防滑墊，讓圓規針可以刺進防滑墊。將紙張擺在防滑墊上。

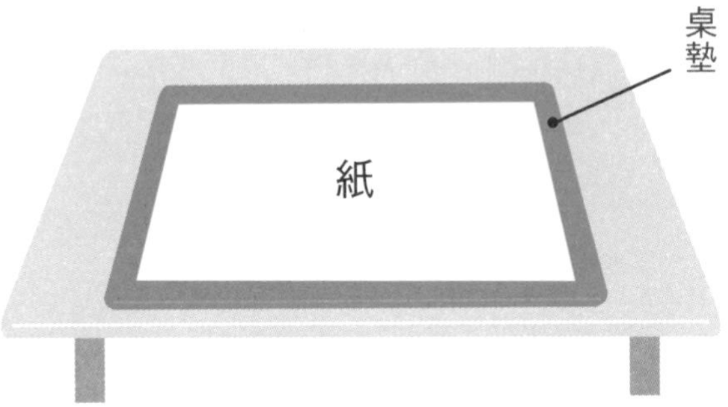

多點巧思

- 若能使專門的Q圓規與Q桌墊，可以讓孩子更容易學會使用圓規。所謂的Q圓規其實是矽膠製的保護套，可以吻合市面上一般的圓規握柄，能輕易換上使用。

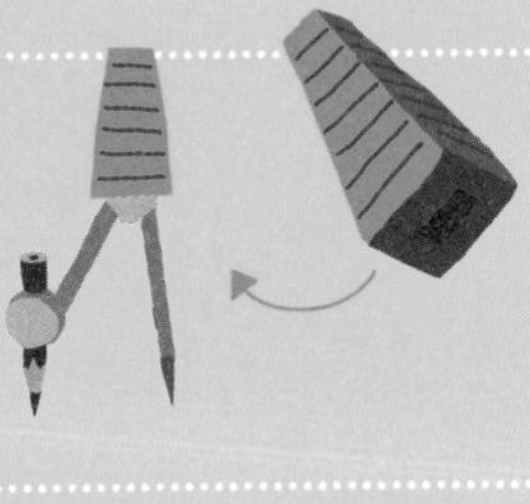

步驟 4 首先，將圓規打開至半徑3公分的大小，確實刺好圓規針。若是右撇子的話，建議從9點鐘方向開始畫圓；若是左撇子則要從3點鐘方向開始畫圓。右撇子以順時針方向，左撇子則以逆時針方向畫圓。為了避免圓規針脫落，請握住圓規針與圓規筆交會的平坦部位，慢慢畫出1／4圈的圓形。

● 右撇子

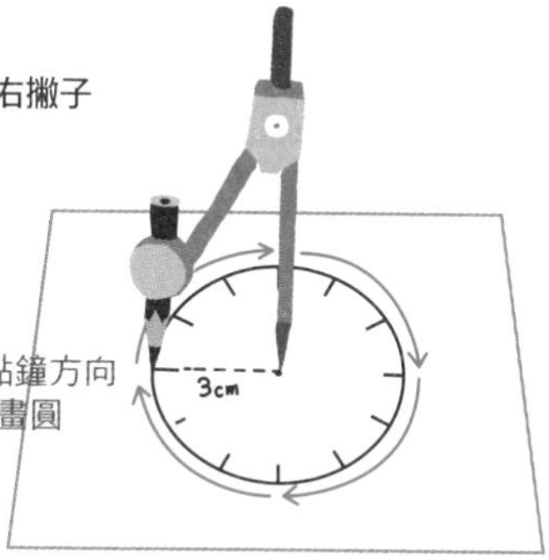

● 左撇子

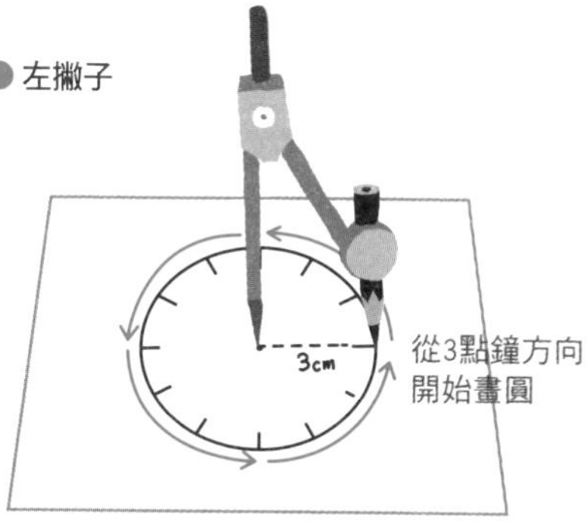

步驟 5 在畫圓時，要留意將圓規稍微傾斜至圓規筆的前進方向，會比較好畫。

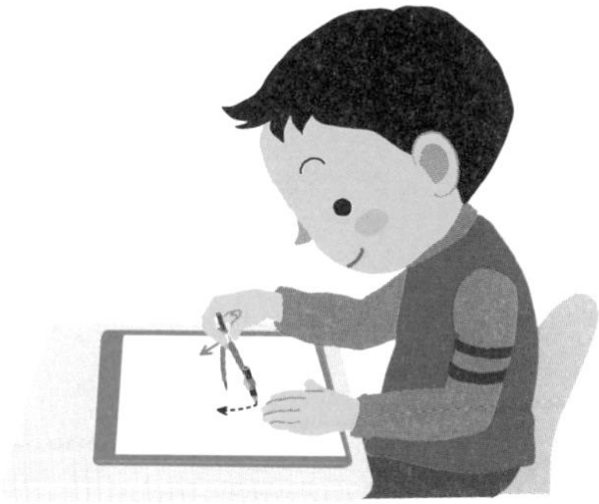

步驟 6 每畫好1／4圈圓形，就要用左手握住圓規針的握柄，再變換右手的抓握方向，慢慢畫出圓形。

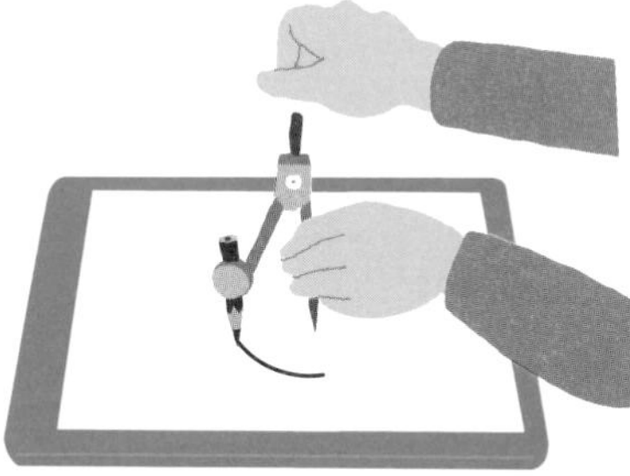

動作的重點

施力點在圓規針上

將圓規針確實刺入紙張當中，並將力量放在圓規針而非圓規筆上，是最重要的關鍵。一開始教導孩子使用圓規時，不要先急著畫圓，而是應該先讓孩子體會把圓規針刺進紙裡的感覺。若是孩子難以理解的話，就先練習把圓規針刺進紙裡就好。

若是直徑太長或太短，都會讓人難以施力在圓規針上，造成圓規針偏移脫落。剛開始練習時，請試著從半徑3公分左右的圓形開始畫起。

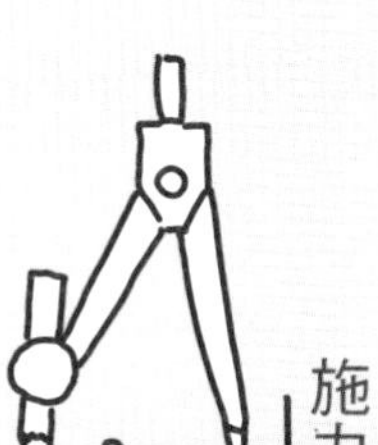

接下來的步驟

用圓規畫出各種大小的圓形

現在請試著畫出各種不同大小的圓形。從半徑3公分開始，一次遞增1公分畫出越來越大的圓形，接著再遞減1公分畫出越來越小的圓形。在練習的過程中，孩子也會逐漸了解到，隨著圓形越來越大，就必須把注意力更集中在固定圓規針上。若是無論怎麼嘗試，圓規針都很容易偏移脫落的話，則無須勉強孩子一定要畫好。

畫在筆記本上

接下來，請試著畫在筆記本上看看。由於此時底下沒有鋪桌墊，無法把圓規針牢牢刺在紙上，畫起來的難度會更高。請先從最容易畫的大小開始嘗試吧！

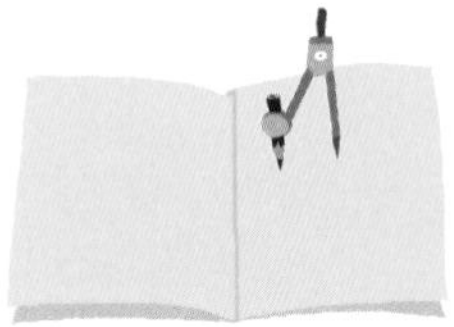

活用小遊戲

使用雙腳畫出圓形

讓孩子試著用自己的雙腳在地面上畫出圓形。讓身體軀幹變成圓規針，把雙腳張開至與肩同寬，將一隻腳當作中心，另一隻腳則用來畫圓。用平常踢球的腳來畫圓會比較容易。

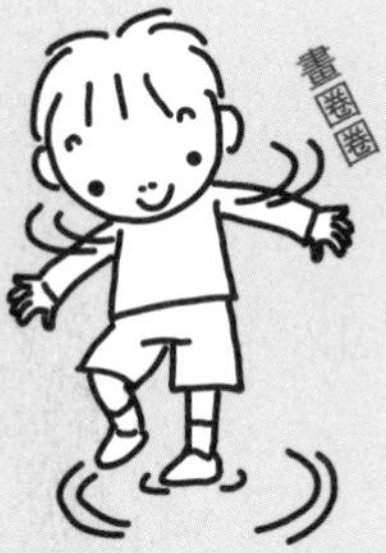

使用手指畫出圓形

把手指當作是圓規來畫出圓形。將中指到小指的手指彎曲起來，並將大拇指與食指張開呈現直角狀態。以大拇指作為圓規軸心，使用食指畫圓，嘗試繞著左右兩邊畫出圓形。

在畫圓形時，要讓孩子特別留意大拇指不可以移動。若是大拇指容易移動的話，可以在底下挖出一個凹槽，讓大拇指插在凹槽中固定不動。這個遊戲可以讓孩子練習到轉動圓規的動作以及施力在圓規針上的感覺。

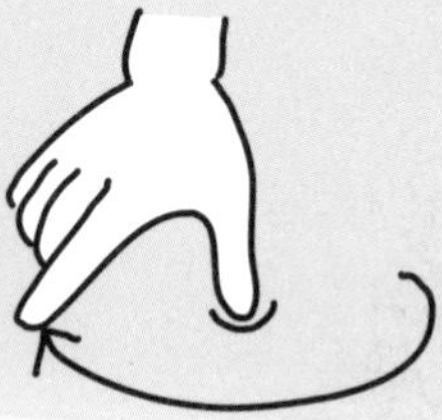

圓規

各種情況的對應法

圓規容易鬆開

請先確認圓規軸心中央的螺絲是否有確實鎖緊，若是有點鬆開的話，請適度鎖緊，萬一鎖得太緊，反而會使圓規不易開闔。太便宜的圓規比較容易發生鬆開的狀況。

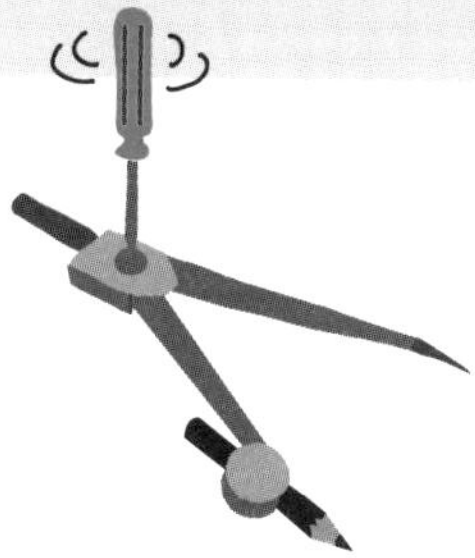

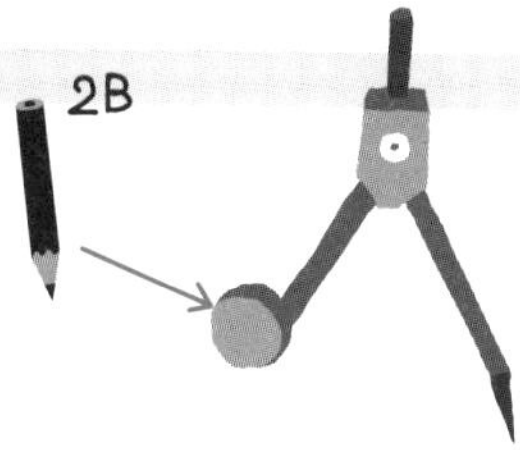

鉛筆不太好畫

請將鉛筆換成2B或是筆芯較柔軟的款式，就能畫得很順手了。

沒有桌墊怎麼辦？

若是手邊沒有適合的防滑墊或桌墊的話，可以將耐震墊裁切成小小的圓形，再貼在紙上。只要將圓規針刺在耐震墊上再畫圓，圓規針便不易移動脫落，當孩子在練習使用圓規時，也不失為一個好方法。

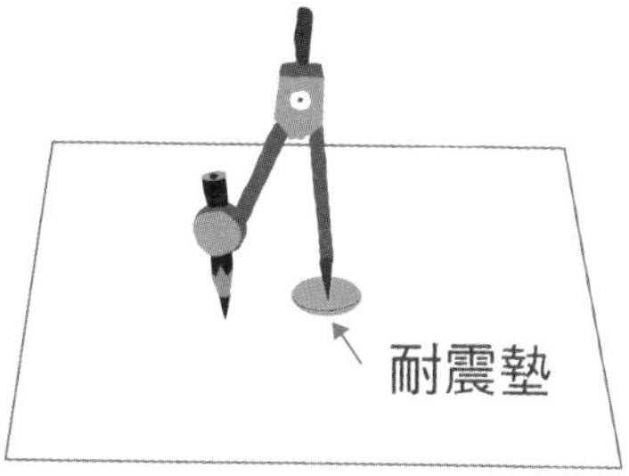

無法調整半徑

若是用尺來測量圓規半徑，本來就不容易固定圓規，使用起來並不是很方便。由於桌墊上印有刻度，只要將圓規針刺在刻度「0」的位置，再拉開圓規對照刻度，就能輕鬆調整半徑了。

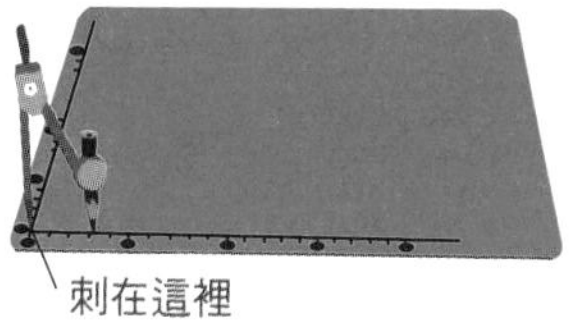

運動的發展過程

剛開始的運動是原始反射?!

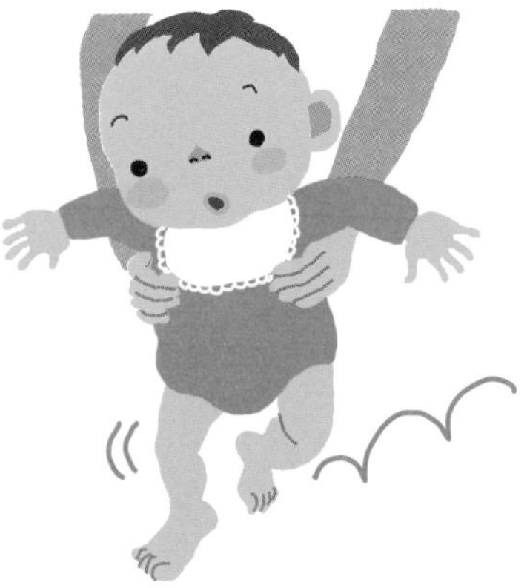

嬰兒的動作會受到原始反射的影響，舉例來說，面向臉部的手腳會伸直，反之手腳則會彎曲，當姿勢不穩時會則受到驚嚇，做出雙手抱胸的動作。此外，若是支撐住嬰兒的身體，雙腳就會表現出想要支撐住身體的模樣、做出彷彿正在往前走的動作。這些舉動並非是在有意識的狀態下做出，而是由於受到外來的刺激，才做出的反射動作。

在近來的研究中，也發現除了原始反射之外，即使沒有外來刺激，嬰兒也會自然而然做出自發性運動，這也是嬰兒運動發展的一環，因此備受矚目。

3個月之後～

嬰兒滿3個月之後，嬰兒的脖子就會變得比較硬，另一方面這也代表原始反射的影響會漸漸變少。當嬰兒平躺時，可以將臉部固定在正面，雙手能做出合掌的動作，兩腳也會稍微往上抬。不僅如此，讓嬰兒臉部朝下趴下時，儘管時間短暫，也能主動以雙手手肘支撐地面，頭部往上抬。

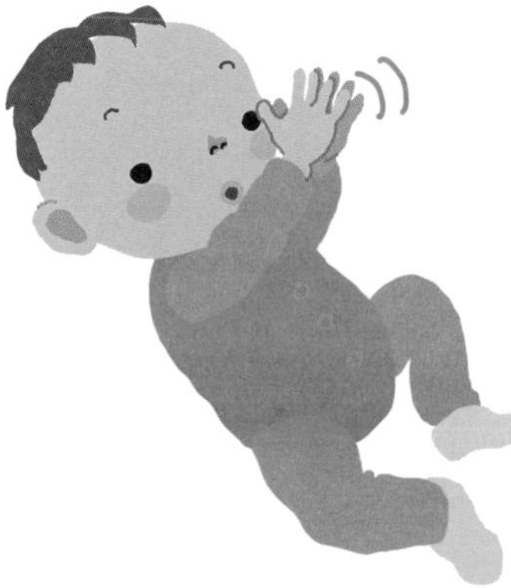

由於嬰兒的頭部很重，整體重心比較容易位於頭部，因此當嬰兒抬頭時，臀部也會跟著往上抬。

6個月之後～

當嬰兒進入6個月之後，仰躺時便能將雙腿高高抬起，並以雙手抓住腿部。讓嬰兒趴下時，頭部也能維持長時間抬起，同時以腹部為中心旋轉身體，也能做出翻身等動作。

雖然此時嬰兒還無法靠自己的力量坐，但若大人幫忙嬰兒擺出坐姿的話，嬰兒也能維持坐姿。這個時期的嬰兒，已經可以使用腹肌與背肌的力量確實支撐住身體了。

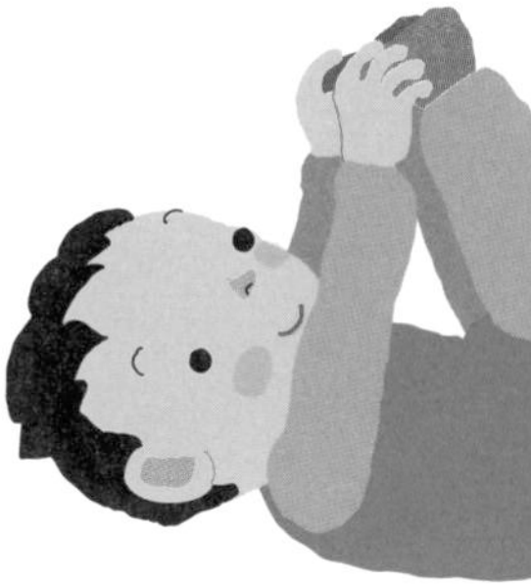

爬行的重要

到了7～8個月左右，嬰兒就能以四肢著地匍匐前進，也就是所謂的爬行。以爬行的方式移動身體，不僅對於之後的運動發展影響甚鉅，也能鍛鍊腰部與肩膀周圍的肌力。到了這個時期，除了能靠自己的力量坐，也會開始試圖站立。不過，千萬不要太早開始讓孩子坐上學步車、促使孩子學會走路，讓孩子多多爬行非常重要。

滿10個月之後，孩子便能扶住東西自己站起來，也能扶著桌子或牆壁等踏出步伐走路。這個時期的走路，跟先前以原始反射產生的步行動作不同，孩子是依照自己的意志運動雙腳走路。

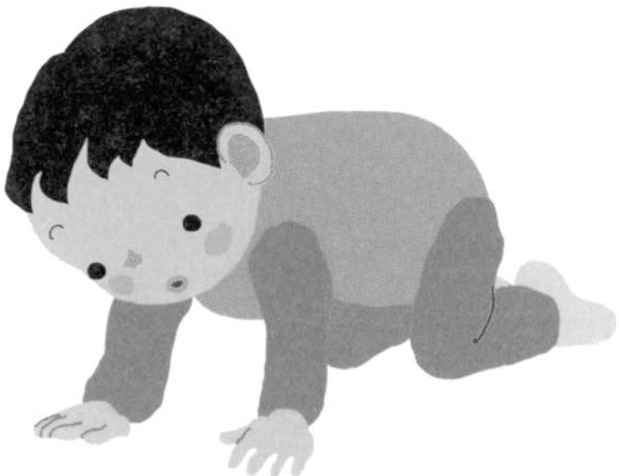

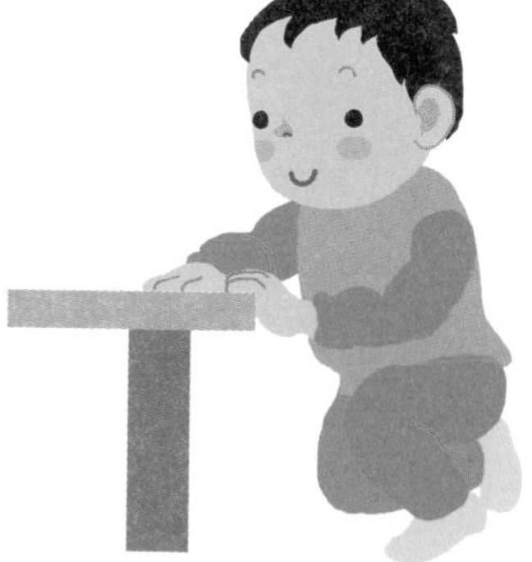

1歲之後～

過了1歲之後，孩子就能自己走路了，接下來再過半年，走路時便已不容易摔倒，也能夠小跑步了。到了2歲左右，不僅可以用雙腳踢球，也可以做到雙腳跳躍的動作。過了3歲後，平衡感會發展得更好，可以用單腳站好幾秒的時間。雙手也有足夠的力量可以握住單槓，讓身體短時間吊在空中。

此外，全身的動作也變得很靈活，不僅可以翻筋斗，也能順暢地投球了。

到了4歲之後，除了擁有良好的平衡感，肌肉也變得很有力量，可以玩跳繩等遊戲。5歲左右會出現慣用眼、慣用手與慣用腳，也具備節奏感，可以嘗試挑戰許多新的運動。就結果而言，此時孩子已經可以騎乘滑步車與附有輔助輪的腳踏車，也能靈活地玩盪鞦韆了。

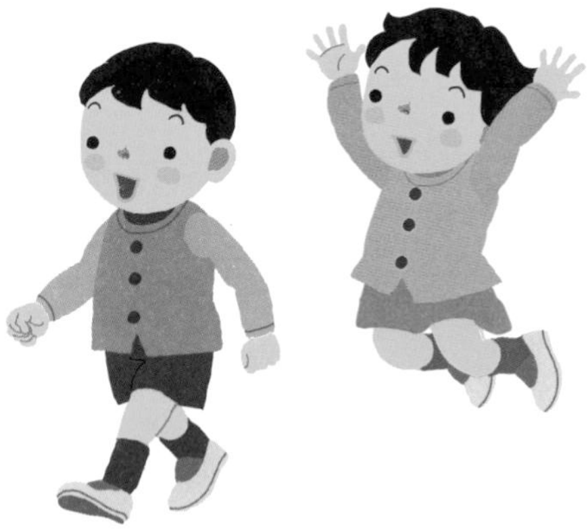

運動也有發展階段

由上述可得知，在運動方面也有許多發展階段。在爬樓梯時不僅可以鍛鍊體力、加強平衡感，也能讓孩子開始塑造出身體概念。這麼一來，便能嘗試許多新的運動、挑戰更多新的運動目標，漸漸培養出孩子的節奏感等。

若是讓孩子跳過某些發展階段，反而會造成反效果。舉例來說，若是太早讓孩子坐上學步車，就會加強孩子以雙腳跳躍的力量，反而會讓孩子難以爬行。此外，若是在孩子還不能以趴下的姿勢抬起頭部與身體時，就長時間讓孩子坐著的話，也會造成孩子駝背的現象。

在運動的發展過程中，首先必須確實鍛鍊腹肌與背肌，讓身體肌肉協調出力，才能塑造出結實的身體。

當身體長得很結實之後，手腳的運動也會連帶變得比較容易；而平衡感正需要充足的肌肉力量才能夠獲得發展。最重要的就是從旁守護孩子發展的步伐，讓孩子充分體驗到每一個發展階段。

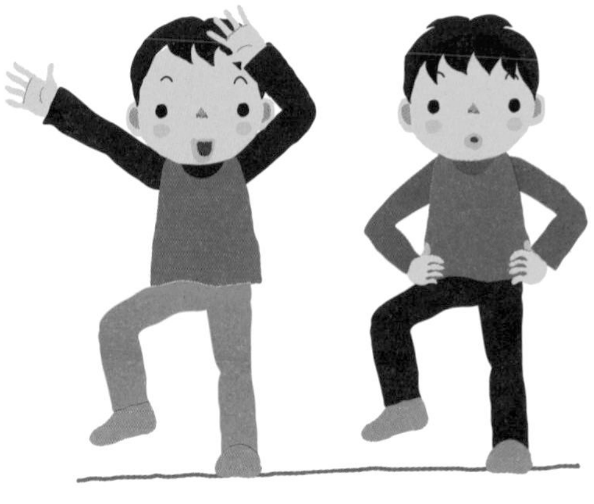

準備

- 色紙
- 符合孩子身材的桌子及椅子（參考 P48）
- 防滑墊（或是桌墊）

請準備一般市面上販售的15公分左右正方形色紙，以單面著色、背面為白色的色紙為佳。在剛開始練習時，為了讓色紙容易固定，可以使用防滑墊等，會比較好摺。

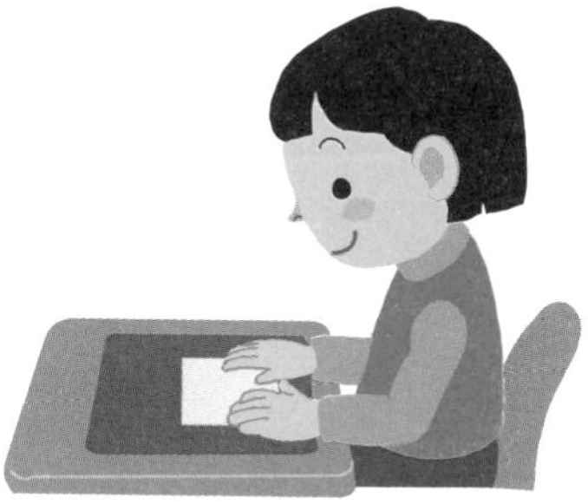

步驟 1

準備符合孩子身材的桌子及椅子，讓孩子以正確的姿勢坐好。輔助者站在孩子的背後。

步驟 2

在桌上鋪好桌墊等防滑墊，將色紙的白色面朝上，不偏不倚地擺放在孩子的正面。

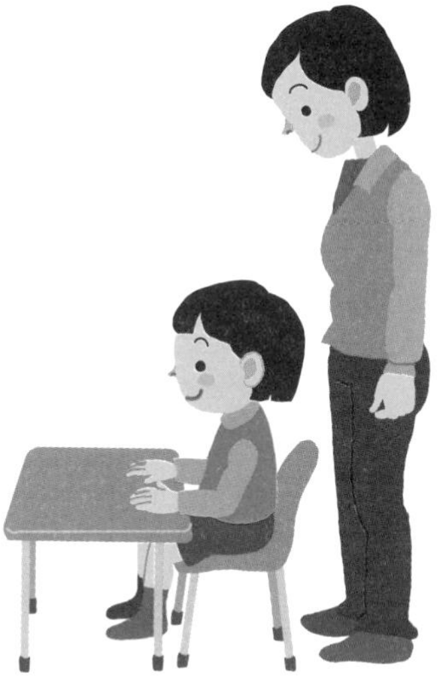

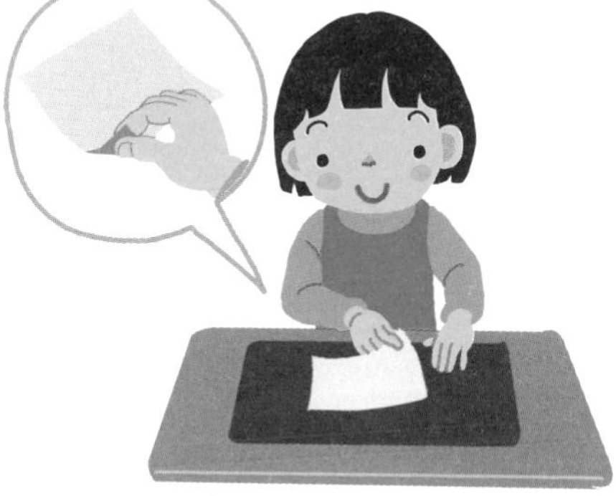

步驟 3

若孩子是右撇子的話，要以右手捏住色紙左下角，此時要將大拇指朝下以便看清楚色紙左下角。若孩子無法順利捏住的話，輔助者可以用右手從上方支撐住孩子的手。

步驟 4

讓孩子用左手食指在色紙左側中央位置，讓指尖朝向右側，以左手壓住色紙。若孩子不太會做的話，輔助者可適度引導孩子。

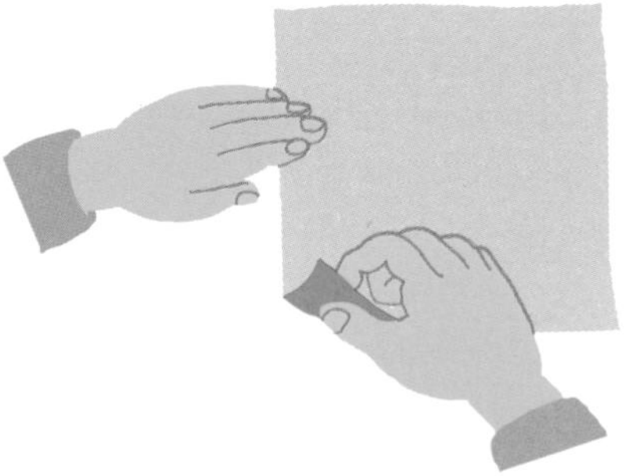

步驟 5

將以右手捏住的色紙左下角往上抬起，在色紙的中央位置形成彎曲弧度，直到差不多對齊左上角時，暫時停止動作。

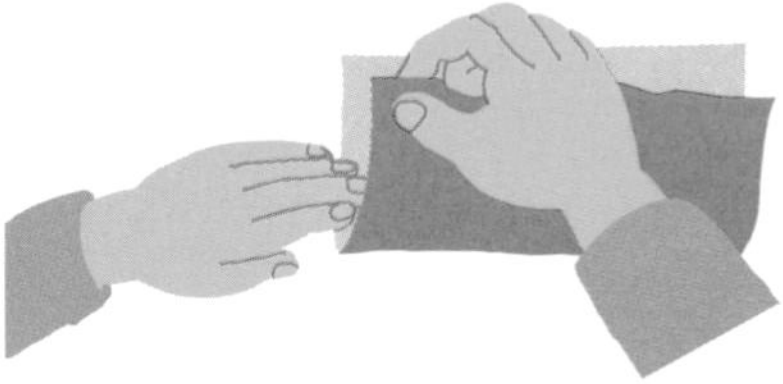

步驟 6

慢慢把色紙往上對齊，讓左下角對齊左上角。當孩子對齊之後，要出聲告訴輔助者自己已經對齊，此時輔助者必須與孩子一起確認對齊的情況如何。

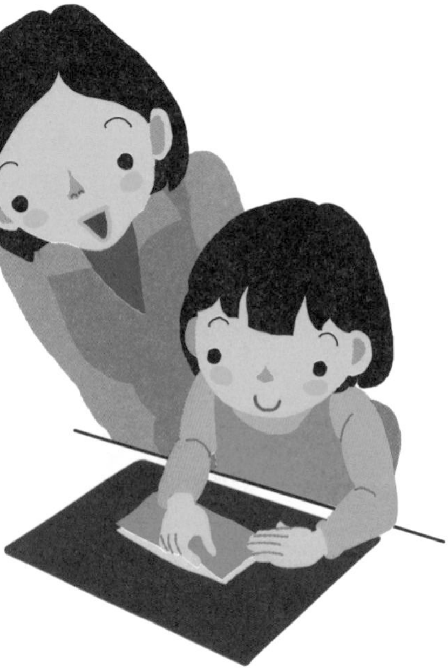

多點巧思

- 若是手邊沒有防滑墊的話，可以選用正反面皆與桌面不同顏色的色紙。
- 為了讓孩子能更靈活地摺紙，剛開始練習時可以先將色紙摺出對摺線。若孩子無法靈活運用指尖的話，可以事先碰觸孩子的食指．中指．無名指的指腹，讓孩子確實意識到指尖的位置。

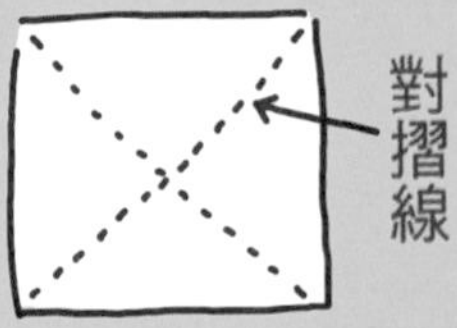

步驟 7

當左下角確實對齊左上角後，右手先維持住原本的位置，讓孩子將左手抽離色紙，用左手從左上角由上往下撫平。用食指指尖壓緊左下方色紙，摺出摺線。

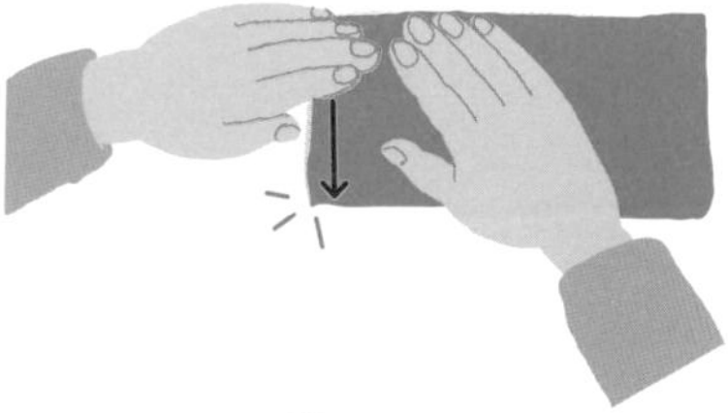

步驟 8

摺出左下方的摺線之後，讓孩子用左手壓住左邊中央位置，並將指尖朝向右側。

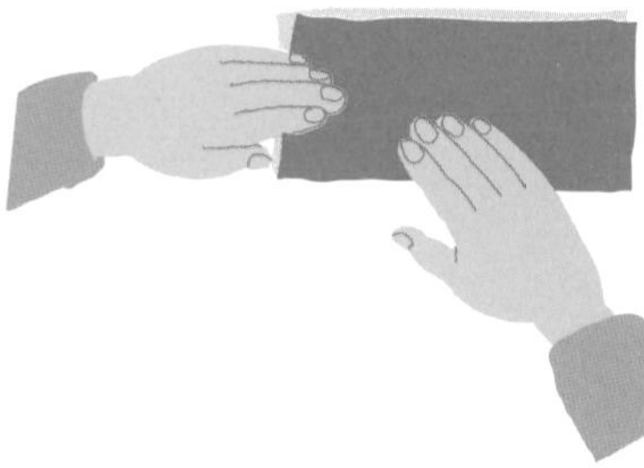

步驟 9

讓孩子用右手食指到無名指的指頭，從左邊的摺線開始，慢慢往右邊壓過去，摺出摺線。

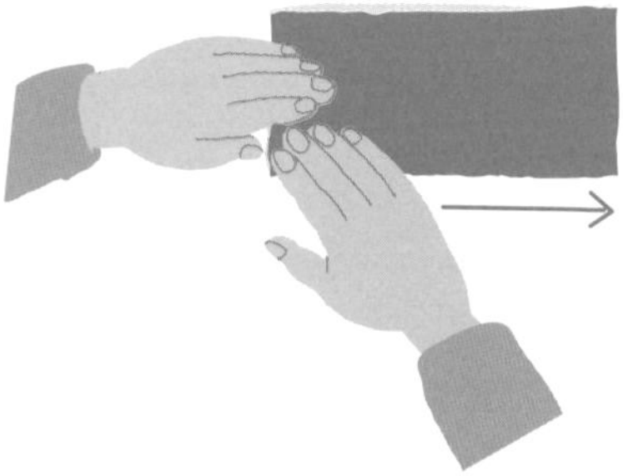

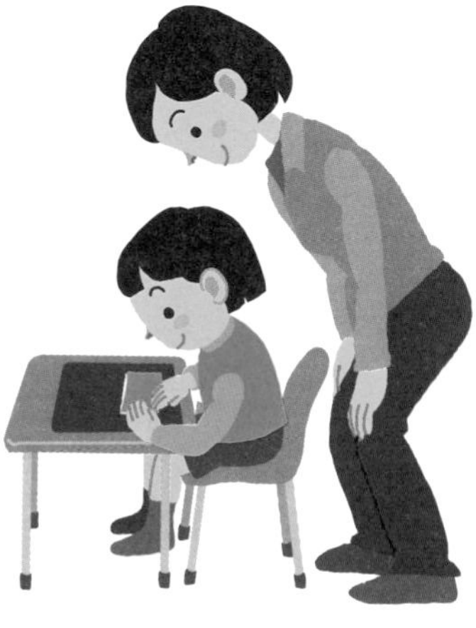

動作的重點

先對齊一邊的角

若是使用雙手對齊色紙兩端直角的話，其實並不容易固定色紙，因此首先讓孩子意識到單邊的角就好。當孩子在對齊直角時，若是一下子就用下面直角的上方蓋住下方的直角，會導致孩子看不見下方的直角，無法準確地對齊。應該先將上方直角放在下方直角的前方，再慢慢往下方直角的方向滑過去，便能準確地對齊。

要是在一開始就想要同時對齊左右兩邊的直角，通常無法順利摺好。即使沒有同時對齊兩邊，只要確實對齊一邊直角，再摺出摺線，另外一邊的直角也能自然而然對齊。

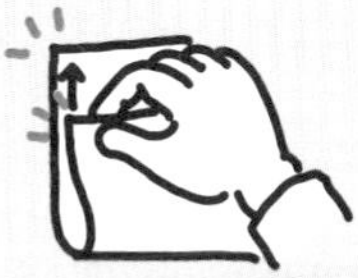

接下來的步驟

摺出小四邊形

等到孩子能夠靈活地摺出長方形後，將摺好的長方形往右邊旋轉90度，以同樣的方式再對摺一次。最重要的是要用指尖確實壓緊摺線。

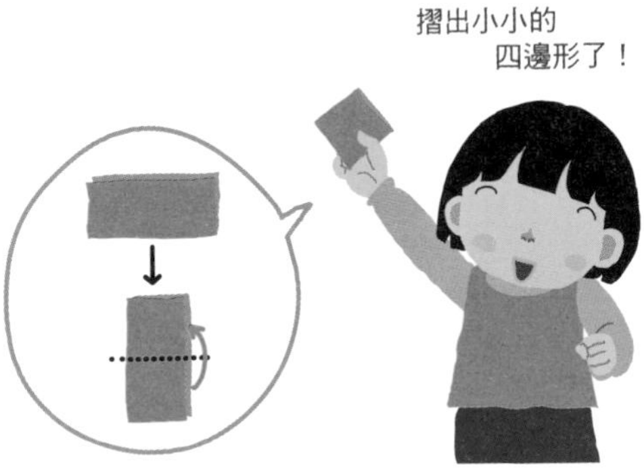

再繼續對摺

摺出小四邊形後，再繼續以同樣的方向、同樣的方式再對摺一次看看。

摺出三角形

接下來，試著摺出三角形。將色紙的白色面朝上擺在孩子面前，讓色紙的四個角位於上下左右的方向。一開始要以大拇指朝下的方式捏起色紙一角，讓眼睛能清楚看見直角。接下來基本上摺的方式都一樣，只不過是要將直角對齊對向的直角後再摺。

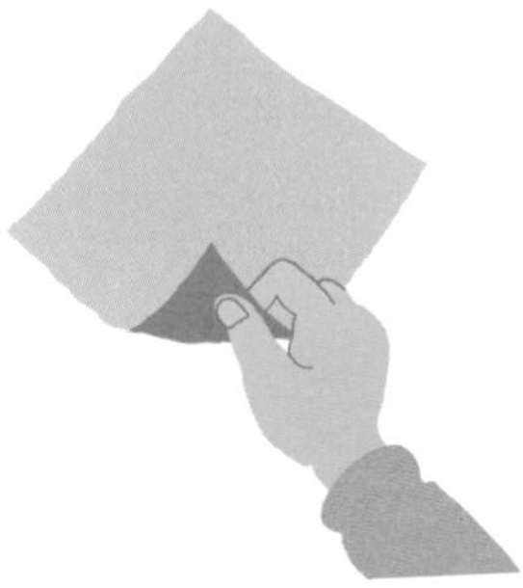

活用小遊戲

請孩子幫忙疊毛巾

請孩子試著幫忙疊毛巾吧！讓孩子坐在地板上，將毛巾攤開來直向擺在孩子面前。讓孩子以雙手握住下方兩角，移動到上方兩角，從中央對摺。慢慢移動毛巾，讓直角與直角互相對齊。由於毛巾跟紙不同，比較不容易摺歪，很容易就可以對齊直角。

也可以用大浴巾來試著對摺看看。這個遊戲可以讓孩子幫忙做家事，達到親子同樂的效果。

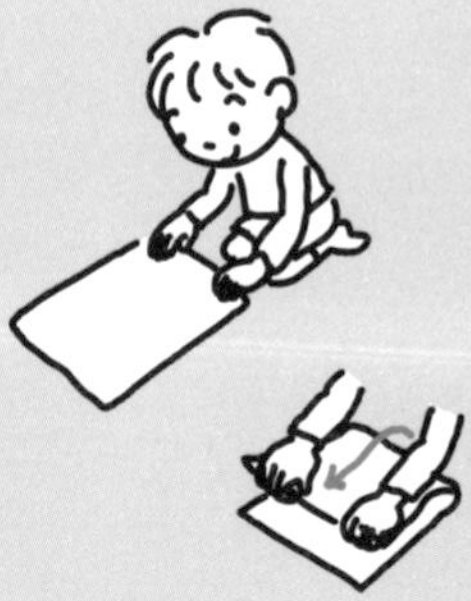

各種情況的對應法

想要壓出摺線時就容易歪掉

剛開始練習時，輔助者可以先摺出摺線，孩子會比較好摺。接著再慢慢淡化摺線，一步一步讓孩子慢慢練習。

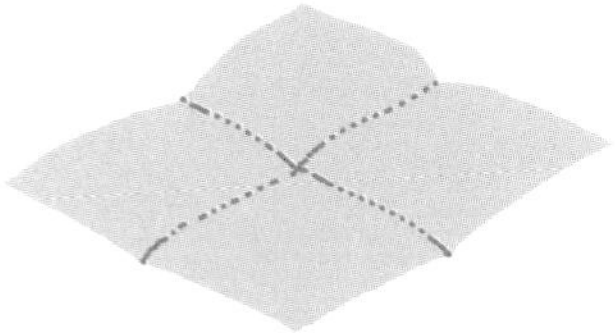

孩子討厭摺紙

比起對齊直角或是壓出摺線這些技巧，孩子對於多摺幾次後就會變成某種圖形更感興趣，讓孩子體驗到摺紙本身的樂趣才是最重要的。在摺好的紙上，可利用馬克筆塗上顏色或是畫出眼睛鼻子等五官會更好玩。

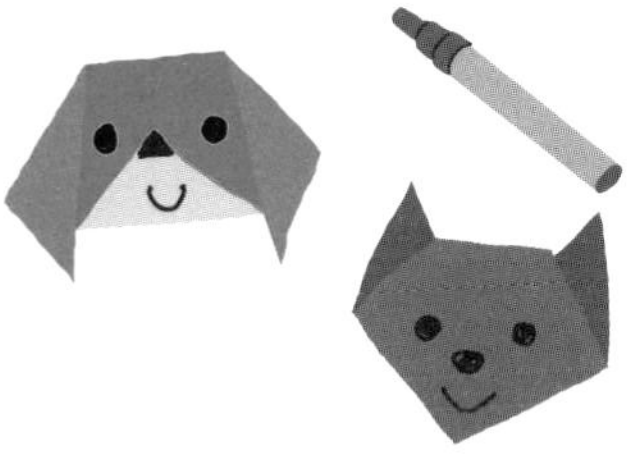

沒辦法將直角對齊

建議在要對齊的2個直角角落，塗上與色紙表面不同顏色的三角形。藉由上色就能更容易將直角對齊。

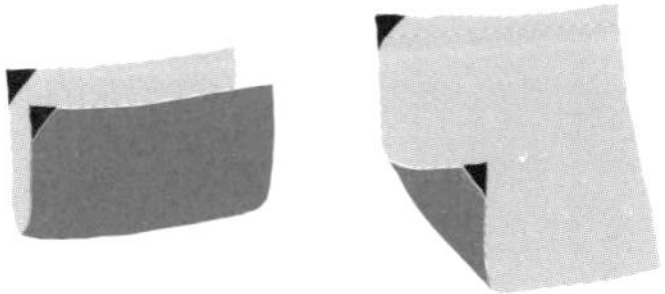

指尖無法好好按壓

先確實觸摸孩子的指腹，接著再以指腹左右摩擦桌面。此時，輔助者可以扶著孩子的手，從上方施加壓力，讓孩子的指尖更容易接受到刺激。有些孩子若只是摩擦平面並不容易感覺到刺激，這種情況下可以讓孩子以指尖摩擦桌面邊角部分，或是試著接觸、摩擦各種材質的布料。質料越粗的布面，越容易帶來刺激。

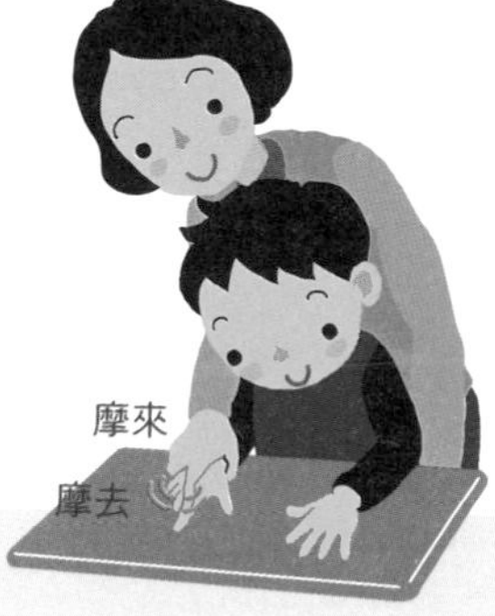

玩球

準備

● **球**

請準備一顆質地較軟的球，大小大約是單手可拿的直徑20公分左右，軟式網球也是不錯的選擇。要是球太硬的話，會讓孩子留下玩球會痛的印象，以後可能就會排斥玩球了，因此一定要多加留意、選擇適當的軟硬度。

使用直徑 20 公分左右的軟球

步驟 1　輔助者與小孩站在平坦的地面上，相隔2公尺左右面對面站立。

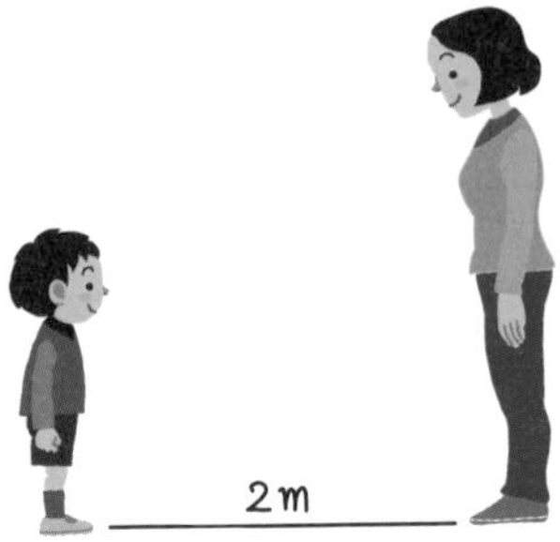

步驟 2　輔助者面向孩子，以恰到好處的力道，把球滾動到孩子面前。

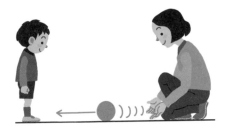

步驟 3　讓孩子以雙手撿起球，將球滾回輔助者。

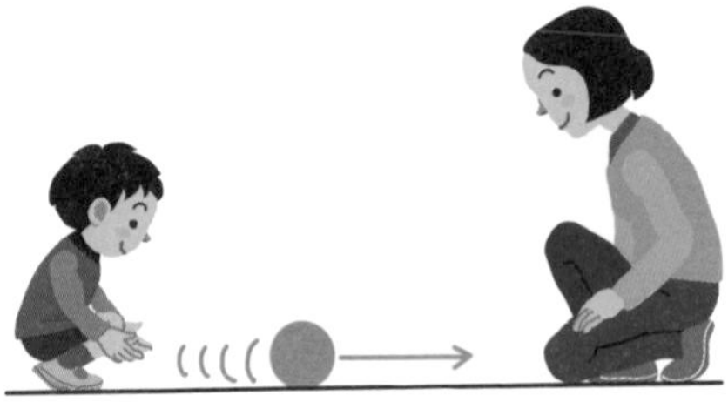

多點巧思

● **在雙腳站立的位置貼上膠帶，告訴孩子在丟球時不可以超過這條線。**

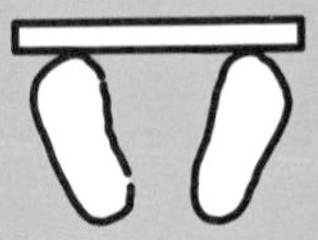

步驟4

當孩子步驟❶～❸的動作都很熟練後，可以再稍微拉開與孩子之間的距離。

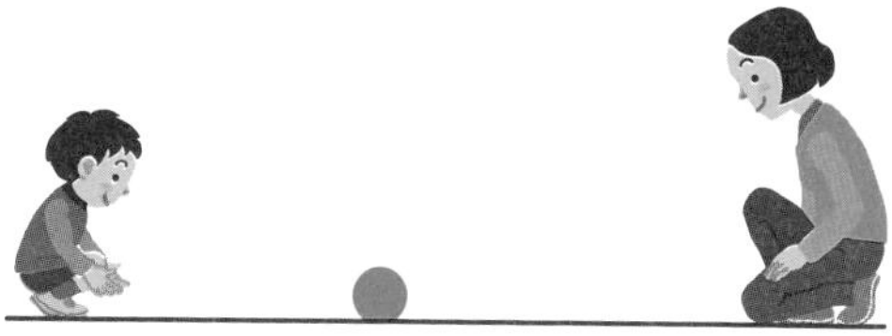

步驟5

接著，輔助者往前靠近孩子，與孩子距離50公分左右。

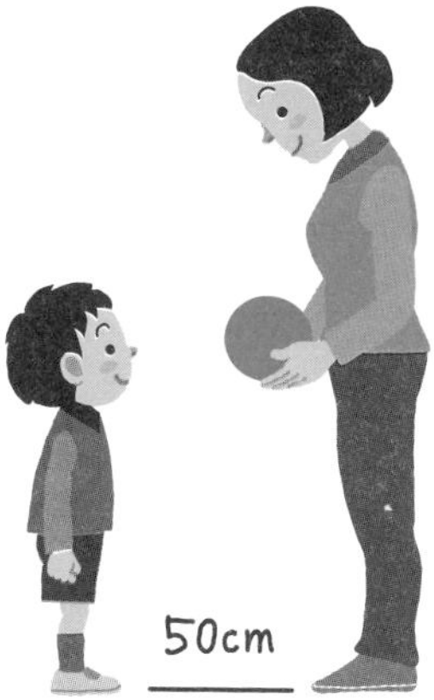

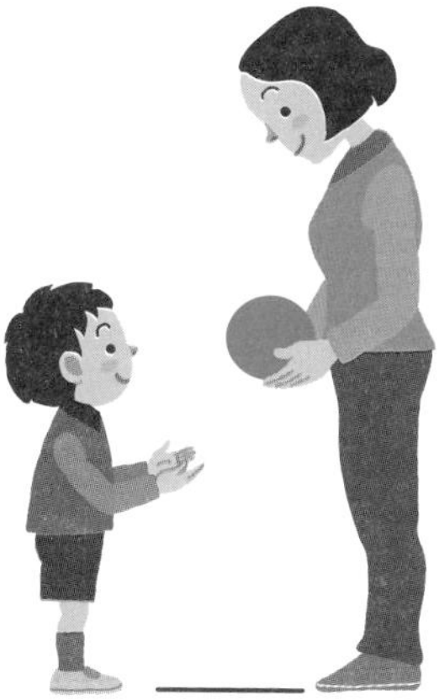

步驟6

讓孩子雙手手掌朝上，往前伸出。

步驟7

輔助者輕輕把球丟到孩子手上，讓孩子接住球。

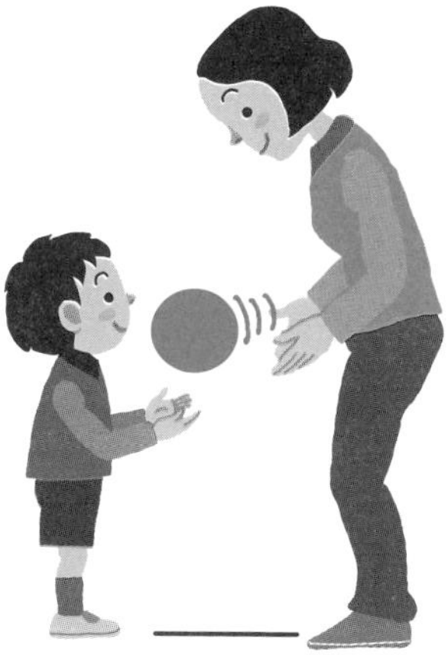

步驟8

讓孩子隨意把球丟給輔助者。引導孩子以雙手拿球，試著從下方或頭上等各種位置丟看看。

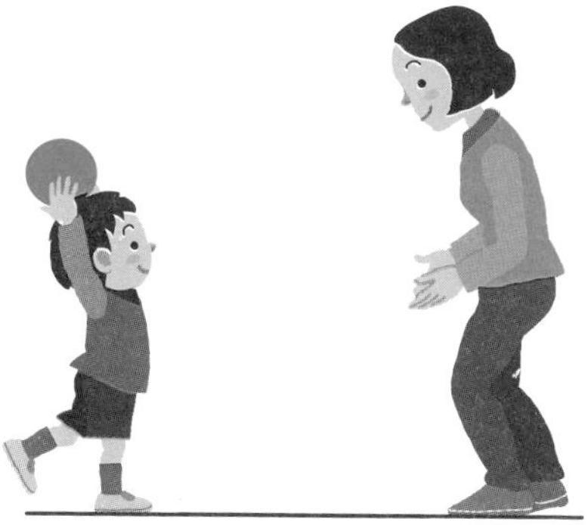

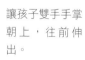

步驟9

等到孩子步驟❺～❽的動作都很熟練時，再慢慢拉開與孩子之間的距離。

使用軟式網球

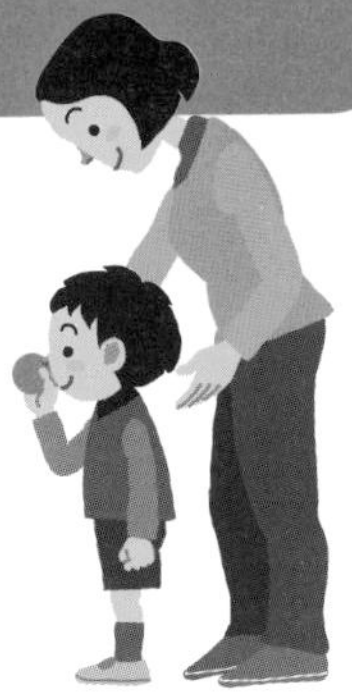

步驟 1

輔助者站在孩子背後。若孩子是右撇子的話，請讓孩子以右手拿球。

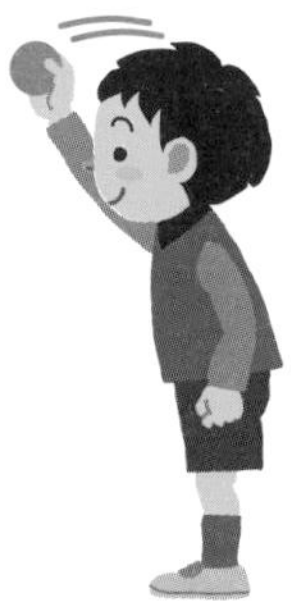

步驟 2

讓孩子隨意站著，舉高右手到超過頭部的位置，把球往前投出去。若是孩子無法靈活舉起手的話，輔助者可引導孩子把手舉起來。此時可以設定一個要投中的目標。

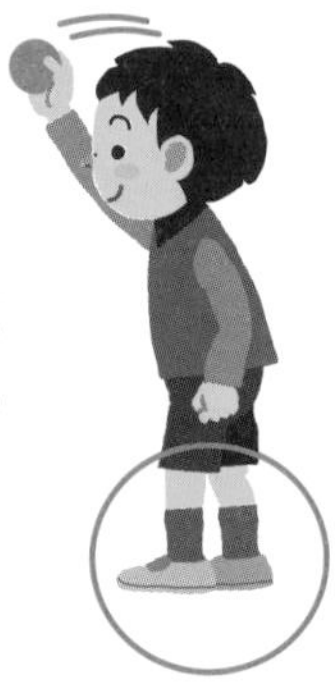

步驟 3

當孩子可以做到步驟❷後，再讓孩子將左腳稍微往前站一點，以這個姿勢把球投出去。

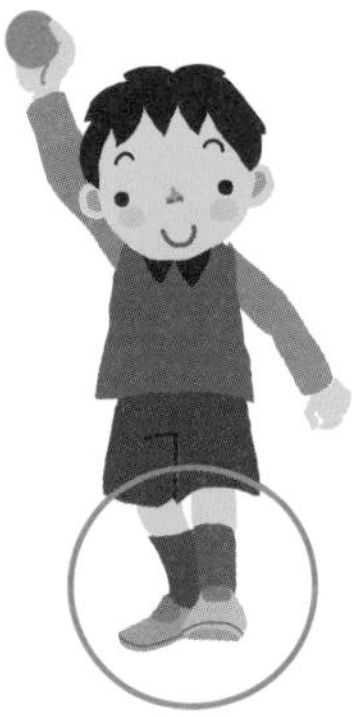

步驟 4

將右腳尖稍微往右張開，左腳則維持同樣的狀態，把球投出去。

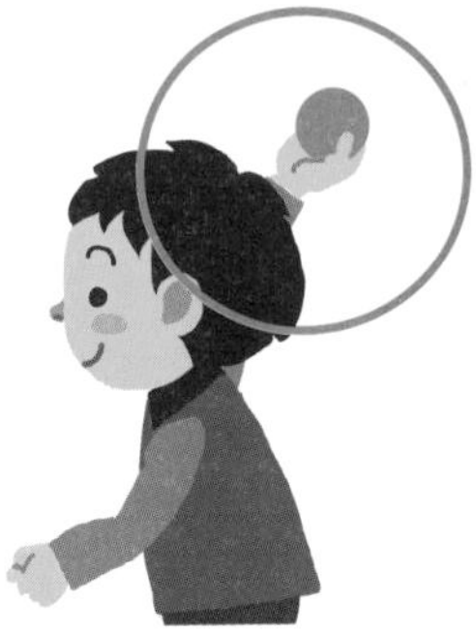

步驟 5

當孩子可以越來越用力投球後，讓孩子把右手放到頭部後方的位置，把球投出去。

活用小遊戲

與慣用手相反的另一隻腳要往前踏出一步

若是同手同腳的話，會使得孩子無法靈活扭轉身體，因此必須要將與慣用手相反的另一隻腳往前踏出一步才行。為了讓扭轉身體的動作做起來更容易，可讓孩子練習翻身或是以雙手拿球棒揮動。

要投球之前，可以把左手往前伸以掌握平衡感。這麼一來，投球時便能靈活地扭轉身體、順利把球投出去。

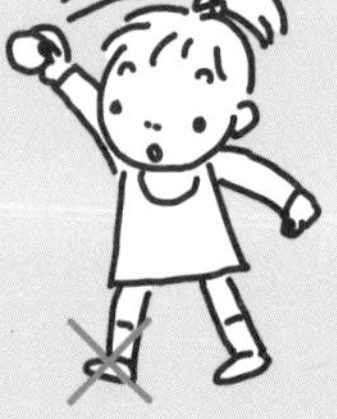

接下來的步驟

嘗試橫向投球

在投軟式棒球時，一開始要將兩腳腳尖往要投球的方向往右張開90度，雙腳拉開與肩同寬。若能配合腳的方向，在地上貼2道膠帶，會更容易理解。

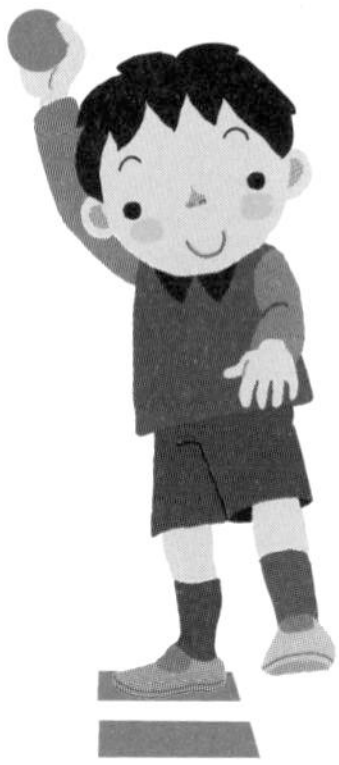

接著，若孩子的慣用手是右手，就以右手拿球，將手臂高舉至頭部上方；左手則朝目標方向伸直手臂。接下來稍微抬起左腳，在放下左腳著地時，同時把球投出去。

若是孩子不擅長移動身體的話，輔助者可以從背後以雙手支撐住孩子的腰部，協助孩子將體重重心放在右腳，便能輕鬆抬起左腳了。當孩子投球時可以出聲提醒，引導孩子把體重重心轉移到左腳上。

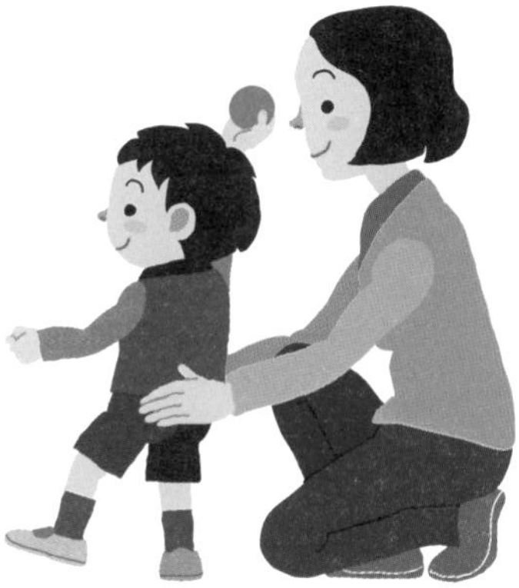

活用小遊戲

利用氣球玩傳接球

一般來說，即使沒有一直緊盯著朝自己飛過來的球，也可以憑感覺伸出雙手接住。但是，若是要練習接住球，則必須一直盯著球的動向才行。因此，可以先使用較大的氣球來玩傳接球的遊戲。為了讓孩子能夠持續盯著移動的物體，盯著慢慢飛過來的氣球並接住氣球，會是一個很好的練習。

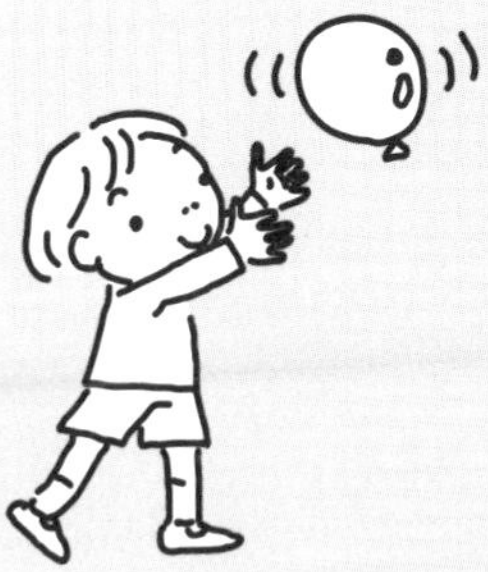

各種情況的對應法

當孩子想要丟出軟式棒球時，會掉到地上、無法往前投出

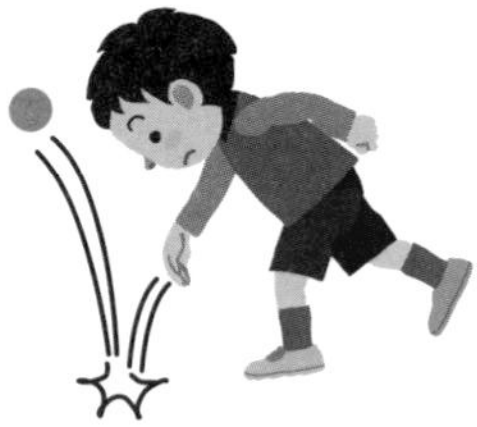

若是投球時太過用力，球離開手掌的時間會變得比較晚。因此，要讓孩子練習在投球時要慢一點、輕一點，同時在球應離開手掌的時間點出聲提醒孩子。

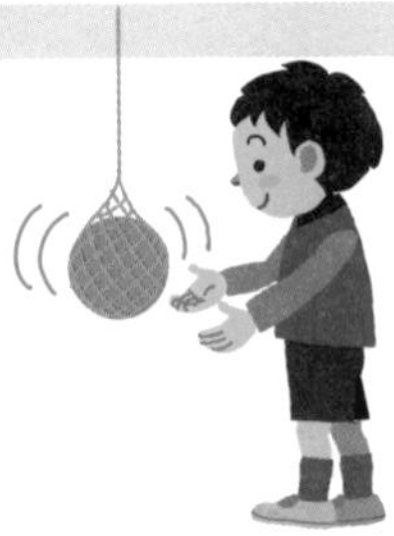

無法順利接到球 ❶

把球放進網袋裡，從天花板垂吊下來。讓孩子站在球的正前方，指導孩子把球往前拉。這麼一來，球就會依照同樣的軌跡擺盪回原來的位置，經由反覆的練習，讓孩子掌握到接住球的時間點。

無法順利接到球 ❷

利用包袱布等將球包起來，並用橡皮筋把多餘的布面綁緊，形成如右圖所示的狀態。這麼一來在丟球時，多餘的布面就會顯示出球移動的軌跡，讓孩子更容易把球接住。也可以用大一點的抱枕來練習。

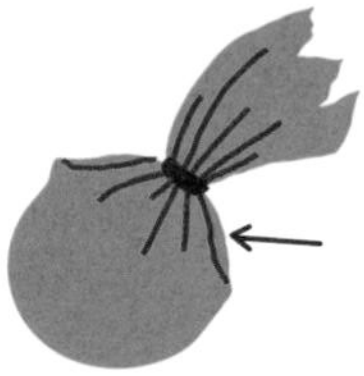

接球時球會彈開

可以稍微抽出一些球裡的空氣。把球裡的空氣稍微抽出一些後，便不易彈開，也會變得比較好接住。

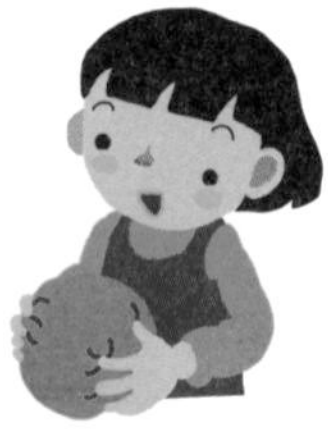

害怕朝自己飛過來的球

可試著使用材質較柔軟的球或是氣球。若是擔心氣球會破掉就使用較軟的球。

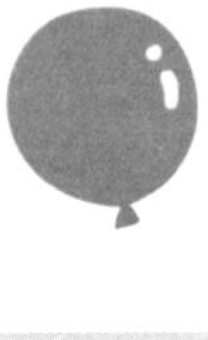

準備

● 單槓　● 大型地墊或床墊

使用與孩子肚臍同高的兒童單槓。若是摔下來時會很痛的話，會讓孩子感到非常害怕，因此必須準備地墊或床墊鋪在下方，即使摔下來也不要緊。若能準備室內用的兒童單槓，就可以與地墊或床墊一起使用。

往前彎

步驟 1

先在單槓下方鋪好地墊，讓孩子站在單槓前方。若輔助者是右撇子的話，請站在孩子的右側、單槓旁邊，面向孩子站著。

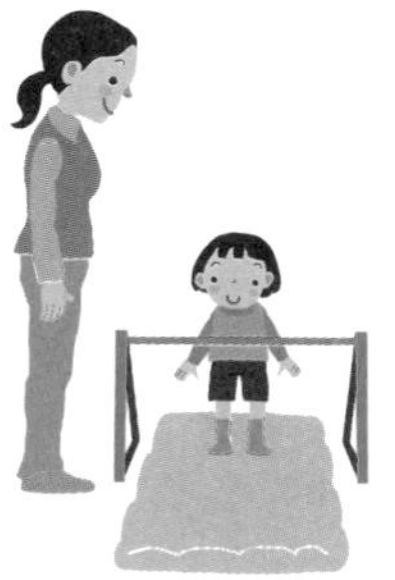

步驟 2

讓孩子以雙手握住單槓，此時大拇指也必須緊緊抓住單槓。單槓的高度大約在孩子的肚臍位置，高一點低一點都沒關係。

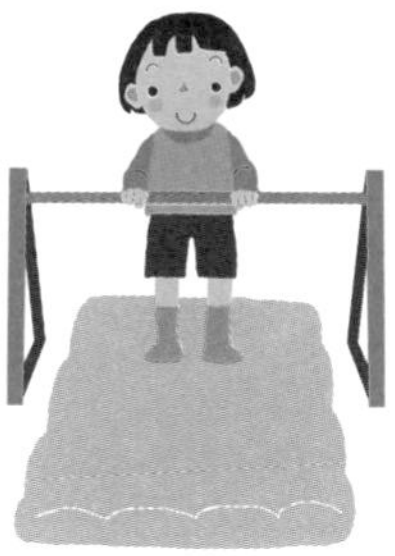

步驟 3

告訴孩子雙手要緊緊握住，不可離開單槓。

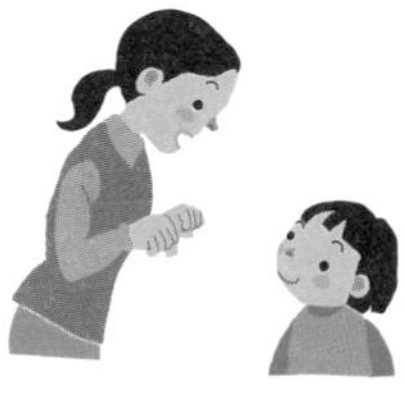

步驟 4

讓孩子將腹部緊緊貼在單槓上，並指導孩子彎腰低頭。

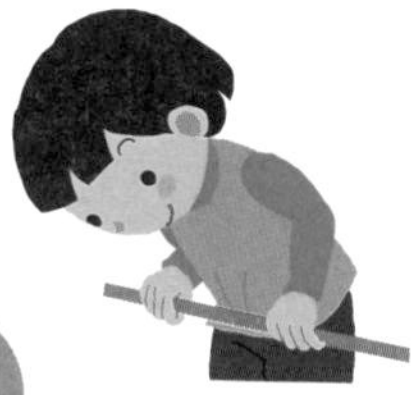

步驟 5

若孩子沒辦法做到的話，輔助者可以用右手支撐住孩子的後腦勺，引導孩子往下收起下巴，讓孩子形成往前傾的動作。做完這個動作後，一定要讓孩子安全地回到地墊上。

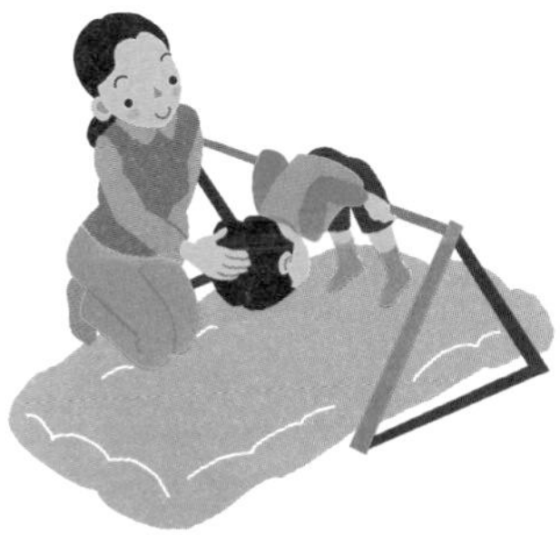

向後腹迴環

步驟 1

先在單槓下方鋪好地墊，讓孩子站在單槓前方。若輔助者是右撇子，請站在孩子的右側、單槓旁邊，面向孩子站著。

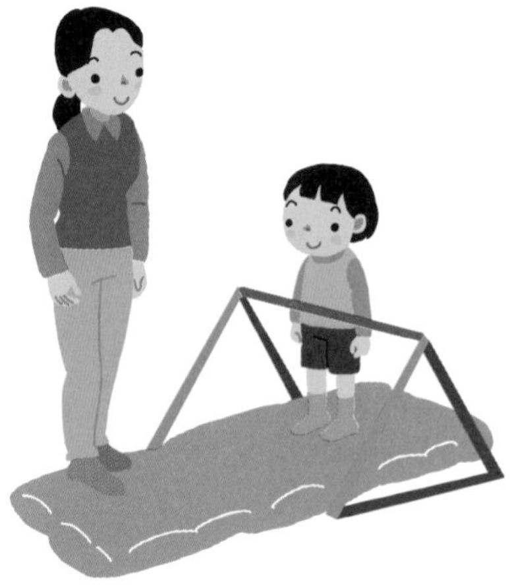

步驟 2

讓孩子以雙手握住單槓，此時大拇指也必須緊緊抓住單槓。單槓的高度大約在孩子的肚臍位置，高一點低一點都沒關係。

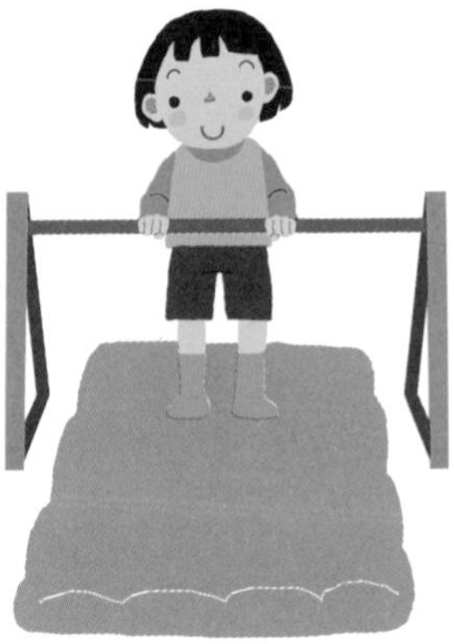

步驟 3

告訴孩子雙手要緊緊握住，不可離開單槓。

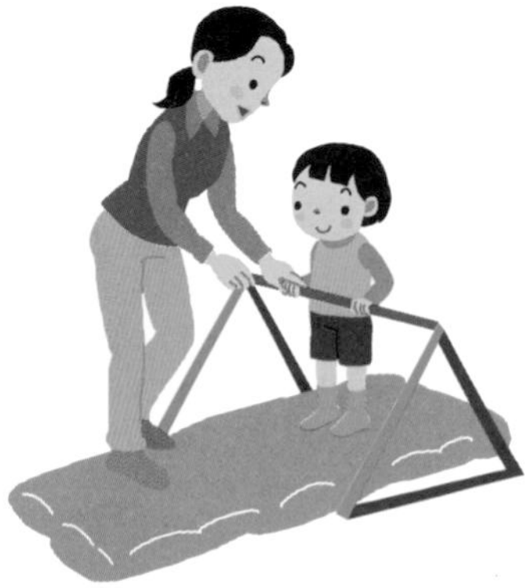

步驟 4

讓孩子將腹部緊緊貼在單槓上，並將右腳往前伸直。此時輔助者要以右手握住孩子的右腳腳踝，左手則輕輕扶著孩子的背後。

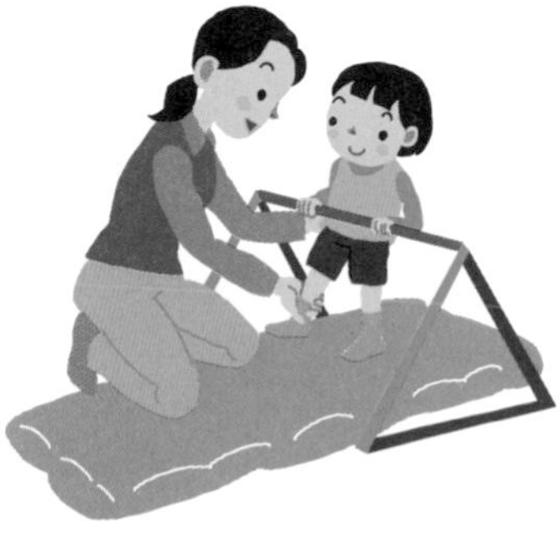

多點巧思

- **若孩子覺得腹部會痛的話，則可以在腹部的位置捲上一條毛巾。**

步驟 5

輔助者一邊口頭引導孩子，一邊拉住孩子的右腳腳踝往天花板移動，同時協助孩子將腹部貼住單槓。

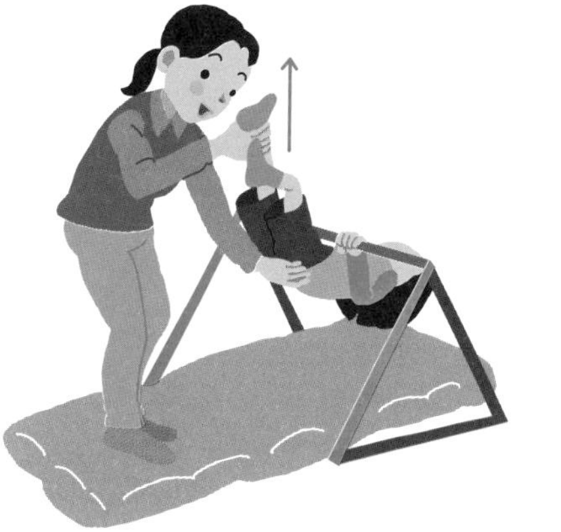

步驟 6

當孩子的腹部緊緊貼住單槓後，協助支撐孩子的膝蓋後方，讓孩子不至於從單槓上掉下來。

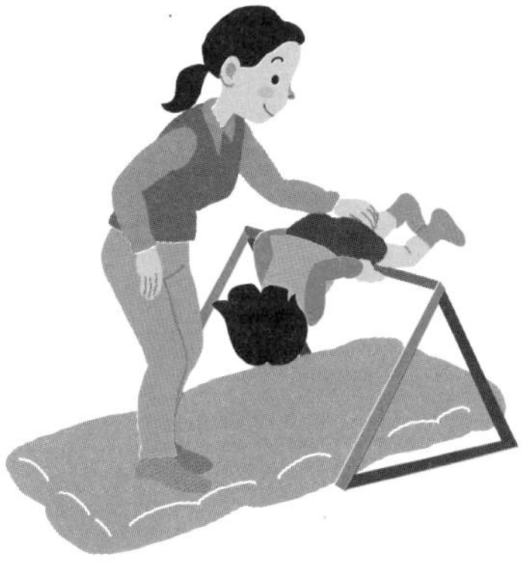

步驟 7

讓孩子轉回正面，重新回到手背朝上的位置，重新抓好單槓。

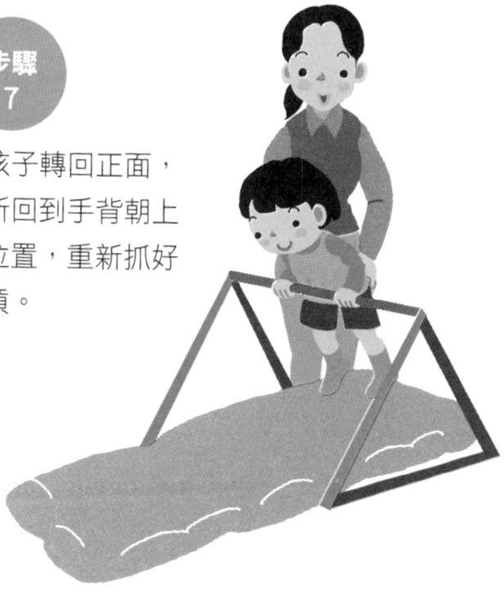

步驟 8

稍微引導孩子把雙腳放到地面，站回地墊或床墊上。

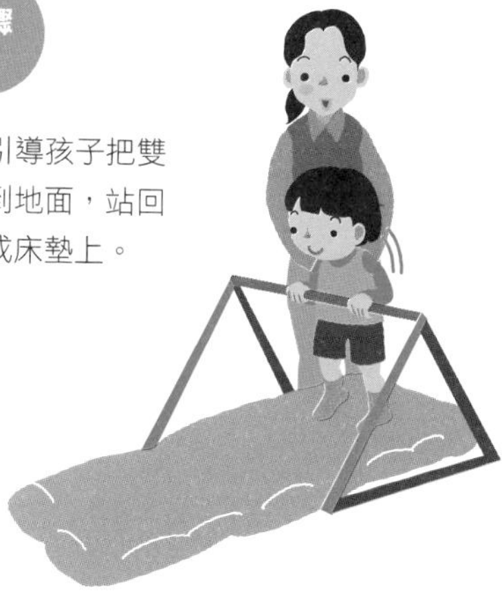

活用小遊戲

腹部要緊緊貼在單槓上

吊單槓的關鍵就在於，腹部要緊緊貼在單槓上，讓身體持續吊在單槓上面。

在做前彎動作時，最重要的就是轉完時雙手依然要緊握住單槓、不可離開；而向後腹迴環動作則是要維持腹部貼住單槓，將雙腳抬起來，因此，需要手腕的力量與強壯的腹肌，才能讓身體緊貼住單槓。建議可多練習人體推車的動作，便可鍛鍊到腹肌與背肌的力量。

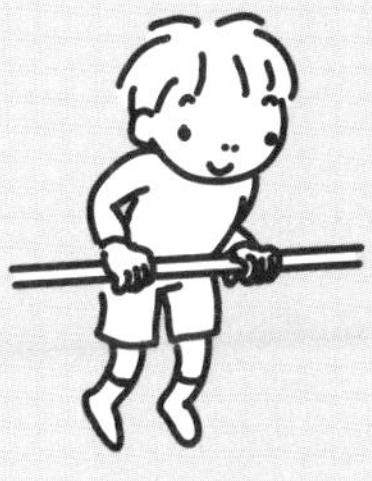

接下來的步驟

往前彎時撤掉地墊

在練習往前彎的動作時，可撤掉地墊。並且將單槓調整為比肚臍稍微高一點的位置，讓孩子必須稍微跳上去，才能讓腹部貼住單槓。

不過，若是孩子會不小心放開雙手的話，還是必須要使用地墊。

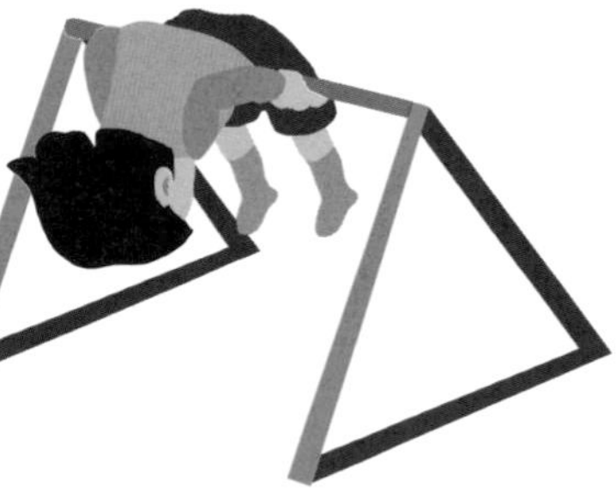

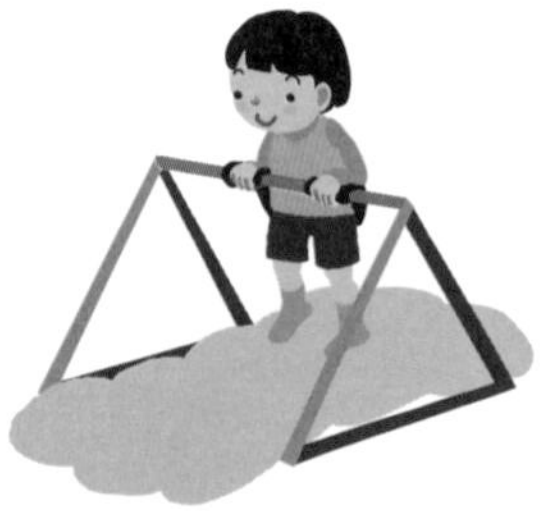

做向後腹迴環動作時利用毛巾支撐

在做向後腹迴環動作時，可以將運動毛巾放在腰部，並將毛巾兩端放在單槓上，一起緊緊握住。這麼一來，腹部就不容易離開單槓，雙腳也會比較容易往上抬。市面上也有販售專門用來做向後腹迴環動作用的輔助腰帶。

要是手腕力量較少，無法舉起身體的話，也可以以反手的方式試試看。不過，若是以反手姿勢舉起身體的話，當身體靠在單槓上後，就必須把雙手改回正向姿勢。

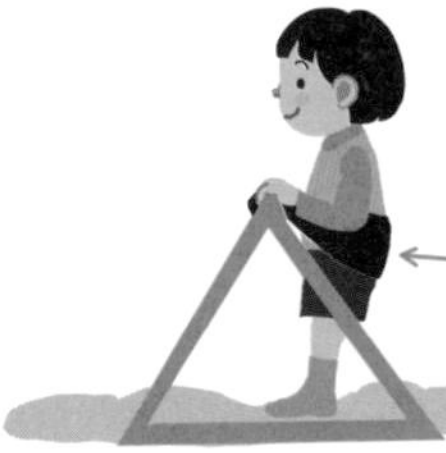

活用小遊戲

在地墊上練習

在地墊上練習往前倒與往後倒的動作。雙手抱膝坐在地墊上，直接往前後方向搖動，對於鍛鍊腹肌而言是很好的動作。

習慣吊單槓的感覺

用雙手抓住單槓，光是吊著擺動身體就很好玩了。

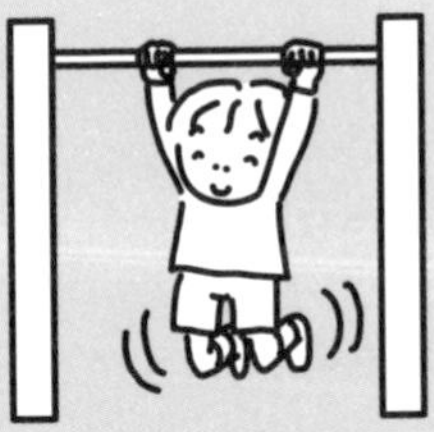

各種情況的對應法

孩子排斥吊單槓 ❶

讓孩子以雙手握住長棍，在柔軟的地墊上練習前後轉倒。此時輔助者必須在一旁引導孩子的動作，在不對孩子的頸部造成負擔的前提下協助孩子。

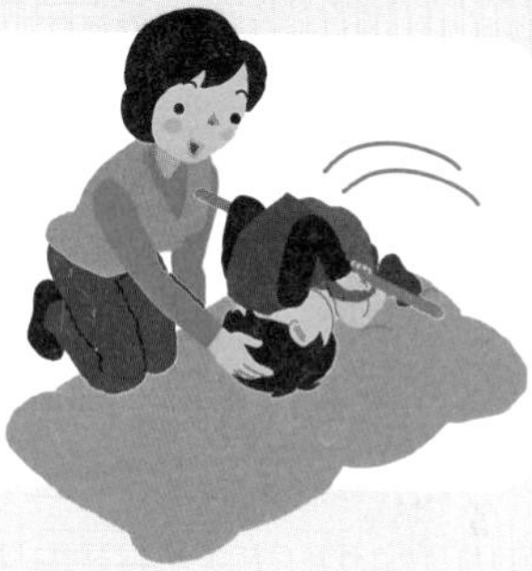

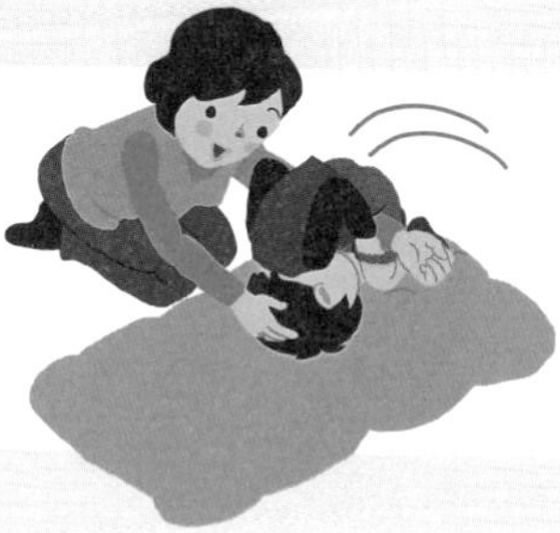

孩子排斥吊單槓 ❷

輔助者伸出手臂，取代 ❶ 的長棍，讓孩子以雙手握住輔助者的手臂，練習往前彎的動作。

孩子排斥吊單槓 ❸

利用紮實的長棍來取代手臂。當孩子在練習往前彎的動作時，輔助者要在旁邊引導，讓孩子的上半身越過長棍往前彎。

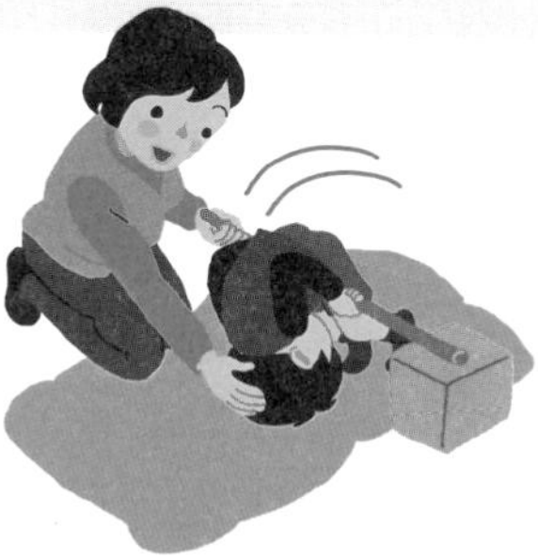

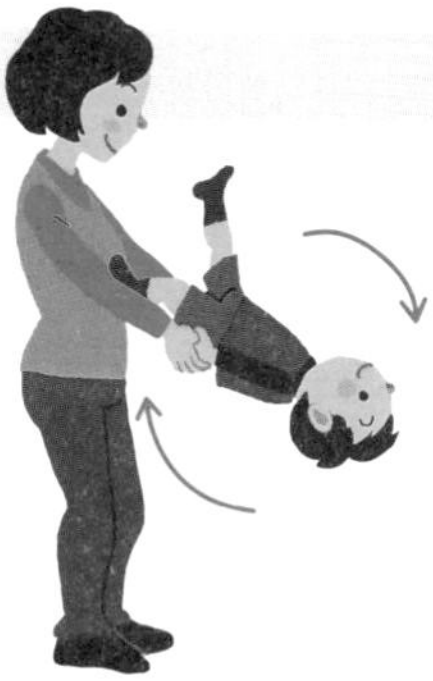

家裡沒有單槓

家裡沒有單槓的話，可以憑藉大人的身體來練習向後腹迴環動作。輔助者與孩子面對面，讓孩子握住輔助者的大拇指；輔助者則握住孩子雙手手腕。孩子維持這個姿勢，慢慢走上輔助者的大腿與腹部，練習向後腹迴環動作。

跳繩

準備

● **跳繩**

若是太便宜的跳繩，繩子彎曲的部分可能會不容易拉直，使用起來會比較困難。若是選擇棉繩的話，比較不容易彎曲打結，不過，若有找到不易彎曲打結的塑膠繩也可以。至於繩子的長度，請調整為當孩子雙腳踩住繩子時、繩子兩端必須要能拿在胸口周圍的長度。

步驟 1

雙手先不要拿跳繩，直接讓雙腳在原地跳躍。

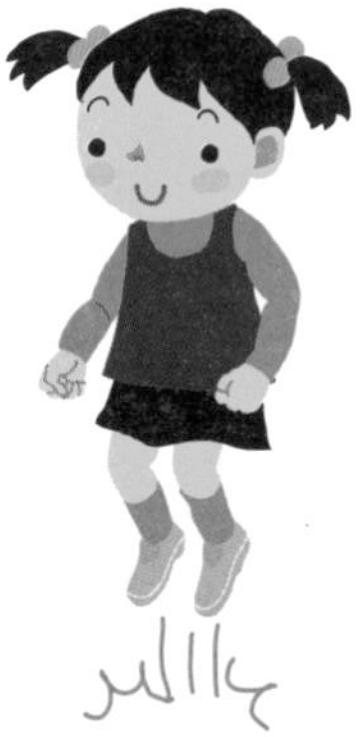

步驟 2

把跳繩的兩端拉開，橫向放在孩子面前。讓孩子以雙腳跳的方式，跳躍過跳繩。

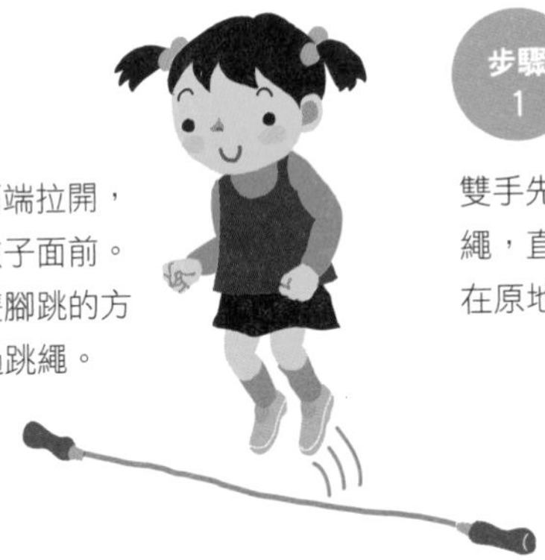

動作的重點

分成好幾個步驟

不要在剛開始就要孩子直接跳過跳繩，而是要分成「跳躍」、「舉起雙手」、「放下繩子」等3個步驟才是關鍵。在反覆練習的過程中，孩子漸漸就能學會同時做到「舉起雙手」與「放下繩子」的動作。而跳躍時的重點是要以雙腳跳。

若是孩子覺得「跳躍很困難」❶

若是孩子很難做到步驟❶的話，輔助者可以站在孩子前方，握住孩子的雙手，以稍微彎腰的姿勢，一邊說：「跳」、一邊拉住孩子往上跳，讓孩子體驗到雙腳一起跳躍的感覺。

若是孩子覺得「跳躍很困難」❷

在練習步驟❸時，若孩子在跳躍時會不小心抬起手臂，使得繩子絆住雙腳的話，可以把繩子放得更長一些；或是輔助者也可以直接站在孩子前方，以雙手從前方抓住孩子的手，讓孩子的手臂不要往上抬，保持原本的姿勢跳過繩子。

步驟 5

對孩子說：「放下繩子」，讓孩子往前揮動繩子，使繩子落在前方。接下來，以1天10次為目標，反覆練習步驟❸～❺。

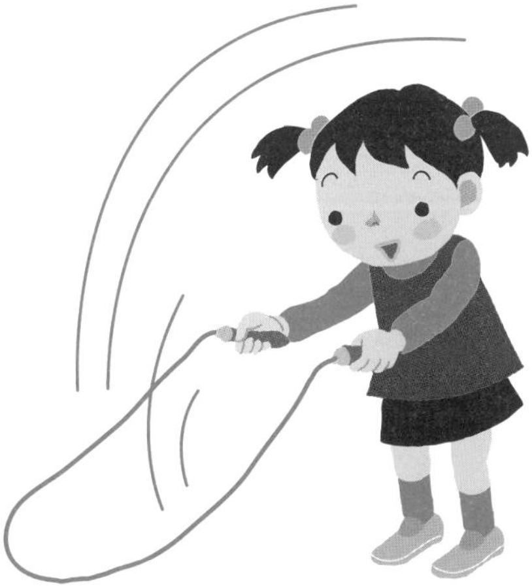

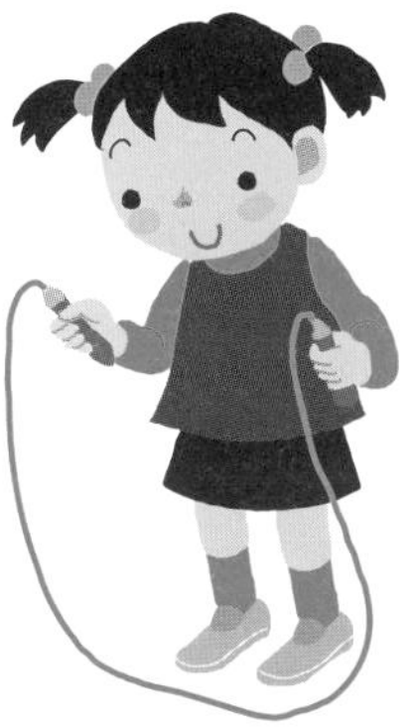

步驟 3

讓孩子以雙手握住跳繩的兩端把手，並讓繩子落在雙腳正前方位置。在握住跳繩的狀態下，以雙腳跳的方式跳過繩子。此時要注意雙手不可舉得太高。

步驟 4

雙腳跳過繩子後，對孩子說：「把手舉起來」，讓孩子確實舉高雙手。

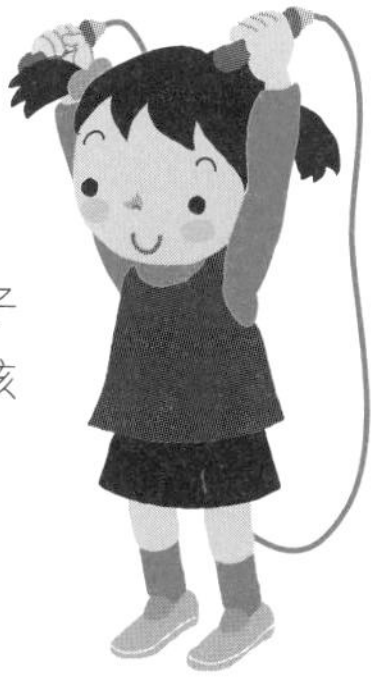

多點巧思

- 利用報紙將跳繩兩端的把手捲起來，製作成堅硬的長條形把手，並將握柄延長至30公分左右的長度，這麼一來就能讓「舉起雙手」與「放下繩子」的動作變得更容易。
- 若是繩子容易彎曲打結的話，可以利用膠帶黏貼住繩子的中央。

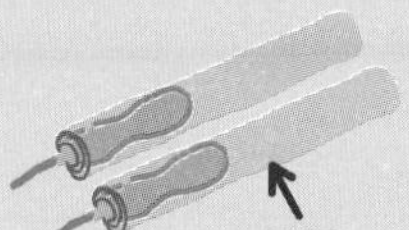

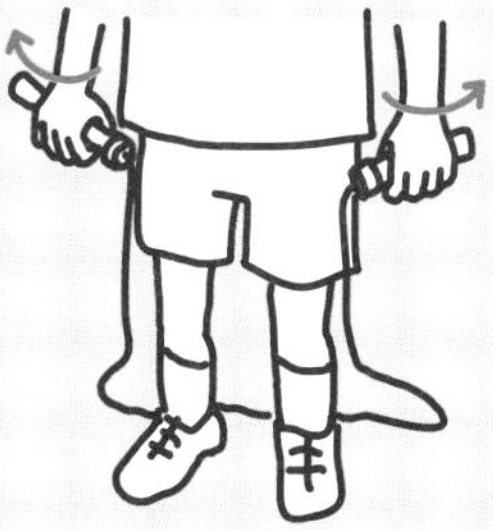

若是孩子覺得「舉起雙手很困難」

在練習步驟❹時，若是繩子會纏繞在把手上的話，輔助者可以從孩子後方，分別從前手臂外側引導孩子舉高雙手。

若是孩子覺得「放下繩子很困難」

在練習步驟❺時，若是孩子無法靈活地把跳繩往前方放下的話，要提醒孩子抓牢兩邊把手，並確實伸直手肘再把跳繩往前放下。若還是難以做到的話，輔助者可以從兩側支撐住孩子的手腕，協助孩子把跳繩往前放下。另外，也可以在孩子「放下繩子」時，站在孩子的後方或側邊，以手握住繩子中央，協助孩子把繩子往前移動。

接下來的步驟

將3個步驟連接著做

當孩子可以做到前述的步驟❸～❺「跳躍」、「舉起雙手」、「放下繩子」，並將動作連接起來後，就可以讓孩子跳得稍微快一點。當孩子把繩子放下來後，輔助者就立刻出聲：「跳」，只要繩子一落到腳邊就要立刻跳起來。漸漸地，每次當繩子落在腳邊時，孩子就可以連續跳躍過跳繩了。即使是不擅長跳繩的孩子，只要年復一年持續練習，也一定能夠跳得很好。關鍵就在於要每天練習一點點，不要鬆懈。

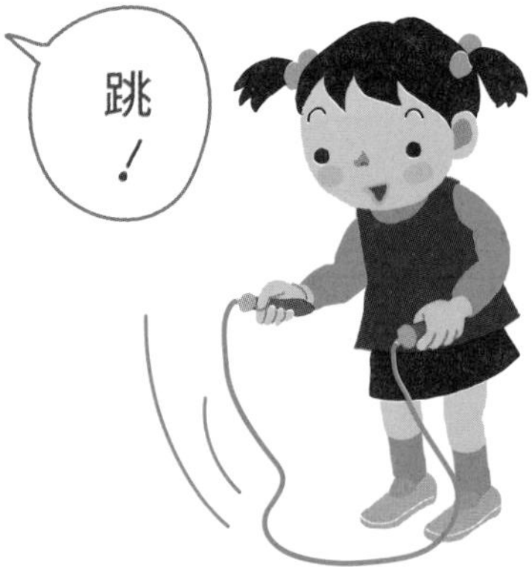

練習手腕的動作

當孩子可以將上述3個步驟連貫成1個動作後，就可以將跳繩調整得短一點。接著，將手腕放在身體側邊，取代舉起雙手的動作，只要旋轉手腕揮動跳繩即可。此外，也可以準備兩端打結的2條毛巾，用來取代跳繩。一手分別拿1條毛巾，假裝自己正在跳繩般、用手腕旋轉毛巾，便能練習到手腕的動作。此時建議配合旋轉毛巾的時機，做出跳躍的動作。

活用小遊戲

在彈跳床上跳躍

請試著在彈跳床上練習跳躍，用彈跳床練習雙腳跳對孩子來說會很好玩。若是孩子覺得很困難的話，輔助者可以從前方牽住孩子的雙手，引導孩子做出跳躍的動作，協助孩子取得平衡。等到孩子漸漸習慣後，輔助者也可以維持牽著孩子的狀態與孩子一起跳躍。要是孩子對彈跳床感到害怕的話，千萬不要勉強孩子練習。

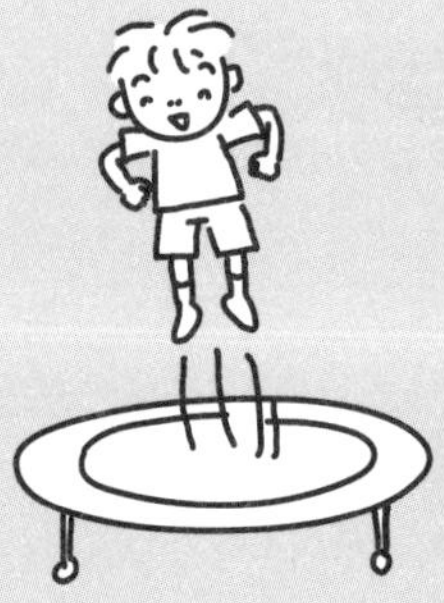

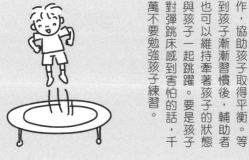

跳繩的綁法、拆法

跳繩的綁法

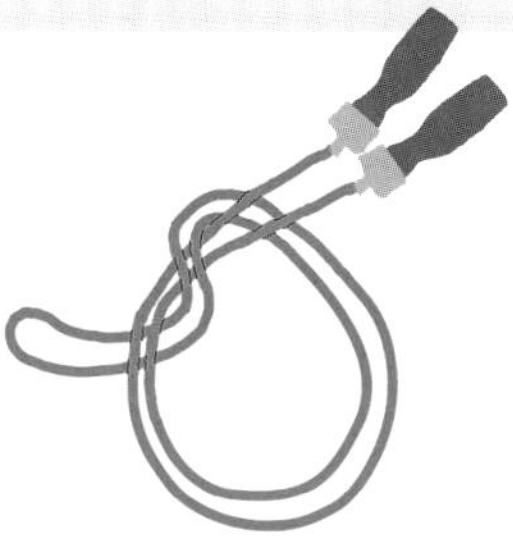

一開始就要孩子把跳繩對折再對折後打結，其實是非常困難的。首先，應先讓孩子把繩子直直攤平在地上，再拿起跳繩兩端的把手，把跳繩對折成一半長度，接著把對折好的繩子確實貼緊、合而為一。如果是右撇子的孩子，要將跳繩對折的前端部位置於右手邊，並用右手握住。此時要告訴孩子：「來做一個圓形跟十字形（叉叉）吧！」使繩子中央呈現出一個圓形後，將繩子從下方往上穿過圓形。用右手握住穿出來的繩子，左手則握住另一端的2支握柄或繩子部位，兩手一起用力拉緊，就能打結了。

跳繩的拆法

依照上述方法打結的跳繩，讓孩子用雙手分別抓住打結的兩端部位，再拉開繩子，就能把繩子拆開了。

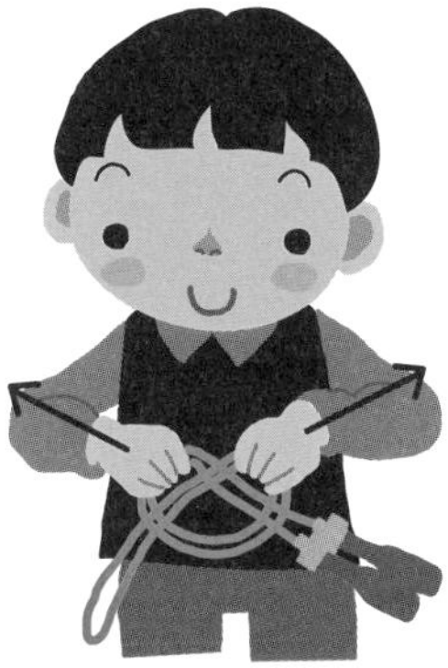

孩子難以綁起、拆下跳繩

準備一條大約50公分長、1公分粗的繩子，將繩子兩端貼上不同顏色的膠帶（一端紅色、另一端白色）。把繩子拉直，橫向擺在孩子眼前的桌上或地上。依照上述的方式，指導孩子將繩子打1次結。口頭指導孩子時，用膠帶顏色來區分繩子兩端，能讓孩子更容易明白。練習完打結後，要再練習把繩子拆開。

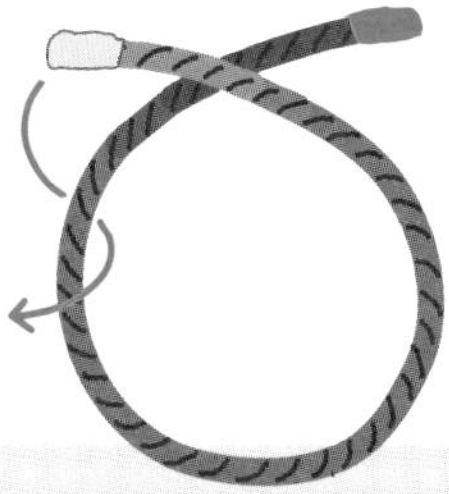

騎腳踏車

準備

- **色腳踏車**　**安全帽**
- **手套**　**護膝、護肘**

關於腳踏車的高度，必須設定在孩子跨坐的狀態下，雙腳碰得到地面的程度。剎車手把也要調整為孩子握得到的寬度。

步驟 1

讓孩子戴上安全帽、手套，裝備好護具。服裝以長袖、長褲比較適合，鞋子則應避免穿著涼鞋。

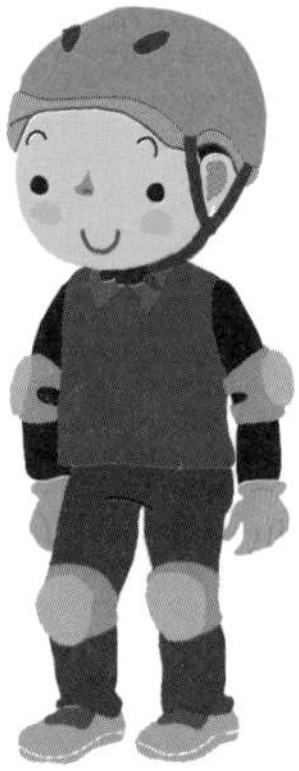

步驟 2

在腳踏車上有裝設輔助輪的狀態下，讓孩子騎上腳踏車練習踩踏踏板。若是孩子踏不好的話，要讓孩子在踩著踏板的狀態下，教導孩子踩踏的動作。

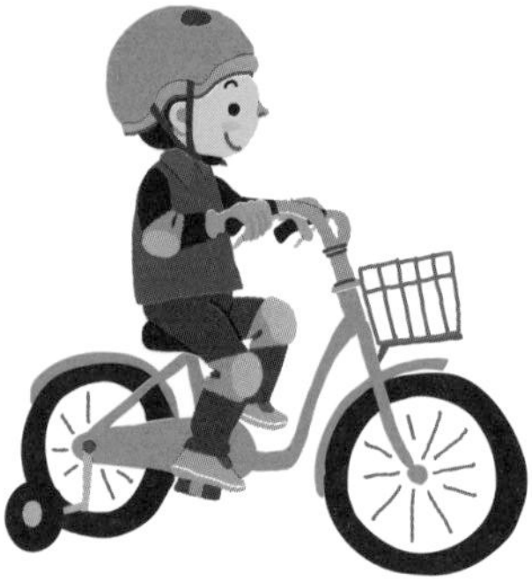

步驟 3

若是從右腳開始踏，右腳必須放在2點鐘位置；若是從左腳開始踏，左腳則必須放在10點鐘位置。要是孩子的腳部力量太弱，輔助者可以幫忙孩子施力，讓孩子比較容易踏下踏板。

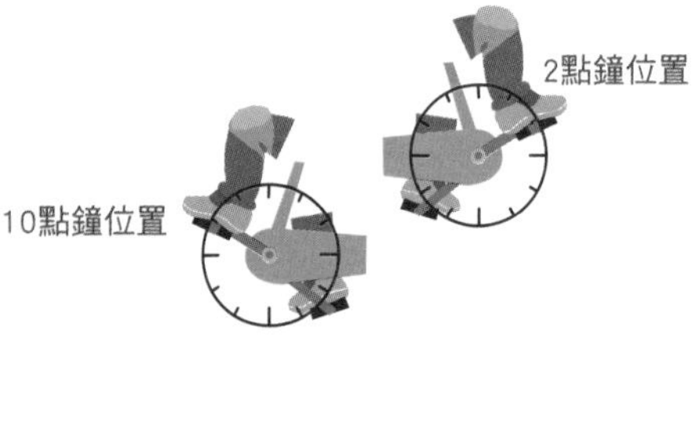

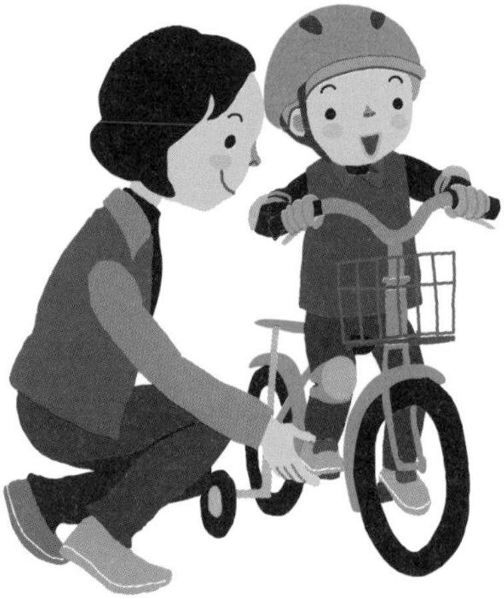

多點巧思

- 剛開始要從裝設有輔助輪的狀態下，開始練習騎腳踏車。練習的地點以地勢平坦寬闊的公園為佳。與其在柏油路面練習，不如在像是運動場等土壤地面上練習，就算跌倒了也比較不用擔心。
- 為了訓練孩子的平衡感，可以拆下腳踏車的踏板、變成滑步車，而且由於附有剎車裝備，騎乘起來比較安心。而且一般的滑步車非常輕，當孩子要從滑步車換成腳踏車時，會比較難以適應。最近市面上也有推出拆掉踏板、前方齒輪等，可以依照成長階段裝上踏板的腳踏車，有需要的話也可以參考看看。

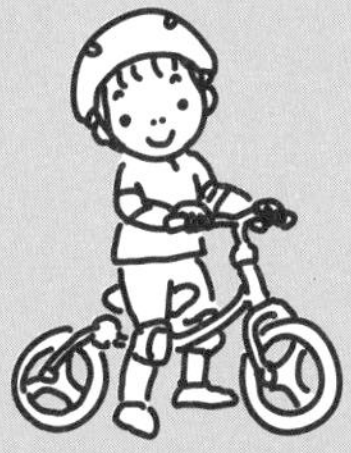

步驟 4

一開始先以裝設輔助輪的狀態下，讓孩子騎乘腳踏車，目標是要騎出一定的速度，可以讓孩子在略呈下坡的地方練習騎乘腳踏車。

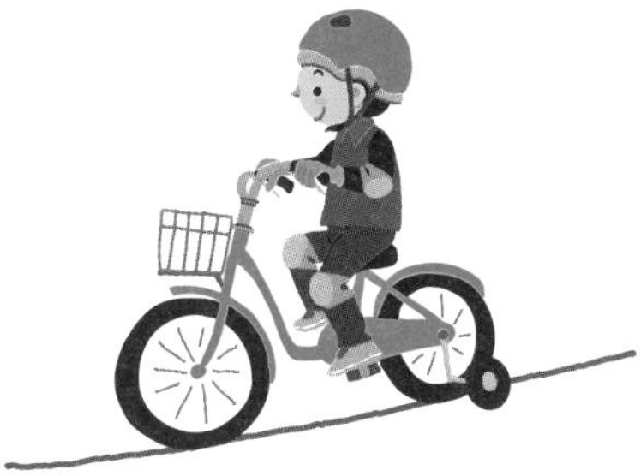

步驟 5

當孩子騎得不錯之後，讓孩子以雙手握住剎車手把，教導孩子如何剎車。剎車手把應配合孩子的手掌大小，調整至適合的寬度。

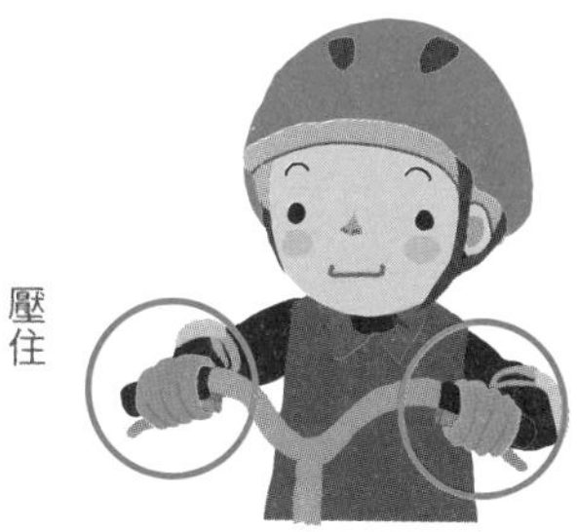

動作的重點

踏板沒有踩滿一圈也沒關係

在孩子還不能依序轉動雙腳、靈活踩踏板的階段，可能會以比較會使力的那隻腳踩動腳踏車，再迴轉踏板，重新以同一隻腳踩動踏板，就算是如此也沒關係，因為，讓孩子享受到腳踏車帶來的樂趣才是最重要的。

不要拆掉單邊的輔助輪

若是只拆掉單邊的輔助輪，想要讓孩子學會騎腳踏車的話，反而會讓孩子把重心放在另外一邊，因此並不建議這麼做。

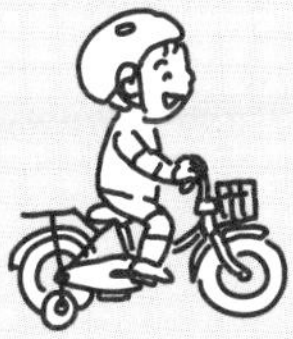

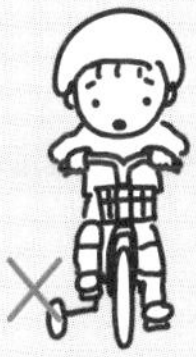

接下來的步驟

拆掉輔助輪

當孩子可以騎乘附有輔助輪的腳踏車，並騎出一定的速度後（類似大人小跑步的速度），就可以拆掉輔助輪試試看。讓孩子戴好安全帽、手套與護具，前往寬闊安全的場所練習。在孩子剛開始嘗試、還沒有騎得太快之前，輔助者可以幫忙扶住腳踏車後方的行李架。

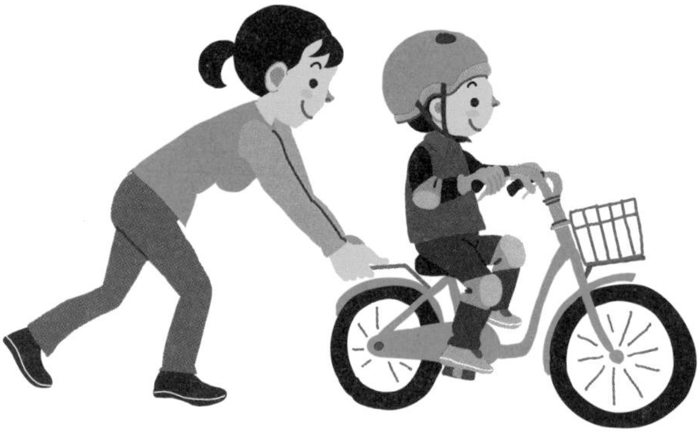

只要騎得快一些，就能自然而然使腳踏車直線前進。要是貿然按住剎車把手，突然降低速度的話，會很容易跌倒，因此，在速度慢下來之後，輔助者要在旁邊幫忙支撐住腳踏車。

若是為了避免孩子跌倒而一直彎腰支撐住腳踏車的行李架，對於輔助者而言也會造成很大的負擔，而且有些腳踏車也沒有行李架的裝置。若是平時就有腰痛困擾的人，應盡量避免幫忙扶腳踏車。此外，由於這個動作可能會引起腰痛，建議利用輔助把手等工具，就可以用比較輕鬆的姿勢幫忙支撐孩童專用的腳踏車。

活用小遊戲

利用沒有踏板的滑步車或是三輪車

沒有踏板的滑步車，大約從2歲就可以開始嘗試了。對於訓練平衡感而言，滑步車可說是一種很好的工具。另外，三輪車也能讓孩子練習到踩踏的動作，同時鍛鍊腳力。

由於比起腳踏車，對孩子而言要踩動三輪車的踏板會更吃力，因此可以讓孩子同時練習沒有踏板的滑步車與三輪車，就是日後學會腳踏車的捷徑。

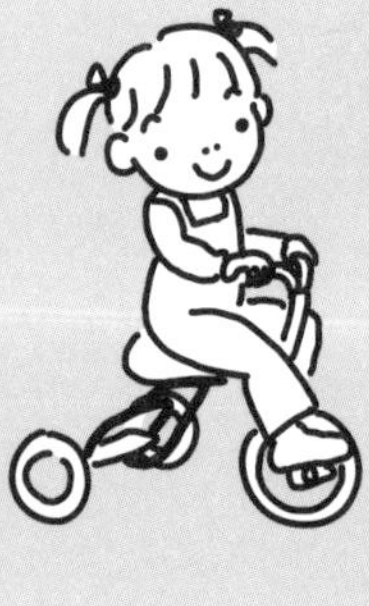

各種情況的對應法

會騎到道路中央、或騎到車道

平時與孩子一起走路時，就要教孩子靠邊走，到十字路口時要先停下來確認紅綠燈，以及紅綠燈的規則等等。無論孩子再怎麼會騎腳踏車，一旦沒有遵守交通規則就會非常危險，也會讓腳踏車的功用失去了意義。

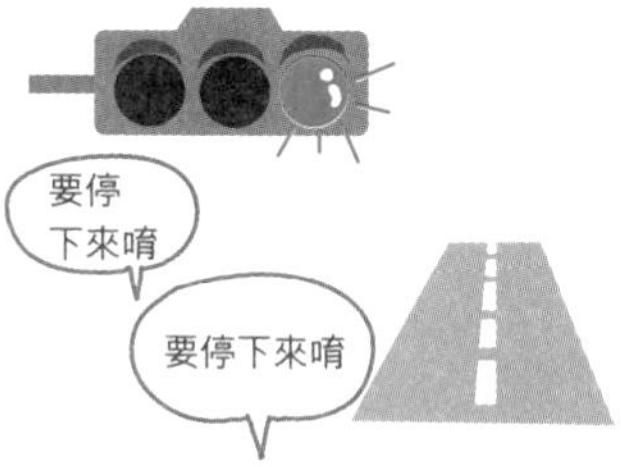

孩子怕騎腳踏車

可以讓孩子嘗試玩盪鞦韆、彈跳床、溜滑梯等姿勢比較不穩定的遊樂器材。因為要是孩子排斥這些遊戲的話，通常在練習騎腳踏車時也會遇到困難。首先，就讓孩子嘗試會搖搖晃晃、上下躍動、滑來滑去等姿勢較不穩定的遊戲吧！

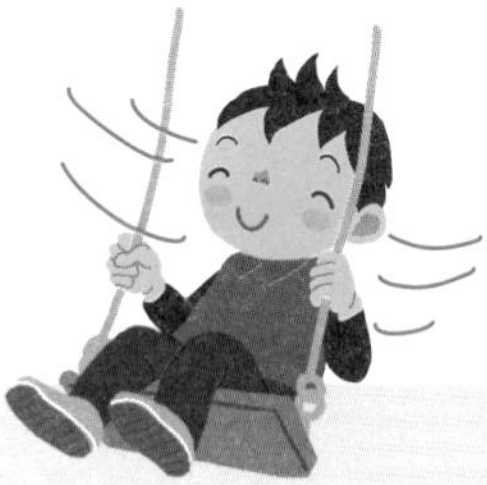

踩不動腳踏車

為了確保孩子安全，請在和緩下坡的道路上練習騎腳踏車。下坡前方趨於平坦的道路會更適合。

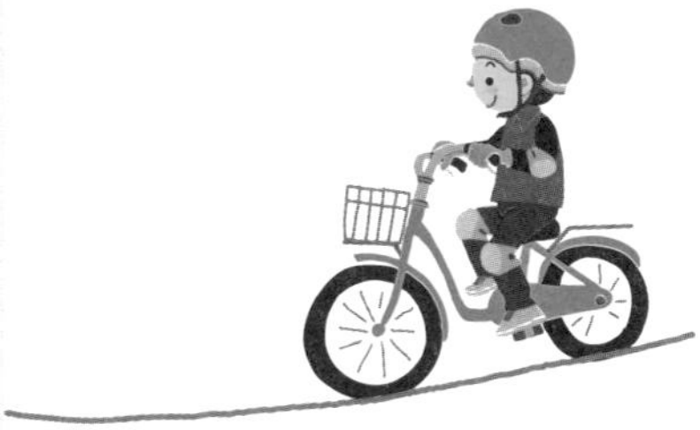

難以平衡

當孩子踩動踏板，但沒有辦法騎得很快時，會造成腳踏車重心不穩，導致難以前進。在這種狀況下，請先讓孩子玩玩看沒有踏板的滑步車。

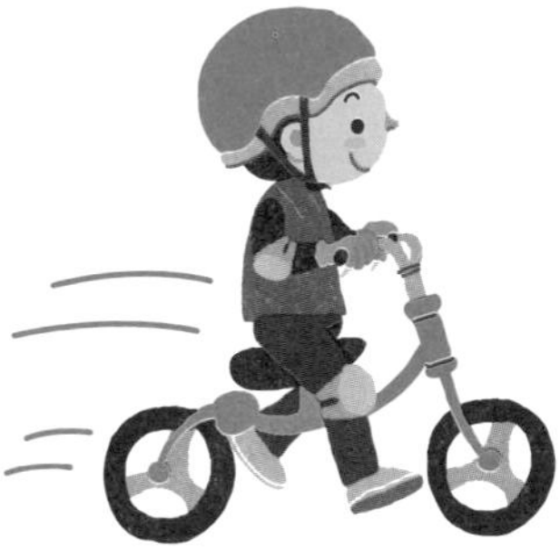

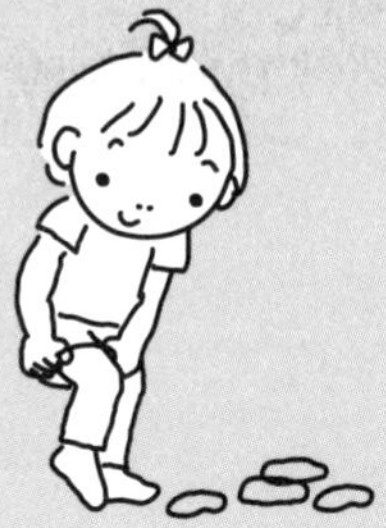

Q系列輔助工具

「Q系列輔助工具」是針對手腳比較笨拙的幼兒與學童，為了幫助孩子學習所推出的一系列產品。本書作者鴨下賢一老師也是研發人員之一，讓這套產品順利問世。不僅在學校與復健中心等地實際聆聽使用者的心聲之外，也使用值得放心的矽膠素材，設計出各種容易使用的型態、尺寸。除了能讓孩子能好好抓握的鉛筆與湯匙，另外也有Q圓規、Q桌墊、Q椅墊等，依不同的使用目的區分，推出了各式各樣的輔助工具。

製造・發售：gomuQ Co.,Ltd.
URL://http://gomuq.com/

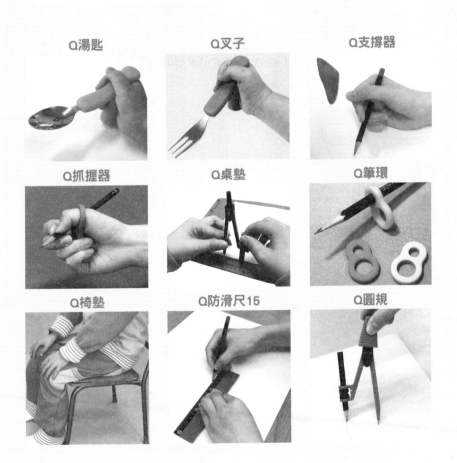

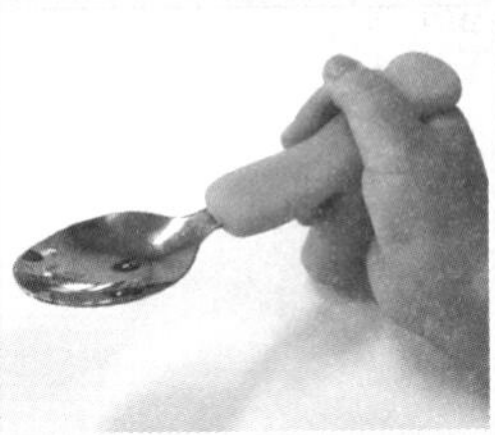
Q湯匙

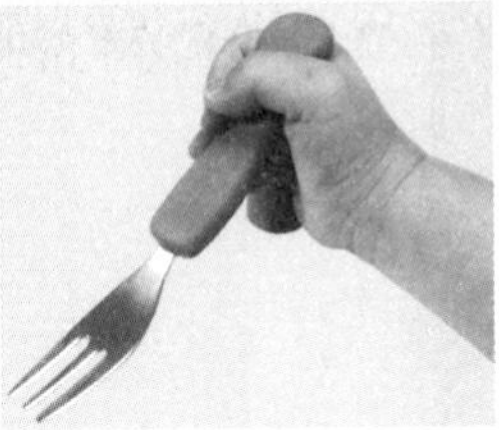
Q叉子

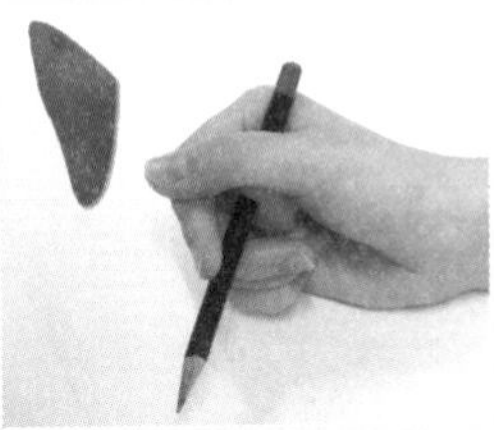
Q支撐器

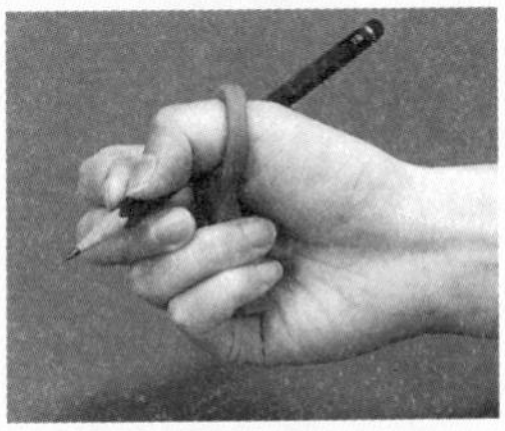
Q抓握器

Q桌墊

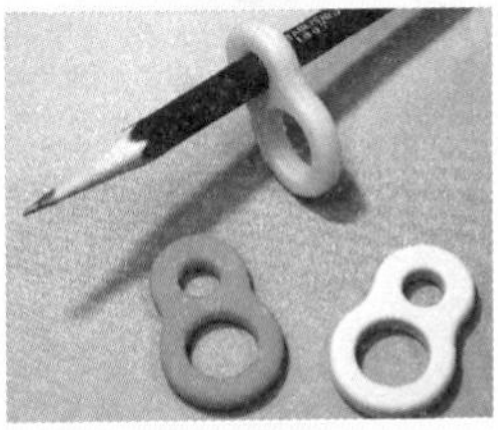
Q筆環

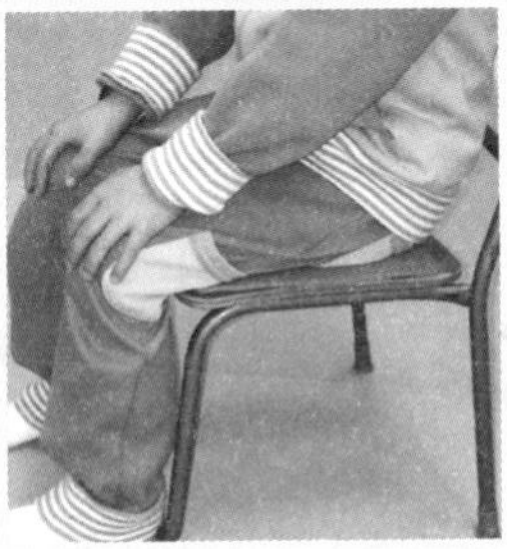
Q椅墊

Q防滑尺15

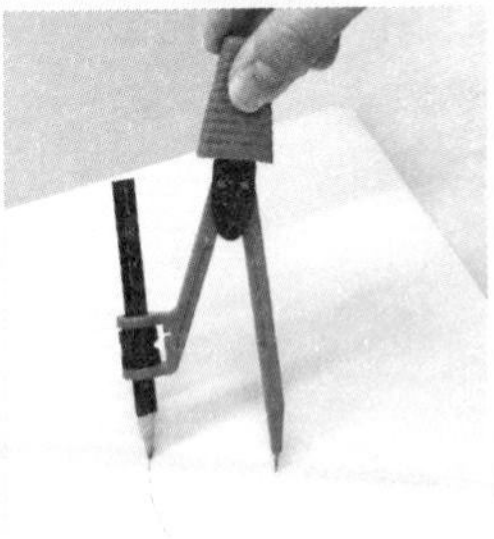
Q圓規

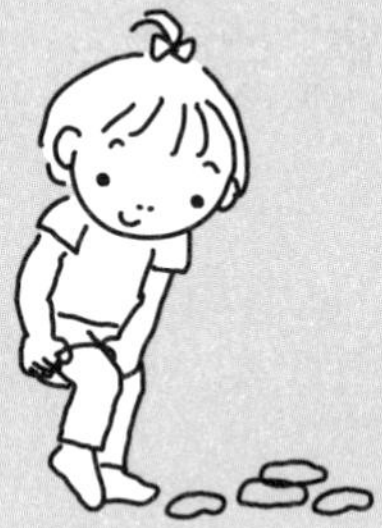

步驟圖解 感覺統合生活訓練技巧

提升幼兒精細動作能力遊戲

作　　者／鴨下賢一（KAMOSITA KENICHI）
翻　　譯／林慧雯
選　　書／陳雯琪
主　　編／陳雯琪

行銷經理／王維君
業務經理／羅越華
總 編 輯／林小鈴
發 行 人／何飛鵬
出　　版／新手父母出版
城邦文化事業股份有限公司
台北市民生東路二段 141 號 8 樓
電話：（02）2500-7008　傳真：（02）2502-7676
E-mail：bwp.service@cite.com.tw
發　　行／英屬蓋曼群島商家庭傳媒股份有限公司城邦分公司
台北市中山區民生東路二段 141 號 11 樓
讀者服務專線：02-2500-7718；02-2500-7719
24 小時傳真專線：02-2500-1900；02-2500-1991
讀者服務信箱 E-mail：service@readingclub.com.tw
劃撥帳號：19863813
戶名：書虫股份有限公司

香港發行／城邦（香港）出版集團有限公司
香港灣仔駱克道 193 號東超商業中心 1 樓
電話：(852)2508-6231　傳真：(852)2578-9337
電郵：hkcite@biznetvigator.com
馬新發行／城邦（馬新）出版集團 Cite(M) Sdn. Bhd. (458372 U)
11, Jalan 30D/146, Desa Tasik,
Sungai Besi, 57000 Kuala Lumpur, Malaysia.
電話：(603) 90563833　傳真：(603) 90562833

封面、版面設計／徐思文
內頁排版／陳喬尹
製版印刷／卡樂彩色製版印刷有限公司
初版一刷／2020 年 04 月 07 日
初版 2.8 刷／2023 年 01 月 17 日
定　　價／400 元

城邦讀書花園
www.cite.com.tw

ISBN　978-986-5752-85-9

國家圖書館出版品預行編目資料

步驟圖解 感覺統合生活訓練技巧：提升幼兒精細動作能遊戲 / 鴨下賢一著；林慧雯譯 . -- 初版 . -- 臺北市：新手父母，城邦文化出版：家庭傳媒城邦分公司發行，2020.04

面；　公分

ISBN 978-986-5752-85-9（平裝）

1. 職能治療　2. 感覺統合訓練　3. 親職教育

418.94　　　109002543